全国高等中医药院校教材配套用书

针灸治疗学
核心考点与习题

主编　于慧娟　张昌云

中国健康传媒集团
中国医药科技出版社

内 容 提 要

本书以全国高等中医药院校教材和教学大纲为基础，由长年从事一线中医教学工作且具有丰富教学及命题经验的教师编写而成。书中将本学科考试中的重点、难点进行归纳总结，并附大量精选习题，每题均附有正确答案、易错答案提示及答案分析，将本学科知识点及易错之处加以解析，对学生重点掌握理论知识及应试技巧具有较强的指导作用。书末附有 3 套模拟试卷及解析，方便读者自测。本书适合中医学专业或相关专业学生在校学习、备考使用，也可作为执业医师资格考试的复习用书。

图书在版编目（CIP）数据

针灸治疗学核心考点与习题 / 于慧娟，张昌云主编 .— 北京：中国医药科技出版社，2022.8

全国高等中医药院校教材配套用书

ISBN 978-7-5214-2982-4

Ⅰ . ①针…　Ⅱ . ①于…　②张…　Ⅲ . ①针灸疗法 – 中医学院 – 教学参考资料　Ⅳ . ① R245

中国版本图书馆 CIP 数据核字（2022）第 023727 号

美术编辑　陈君杞

版式设计　友全图文

出版　**中国健康传媒集团** | 中国医药科技出版社

地址　北京市海淀区文慧园北路甲 22 号

邮编　100082

电话　发行：010-62227427　邮购：010-62236938

网址　www.cmstp.com

规格　889 × 1194mm $^{1}/_{16}$

印张　13 $^{1}/_{2}$

字数　334 千字

版次　2022 年 8 月第 1 版

印次　2022 年 8 月第 1 次印刷

印刷　北京市密东印刷有限公司

经销　全国各地新华书店

书号　ISBN 978-7-5214-2982-4

定价　45.00 元

编委会

主　编

于慧娟　张昌云

编　委（按姓氏笔画排序）

王　玲　徐鑫玉　焦凤丽

编写说明

《针灸治疗学核心考点与习题》以全国高等中医药院校教材和教学大纲《针灸治疗学》为基础，将教材中的重点、难点内容进行精简提炼，帮助学生系统掌握课程的重点内容。其中，重点、难点及习题的覆盖范围与教学大纲及教材内容一致。全书编写顺序与教材章节顺序基本一致，方便学生同步学习。

本书的主要特点在于总结教材中需重点掌握的知识点和难点，并附大量习题，使学生在短时间内既能对已学知识进行复习回顾，又能熟悉题目、掌握考点，同时还可以对自己学习中的薄弱环节进行强化记忆和练习。书中覆盖了教材的全部重要知识点，题型多样，题量丰富，对需要掌握、熟悉的内容予以强化。重点、难点部分力求全面而精炼，并有所侧重；答案分析部分力求简单明了地概括知识点的学习方法和相关解题技巧，帮助学生在复习、练习的过程中及时发现自身知识的不足之处，并厘清学习和解题的思路，提示学生针对易错点进行分析、辨别，尽可能减少在考试中的失分，从而提高对知识的应用能力，增强应试能力。书后附有 3 套模拟试卷及详细的答案解析，均依据新版教材要求，将重点、难点结合经典题型编写而成，可用于备考前查缺补漏。

本书适合中医学专业或相关专业学生在校学习、备考使用，也可作为执业医师资格考试的复习用书。

编者

2022 年 3 月

目 录

总 论

第一章　针灸治疗原则……………………………………………… 1

第二章　针灸治疗作用……………………………………………… 6

第三章　针灸临床诊治特点………………………………………… 9

第四章　针灸处方…………………………………………………… 14

第五章　特定穴的临床应用………………………………………… 21

各 论

第六章　头面躯体痛证……………………………………………… 37

第七章　内科病证…………………………………………………… 47

第一节　中风 ………………………………………………………… 47

第二节　眩晕、高血压病 ………………………………………… 52

第三节　面瘫、面肌痉挛 ………………………………………… 57

第四节　痹证、痿证 ……………………………………………… 60

第五节　震颤麻痹 ………………………………………………… 65

第六节　痴呆 ……………………………………………………… 66

第七节　癫证、狂证、痫证、郁证 ……………………………… 68

第八节　不寐 ……………………………………………………… 72

第九节　心悸 ……………………………………………………… 75

第十节　感冒 ……………………………………………………… 77

第十一节 咳嗽、哮喘 …… 80
第十二节 胃痛、呕吐、呃逆 …… 85
第十三节 泄泻 …… 90
第十四节 痢疾 …… 94
第十五节 便秘 …… 95
第十六节 肠易激综合征 …… 98
第十七节 胁痛 …… 100
第十八节 水肿 …… 102
第十九节 癃闭 …… 103
第二十节 淋证 …… 107
第二十一节 遗精、阳痿、早泄 …… 108
第二十二节 不育症 …… 111
第二十三节 消渴 …… 113
第二十四节 瘿病 …… 114
第八章 妇儿科病证 …… 117
第九章 皮外伤科病证 …… 139
第十章 五官科病证 …… 160
第十一章 急症 …… 174
第十二章 其他病证 …… 184

模拟试卷

A卷 …… 188
B卷 …… 196
C卷 …… 204

总论

第一章　针灸治疗原则

◎ **重点** ◎

1. 针灸的治疗原则

2. 补虚泻实

3. 清热温寒

◎ **难点** ◎

1. 陷下的几种含义

2. 不盛不虚以经取之的理解

扫码获取
同步习题

精选习题

（一）A 型题

1. 下列属于针灸治疗原则的是（　　）

A. 扶正祛邪　　B. 虚则补之　　C. 子母补泻

D. 调和阴阳　　E. 以上均不是

【正确答案】B　　【易错答案】A、D

【答案分析】此题重点考查针灸的治疗原则。针灸的治疗原则包括治神守气、补虚泻实、清热温寒、三因制宜、标本兼治。而针灸的治疗作用包括疏通经络、调和气血、扶正祛邪、调和阴阳。

2. 针灸治疗原则中，“热则疾之”是指（　　）

A. 施灸壮数多　　B. 急吹其火　　C. 拔罐速度快

D. 拔罐火力强　　E. 毫针浅刺疾出，少留或不留针

【正确答案】E　　【易错答案】C

【答案分析】此题重点考查对“疾”字的理解。《灵枢·九针十二原》提到“刺诸热者，如以手探汤”。“疾”与“急”相通，有快速针刺之意。“以手探汤”形象地描述了针刺手法的轻巧快速，而不是指其他疗法的操作。

3. 下列与“热则疾之”无关的是（　　）

A. 浅刺疾出　　B. 热病可灸　　C. 少留针

D. 泻法　　E. 点刺出血

【正确答案】B　　【易错答案】D

【答案分析】此题重点考查对“热则疾之”的理解。“热则疾之”意即针刺治疗热证的原则是浅刺疾出或点刺出血，手法宜轻宜快，少留针或不留针，针用泻法。

4. 根据《灵枢·经脉》篇提出的针灸治疗原则，寒则（　　）

A. 除之　　B. 疾之　　C. 补之

D. 泻之　　E. 留之

【正确答案】E　　【易错答案】C

【答案分析】此题考查《灵枢》中对针灸治疗原则的记载。《灵枢·经脉》载：“盛则泻之，虚则补之，热则疾之，寒则留之，陷下则灸之，不盛不虚，以经取之。”

5. 针灸治疗原则中，“寒则留之”是指（　　）

A. 艾灸时间长　　B. 艾灸量大　　C. 寒证留针时间长

D. 留罐　　E. 以上均不是

【正确答案】E　　【易错答案】C

【答案分析】此题重点考查对“寒则留之”的理解。《灵枢·九针十二原》云：“刺寒清者，如人不欲行。”“留”有留针之意，“人不欲行”形象地描述针刺手法应深而久留，指出寒性病证的治疗原则是深刺而久留针，以达到温经散寒的目的。

6. 最能体现“寒则（温之）留之”治疗原则的是（　　）

A. 埋针法　　B. 艾炷灸　　C. 拔罐

D. 温针灸　　E. 火针法

【正确答案】D　　【易错答案】B

【答案分析】此题重点考查对“寒则留之”的理解。寒性病证的治疗原则是深刺而久留针，以达到温经散寒的目的。温针灸可以满足寒性病的治疗原则，所以用温针灸最为适宜，最能体现寒则（温之）留之的治疗原则。

7. 要求针灸并用，并强调重用灸法的是（　　）

A. 气虚证　　B. 气滞证　　C. 气逆证

D. 气陷证　　E. 以上均不是

【正确答案】D　　【易错答案】A

【答案分析】此题考查针灸治疗原则中“陷下则灸之”的运用。D项气陷证符合题干的要求。

（二）B型题

A. 实则泻之　　B. 寒者热之　　C. 热者寒之

D. 陷下则灸之　　E. 菀陈则除之

1. 出自《灵枢·经脉》的是（　　）

2. 出自《灵枢·九针十二原》的是（　　）

【正确答案】D、E　　　　【易错答案】A、D

【答案分析】此题考查《灵枢》中对针灸治疗原则的记载。《灵枢·九针十二原》载："凡用针者，虚者实之，满者泄之，菀陈则除之，邪盛则虚之。"《灵枢·经脉》载："盛则泻之，虚则补之，热则疾之，寒则留之，陷下则灸之，不盛不虚，以经取之。"

A. 虚则补之　　B. 实则泻之　　C. 菀陈则除之

D. 热则疾之　　E. 寒则留之

3.《灵枢·九针十二原》云："刺诸热者，如以手探汤。"体现的是（　　）

4.《灵枢·寿夭刚柔》云："久痹不去身者，视其血络，尽出其血。"体现的是（　　）

5.《灵枢·九针十二原》云："刺寒清者，如人不欲行。"体现的是（　　）

6.《灵枢·邪气脏腑病形》曰："诸小者，阴阳形气俱不足，勿取以针，而调以甘药也。"体现的是（　　）

【正确答案】D、C、E、A　　　　【易错答案】D、B、E、A

【答案分析】此题考查对针灸治疗原则的理解。《灵枢·邪气脏腑病形》曰："诸小者，阴阳形气俱不足，勿取以针，而调以甘药也。"指出用甘味药补益脾胃，体现了虚则补之。《灵枢·寿夭刚柔》云："久痹不去身者，视其血络，尽出其血。"指出痹证日久入络者应选脉络瘀阻处点刺放血，体现了菀陈则除之。《灵枢·九针十二原》云："刺诸热者，如以手探汤。"形象地描述了针刺手法的轻巧快速，体现了热则疾之。《灵枢·九针十二原》云："刺寒清者，如人不欲行。"形象地描述了治疗寒性病证时，针刺手法应深刺而久留针，体现了寒则留之。

A. 久泄　　B. 寒痹　　C. 水肿

D. 发热　　E. 扭伤

7. 虚则补之适用于（　　）

8. 陷下则灸之适用于（　　）

9. 寒则留之适用于（　　）

10. 菀陈则除之适用于（　　）

【正确答案】A、A、B、E　　　　【易错答案】A、C、B、E

【答案分析】此题考查对针灸治疗原则的理解以及应用。虚则补之：虚证用补法，题干中，虚证为久泄，故选A。陷下则灸之：选项中久泄的基本病机为脾虚湿盛，可以用灸法健脾化湿，故选A。寒则留之：治疗寒性病要深刺久留针，寒痹符合条件，故选B。菀陈则除之：络脉瘀阻之类的病证用清除瘀血的刺血疗法，适用于病久入络，及跌仆损伤、毒蛇咬伤、丹毒、腱鞘囊肿等病证，故选E。

（三）X型题

1. 下列针灸治疗原则出自《灵枢·经脉》篇的是（　　）

A. 虚则补之　　B. 盛则泻之　　C. 满则泄之

D. 菀陈则除之　　E. 陷下则灸之

【正确答案】ABE　　【易错答案】C、D

【答案分析】此题考查对《灵枢》中对针灸治疗原则的记载。《灵枢·九针十二原》载："凡用针者，虚者实之，满者泄之，菀陈则除之，邪盛则虚之。"《灵枢·经脉》载："盛则泻之，虚则补之，热则疾之，寒则留之，陷下则灸之，不盛不虚，以经取之。"

2. 适合"实则泻之"治则的病症是（　　）

A. 高热　　B. 中暑　　C. 久痢

D. 剧痛　　E. 脱肛

【正确答案】ABD　　【易错答案】A、B

【答案分析】此题考查对"实则泻之"治疗原则以及治疗疾病的理解。实证用泻法，适用于邪气盛的病症，如胸闷、腹胀、便结、尿闭、高热、中暑、神昏、惊厥、抽搐，以及各种原因引起的剧痛等。

3. 可用于"菀陈则除之"的穴位有（　　）

A. 血海　　B. 膈俞　　C. 尺泽

D. 委中　　E. 十宣

【正确答案】CDE　　【易错答案】A、B

【答案分析】此题考查"菀陈则除之"的穴位选择。一般多选局部脉络瘀阻处或反应点，及尺泽、委中、十二井、十宣等。

4. 针灸治疗原则主要是（　　）

A. 补虚泻实　　B. 治病求本　　C. 清热温寒

D. 三因制宜　　E. 疏通经络

【正确答案】ABCD　　【易错答案】E

【答案分析】此题重点考查针灸的治疗原则。针灸的治疗原则包括治神守气、补虚泻实、清热温寒、三因制宜、标本兼治。而针灸的治疗作用包括疏通经络、调和气血、扶正祛邪、调和阴阳。概念要分清。

5. 下列同出于《灵枢·九针十二原》篇的针灸治疗原则是（　　）

A. 虚则补之　　B. 盛则泻之　　C. 满则泄之

D. 邪盛则虚之　　E. 不盛不虚以经取之

【正确答案】CD　　【易错答案】A

【答案分析】此题考查《灵枢》中对针灸治疗原则的记载。《灵枢·九针十二原》载："凡用针者，虚者实之，满者泄之，菀陈则除之，邪盛则虚之。"《灵枢·经脉》载："盛则泻之，虚则补之，热则疾之，寒则留之，陷下则灸之，不盛不虚，以经取之。"A选项"虚则补之"是《灵枢·经脉》中的记载。

6. 根据病因病机，可施行“陷下则灸之”的病证是（　　）

A. 水肿　　B. 久泄　　C. 尿闭

D. 脱肛　　E. 中风闭证

【正确答案】BD　　【易错答案】A

【答案分析】此题考查对“陷下则灸之”中“陷下”的理解。此处“陷下”一是指脉象，主要指脉象沉伏；二是指穴位，相应的穴位可见下陷。陷下的内在病机是血寒或经气亏虚。此题考查的是脾气虚，中气下陷而导致的脏器下垂的相关病证。

（四）问答题

1. 针灸临床如何运用清热温寒的治疗原则？并举例说明。

【正确答案】热性病证的治疗原则是热则疾之，具体应用是浅刺疾出或点刺出血，手法宜轻而快，少留针或不留针，针用泻法。例如风热感冒，常取大椎、曲池、合谷、外关等穴浅刺疾出，即可达清热解表之目的。若伴有咽喉肿痛者，可用三棱针在少商、商阳点刺出血，以加强泄热、消肿、止痛的作用。

寒性病证的治疗原则是“寒则（温之）留之”，针刺则应深刺久留针，以达温经散寒的目的。主要适用于各种寒证的治疗，如风寒湿痹为患的肌肉、关节疼痛以及寒邪入里之证等。若寒邪在表，留于经络者，艾灸施治最为相宜。若寒邪在里，凝滞脏腑，则针刺应深而久留，或配合施行“烧山火”复式针刺手法，或加用艾灸，以温针法最为适宜。

【易错答案】对清热温寒的治疗原则没有完全掌握，导致回答不全。

【答案分析】针灸治疗原则中的“清热温寒”是需要掌握的内容，是考试容易涉及的考点。答题中注意结合临床举例说明。

2. 举例说明实则泻之。

【正确答案】实则泻之即实证用泻法，适用于邪气盛的病证（实证），如胸闷、腹胀、便结、尿闭、高热、中暑、神昏、惊厥、抽搐，以及各种原因引起的剧痛等。临床上用泻法应注意以下几点：一是针灸方法的选择，一般多针少灸，或不灸，除毫针外，三棱针、皮肤针也较为常用。二是针刺补泻手法的选择，实证当用泻法。《灵枢·寿夭刚柔》说：“有刺营者，有刺卫者……刺营者出血，刺卫者出气。”所以对病在卫分的实证多用毫针浅刺出气，对病在营血的实证则必须刺后出血，以泻血分之邪。三是选用偏泻的穴位，多选用四肢末端和头面部的穴位，如十二井穴、十宣、水沟、耳尖、太阳等。

【易错答案】对实则泻之的治疗原则没有完全掌握，导致回答不全。

【答案分析】针灸治疗原则中的补虚泻实是需要掌握的内容，实则泻之是补虚泻实中的一部分，是考试容易涉及的考点。答题中注意结合临床举例说明。

第二章　针灸治疗作用

◎ **重点** ◎

针灸治疗作用的具体内容

◎ **难点** ◎

针灸治疗作用的意义及在临床中的应用

精选习题

扫码获取
同步习题

（一）A 型题

以下属于针灸治疗作用范畴的是（　　）

A. 消炎　　B. 行气　　C. 镇静

D. 调和阴阳　　E. 以上均不是

【正确答案】D　　【易错答案】B

【答案分析】此题考查针灸的治疗作用。其包括疏通经络、调和气血，扶正祛邪、调和阴阳。其他选项不能概括针灸的治疗作用。

（二）B 型题

A. 止痛　　B. 升压　　C. 降压

D. 安眠　　E. 增乳

1. 疏通经络作用的体现是（　　）

2. 调和阴阳作用的体现是（　　）

【正确答案】A、D　　【易错答案】E、D

【答案分析】此题考查针灸治疗作用的具体体现。疼痛的基本病机为不通则痛，针灸疏通经络，经络功能正常时，气血运行通畅，通则不痛，所以疏通经络作用的体现为止痛。阴阳失调是疾病发生的根本原因，失眠的基本病机为阳盛阴虚，泻阳补阴可以调和阴阳，阴阳调和则眠安。

A. 咳喘取肺俞　　B. 亡阳灸关元　　C. 失眠补照海、泻申脉

D. 嗜睡泻照海、补申脉　　E. 以上均不是

3. 属于阴病治阳的是（　　）

4. 属于阳病治阴的是（　　）

5. 属于阴盛阳虚病证治法的是（　　）

【正确答案】A、B、D　　【易错答案】A、B、C

【答案分析】此题考查调和阴阳的具体应用。哮喘取肺俞是五脏病选用背俞穴治疗，五脏属阴，背俞穴位于背部，背为阳，属于阴病治阳。亡阳灸关元，关元位于下腹部，腹部为阴，即阳病治阴。阴盛阳虚可见嗜睡，阳盛阴虚可见失眠，嗜睡应该补申脉、泻照海（补阳泻阴），失眠应该补照海、泻申脉（补阴泻阳）。

A. 疏通经络　　B. 调和气血　　C. 调和阴阳

D. 清热温寒　　E. 急则治其标

6. 针灸最基本的作用是（　　）

7. 针灸的最终目的是（　　）

【正确答案】A、C　　【易错答案】A、B

【答案分析】此题考查针灸治疗作用的意义。疏通经络是针灸最基本和最直接的治疗作用。调和气血、扶正祛邪是针灸治病的根本法则和手段。调和阴阳是针灸治病的最终目的。

（三）X 型题

1. 在针刺疏通经络中，《金针赋》运用的通经接气手法是（　　）

A. 青龙摆尾　　B. 白虎摇头　　C. 龙虎交战

D. 阴中隐阳　　E. 阳中隐阴

【正确答案】AB　　【易错答案】C、D

【答案分析】此题考查《金针赋》中的通经接气手法，即龙虎龟凤手法。其包括青龙摆尾、白虎摇头、苍龟探穴、赤凤迎源。而龙虎交战、阴中隐阳、阳中隐阴属于复式补泻手法，不是通经接气手法。

2. 下列治失眠用穴体现调和阴阳治疗作用的是（　　）

A. 补心俞　　B. 泻行间　　C. 补照海

D. 泻申脉　　E. 补胆俞

【正确答案】CD　　【易错答案】A、B

【答案分析】此题考查调和阴阳的具体应用。失眠的基本病机为阳盛阴虚，照海为八脉交会穴，通阴跷脉，申脉为八脉交会穴，通阳跷脉，阴阳跷脉主司寤寐，失眠应该补阴泻阳，即补照海、泻申脉。

3. 针灸治疗作用是（　　）

A. 疏通经络　　B. 调和阴阳　　C. 扶正祛邪

D. 寒则热之　　E. 调和气血

【正确答案】ABCE　　【易错答案】D

【答案分析】此题考查针灸的治疗作用。其包括疏通经络、调和气血、扶正祛邪、调和阴阳。D 选项寒则热之是针灸治疗原则中清热温寒的内容。概念不要混淆。

（四）问答题

针灸临床中调和阴阳的具体应用。

【正确答案】《素问·阴阳应象大论》说："善用针者，从阴引阳，从阳引阴。"指出针灸治疗疾病，除了用补阴泻阳（阴虚阳盛病证）、泻阴补阳（阳虚阴盛病证）的常规治法外，擅长用针者还可以采取从阴治阳、从阳治阴的方法。如治疗脏腑病，五脏属阴，六腑属阳，背为阳，腹为阴，五脏病多取相应的背俞穴，即属于从阳引阴；六腑病多取腹部相应的募穴，即属于从阴引阳。

【易错答案】仅回答其中1个方面。

【答案分析】针灸临床中调和阴阳包括两方面的内容：①补阴泻阳（阴虚阳盛病证）、泻阴补阳（阳虚阴盛病证）的常规治法；②从阴治阳、从阳治阴的方法，即位于背部的背俞穴治疗五脏病，位于胸腹部的募穴治疗六腑病。

第三章　针灸临床诊治特点

◎ **重点** ◎

辨经诊治

◎ **难点** ◎

1. 辨病诊治
2. 辨证诊治

精选习题

扫码获取
同步习题

(一) A 型题

1. 穴取关元、足三里、下巨虚，针灸并用、施行补法适宜于（　　）

A. 大肠虚证　　B. 大肠寒证　　C. 小肠虚寒证
D. 小肠气滞　　E. 以上均不是

【正确答案】C　　【易错答案】B

【答案分析】此题考查辨证诊治的内容。关元为小肠募穴，下巨虚为小肠下合穴，由此可得病变部位在小肠。针灸并用提示为寒性病，施行补法提示为虚证。综上得出为小肠虚寒证。

2. 针灸并用、施行泻法适宜于（　　）

A. 肝血不足　　B. 肝脉寒滞　　C. 肝阳上亢
D. 肝气郁结　　E. 肝风内动

【正确答案】B　　【易错答案】D

【答案分析】此题考查辨证诊治的内容。针灸并用提示为寒性病，施行泻法提示为实证。综上分析，应该为肝脉寒滞。肝血不足为虚证，肝阳上亢、肝气郁结、肝风内动为实证，而无寒证。

3. 针灸并用、施行补法适用于（　　）

A. 肺气上逆　　B. 胃气上逆　　C. 肝气上逆
D. 肾不纳气　　E. 以上均不是

【正确答案】D　　【易错答案】E

【答案分析】此题考查辨证诊治的内容。虚证用补法，选项中只有肾不纳气为虚证。

4. 按病位归经，后头痛属于（　　）

A. 阳明头痛　　B. 太阳头痛　　C. 少阳头痛

D. 厥阴头痛　　E. 少阴头痛

【正确答案】B　　【易错答案】A

【答案分析】此题考查病位辨经的内容。对于有明确和固定部位的病证，可以根据患病部位有哪条经络通过而辨其与何经相关。后头痛病变部位在后枕部，后枕部为足太阳膀胱经循行经过，故属于太阳头痛。此题应明确十二经脉的循行路径。

5. 按病位归经，侧头部属于（　　）

A. 阳明头痛　　B. 少阳头痛　　C. 太阳头痛

D. 厥阴头痛　　E. 少阴头痛

【正确答案】B　　【易错答案】A

【答案分析】此题考查病位辨经的内容。对于有明确和固定部位的病证，可以根据患病部位有哪条经络通过而辨其与何经相关。侧头部手足少阳经循行经过，故属于少阳头痛。此题应明确十二经脉的循行路径。

6. 临床治疗五脏疾病，除了背俞穴、募穴，还要配伍（　　）。

A. 原穴　　B. 络穴　　C. 交会穴

D. 下合穴　　E. 八会穴

【正确答案】A　　【易错答案】D

【答案分析】此题考查五脏病的用穴规律。五脏病首取背俞穴或原穴，也常用募穴，可单独使用，也可以配合使用。而下合穴多用于治疗六腑病。

7. 临床治疗六腑疾病，除了背俞穴、募穴，还要配伍（　　）。

A. 原穴　　B. 络穴　　C. 交会穴

D. 下合穴　　E. 八会穴

【正确答案】D　　【易错答案】A

【答案分析】此题考查六腑病的用穴规律。六腑病首取下合穴或募穴，也常用背俞穴，可单独使用，也可以配合使用。而原穴多用于治疗五脏病。

（二）B 型题

A. 按临床证候表现　　B. 按病变部位　　C. 按表里深浅

D. 按阴阳属性　　E. 按脉象虚实

1. 辨证归经（　　）

2. 病位归经（　　）

【正确答案】A、B　　【易错答案】D、B

【答案分析】此题考查对辨证归经、病位归经的理解。辨证归经主要根据病候内容进行辨经。病位归经根据患病部位有哪条经络通过而辨其与何经有关。

A. 热邪阻肺　　B. 邪热蒙心　　C. 五更泄
D. 消化不良　　E. 膀胱虚寒

3. 与脾有关的是（　　）
4. 与肾有关的是（　　）
5. 与胃有关的是（　　）

【正确答案】D、C、D　　【易错答案】D、E、D

【答案分析】此题考查脏腑辨证。

（三）X 型题

1. 按病位归经，偏正头痛涉及（　　）

A. 阳明经　　B. 太阳经　　C. 少阳经
D. 厥阴经　　E. 少阴经

【正确答案】AC　　【易错答案】B

【答案分析】此题考查病位辨经的内容。对于有明确和固定部位的病证，可以根据患病部位有哪条经络通过而辨其与何经相关。偏头痛病变部位在侧头部，为手足少阳经循行经过，故属于少阳头痛。正头痛病变部位在前额部，为足阳明经循行经过。此题应明确十二经脉的循行路径。

2. 宜行针灸并用，施行补法的病证有（　　）

A. 肠道虚寒泄泻　　B. 恶心呕吐　　C. 脱肛
D. 脾虚月经过多　　E. 痔疮出血

【正确答案】ACD　　【易错答案】B

【答案分析】此题考查辨证诊治。宜行针灸并用，施行补法提示为虚证。选项中虚证为肠道虚寒泄泻、脱肛（中气下陷）、脾虚月经过多，三者均宜行针灸并用。故选 ACD。

3. 只针不灸，施行泻法，可用于心和心包的病证是（　　）

A. 心脉瘀阻　　B. 心气不足　　C. 心血亏虚
D. 心火亢盛　　E. 痰蒙心窍

【正确答案】ADE　　【易错答案】B、C

【答案分析】此题考查辨证诊治。只针不灸，施行泻法提示为实证，心脉瘀阻、心火亢盛、痰蒙心窍为实证。而心气不足、心血亏虚为虚证，需用补法。故选 ADE。

4. 治疗膀胱虚寒和膀胱湿热均适用的腧穴是（　　）

A. 中极　　B. 膀胱俞　　C. 气海
D. 行间　　E. 委中

【正确答案】ABE　　【易错答案】C、D

【答案分析】此题考查六腑病的用穴规律。六腑病首取下合穴或募穴，也常用背俞穴，可单独使用，也可以配合使用。中极为膀胱的募穴，膀胱俞为膀胱的背俞穴，委中为膀胱的下合穴。故选 ABE。

5. 循经按压所得的异常反应有（　　）

A. 压痛　　B. 皮下出血　　C. 结节

D. 脱毛　　E. 条索状反应物

【正确答案】ACE　　【易错答案】B

【答案分析】此题考查循经按压所得的异常反应，常见的异常反应包括疼痛、压痛、结节或条索状物、局部隆起或者局部凹陷、按之虚软。故应选 ACE。

6. 针灸临床应突出经络辨证的病证是（　　）

A. 水肿　　B. 尿闭　　C. 牙痛

D. 头痛　　E. 面瘫

【正确答案】CDE　　【易错答案】A、B

【答案分析】此题考查病位辨经（经络辨证）。对于有明确和固定部位的病证可以根据患病部位有哪条经络通过而辨其与何经相关。此题有明确和固定部位的病证的只有牙痛、头痛和面瘫。故选 CDE。

7. 根据八纲辨证治疗寒证应（　　）

A. 深刺留针　　B. 多灸　　C. 重灸

D. 刺出血　　E. 浅刺

【正确答案】ABC　　【易错答案】漏选 C

【答案分析】此题考查八纲辨证中寒证的治法。一般而言，寒证多用灸法。在运用针刺治疗时，寒证宜“寒则留之”。多灸和重灸均提示用灸法治疗，灸量要大，意思一致。故选 ABC。

8. 实热性病证的针灸治疗原则是（　　）

A. 虚则补之　　B. 菀陈则除之　　C. 热则疾之

D. 实则泻之　　E. 陷下则灸之

【正确答案】CD　　【易错答案】B

【答案分析】此题考查辨证诊治的内容。实证用泻法，热证多用针法，“热则疾之”。而“菀陈则除之”用于络脉瘀阻之类的病证。故选 CD。

（四）问答题

1. 简述辨经的含义，并举例说明。

【正确答案】辨经即是辨经络，确切地讲，辨经络包含两个层次的内容：一是辨在经还是在络；二是辨在何经何络。以痹证为例，《灵枢·寿夭刚柔》说：“有刺营者，有刺卫者，有刺寒痹之留经者。”寒痹既有“留经”者，也有“留络”者，对痹证“留络”者的诊断和治疗方法，本篇后面还提到：“久痹不去身者，视其血络，尽出其血。”可见辨别疾病是否在络有一个重要的方法，就是看体表有无肉眼可见的血络（小静脉），如果有则表明病在络脉，治疗当刺络出血。《灵枢·周痹》所说：“故刺痹者，必先切循其下之六经，视其虚实，及大络之血结而不通，及虚而脉陷空者而调之。”就是辨痹证在何经何络。

【易错答案】辨经的含义仅仅回答辨在何经，回答不全面。

【答案分析】辨经络包含两个层次的内容一定要记清楚，不是单纯的辨在何经。

2. 试述脏腑病的用穴规律。

【正确答案】脏腑病有其相同的用穴规律。

（1）不论是何种脏腑病，都可以取其原穴、背俞穴和募穴进行治疗。如《灵枢·九针十二原》说："凡此十二原者，主治五脏六腑之有疾也。"俞募穴也是治疗脏腑病较为常用的腧穴，根据"从阴引阳，从阳引阴"的原则，临床上六腑病多用募穴，五脏病多用背俞穴。此外，治疗六腑病最常用下合穴，如胃痛、胃痞、胃反、呕吐等都属于胃病，皆可用足三里，泄泻、便秘、肠痈等都属于大肠病，皆可用上巨虚。《灵枢·邪气脏腑病形》说的"合治内腑"就是指下合穴而言。

（2）五脏病首取背俞穴或原穴，也常用募穴，可单独使用，也可以配合使用；六腑病首取下合穴或募穴，也常用背俞穴。而五脏六腑的急性病，则多取郄穴，如急性胃痛可取胃经的郄穴梁丘，急性哮喘可取肺经的郄穴孔最等。

（3）如果脏腑病表现为明显的实证或虚证时，还可结合五输穴的生克补泻法选取相应的五输穴，如肝虚补曲泉、肝实泻行间等。

（4）另外，脏腑的阴阳、五行属性决定了它们之间在生理、病理上有着千丝万缕的联系，在针灸治疗取穴时既要照顾原病之脏腑，同时又要兼顾与病情有关的脏腑。以肝与胃为例，肝五行属木，胃五行属土，当胃痛是因为肝气犯胃所致时，除了有胃脘疼痛、呃逆、呕吐、食少纳呆等症状外，尚有胃痛连及两胁、喜叹息、情绪不佳时加重等特点，临床治疗时，除了常规取穴外，还应取肝经的期门、太冲穴以疏肝理气、和胃止痛。此外，根据中医治未病和先安未受邪之地的思想，治肝之时也要注意顾护脾胃，如《灵枢·五邪》所说："邪在肝，则两胁中痛……取之行间以引胁下，补三里以温胃中。"

【易错答案】对脏腑病的用穴规律没有理解，对特定穴的临床应用理解不透彻，导致对治疗五脏病和六腑病应用的特定穴混淆。

【答案分析】治疗五脏病的取穴规律为背俞穴、原穴和募穴配合使用，或者单独使用。治疗六腑病的取穴规律为背俞穴、募穴和下合穴配合使用，或者单独使用。脏腑病的虚实证候要配合五输穴的生克补泻法选取相应五输穴补虚泻实。

第四章　针灸处方

◎ **重点** ◎

1. 选穴原则
2. 配穴方法

◎ **难点** ◎

1. 不同选穴原则的选用
2. 按部配穴法的运用

精选习题

扫码获取
同步习题

（一）A 型题

1. 临床上，针灸治疗哮喘选用定喘穴属于（　　）

A. 近部选穴原则　　B. 远部选穴原则　　C. 辨证选穴原则

D. 对症选穴原则　　E. 脏腑选穴原则

【正确答案】D　　【易错答案】A

【答案分析】此题考查对对症选穴的理解。对症选穴是根据疾病的特殊症状而选取穴位的原则，是腧穴特殊治疗作用及临床经验在针灸处方中的具体应用，也称经验选穴。如哮喘选定喘穴、虫证选百虫窝、腰痛选腰痛点、落枕选外劳宫、小儿疳积选四缝、面瘫选牵正、痔疮选二白、目赤选耳尖、发热选大椎、痰多选丰隆等。定喘穴虽然位于肺部附近，但因为定喘穴的特殊治疗作用，故选 D。

2. 临床治疗落枕、急性腰扭伤、太阳头痛，取后溪配昆仑，这是属于（　　）

A. 左右配穴法　　B. 前后配穴法　　C. 同名经配穴法

D. 子母经配穴法　　E. 以上均不是

【正确答案】C　　【易错答案】E

【答案分析】此题考查同名经配穴。同名经配穴法是在同名经“同气相通”的理论指导下，以手足同名经腧穴相配。后溪是手太阳小肠经的腧穴，昆仑是足太阳膀胱经腧穴。故选 C。若不知道后溪和昆仑的经脉归经就有可能错选 E。

3. 体现同名经“同气相通”理论的配穴方法是（　　）

A. 表里配穴法　　B. 前后配穴法　　C. 本经配穴法

D. 同名经穴配穴法　　E. 左右配穴法

【正确答案】D　　【易错答案】C

【答案分析】此题考查同名经配穴。同名经配穴法是在同名经“同气相通”的理论指导下，以手足同名经腧穴相配。此处注意同名经为手足同名经，而非本经腧穴。故选 D。

4. 下列不属于经验效穴的是（　　）

A. 疳积取四缝　　B. 戒烟取甜美穴　　C. 胎位不正取至阴

D. 疔疮取灵台　　E. 痹证取四关穴

【正确答案】E　　【易错答案】D

【答案分析】此题考查对对症选穴的理解，可参考 A 型题第 1 题的答案分析。

5. 下列属对症选穴的是（　　）

A. 肝阳上亢取太冲　　B. 发热针曲池　　C. 心肾不交灸神门

D. 五更泄灸命门　　E. 脾虚腹泻针足三里

【正确答案】B　　【易错答案】D

【答案分析】此题考查对对症选穴的理解。对症选穴是根据疾病的特殊症状而选取穴位的原则，是腧穴特殊治疗作用及临床经验在针灸处方中的具体应用，也称经验选穴。

6. 脏腑病远端取穴应首选（　　）

A. 头面　　B. 胸腹　　C. 腰背

D. 四肢肘膝关节以上　　E. 四肢肘膝关节以下

【正确答案】E　　【易错答案】C

【答案分析】此题考查对远部选穴的理解。远部选穴是指选取距离病痛较远处部位的腧穴。其选穴原则是根据腧穴具有远治作用的特点而来的，体现了“经脉所过，主治所及”的治疗规律。远部选穴在针灸临床上应用十分广泛，尤以在四肢肘膝关节以下选穴，用于治疗头面、五官、躯干、脏腑病证最为常用。

7. 百会、长强治痔疮属于（　　）

A. 局部配穴法　　B. 远端配穴法　　C. 上下配穴法

D. 三部配穴法　　E. 前后配穴法

【正确答案】C　　【易错答案】B

【答案分析】此题考查对上下配穴法的理解。上下配穴法是指将腰部以上或上肢腧穴和腰部以下或下肢腧穴配合应用的方法。

8. 治疗风疹取曲池、血海属于（　　）

A. 原络配穴法　　B. 表里配穴法　　C. 上下配穴法

D. 左右配穴法　　E. 以上均不是

【正确答案】C　　【易错答案】E

【答案分析】此题考查对上下配穴法的理解。上下配穴法是指将腰部以上或上肢腧穴和腰部以下或下肢腧穴配合应用的方法。风疹，上取曲池，下取内庭，故选C。

9. 下列选项中不属于前后配穴的是（　　）

A. 膻中、肺俞　　B. 中脘、膈俞　　C. 期门、外关

D. 天枢、肾俞　　E. 中极、次髎

【正确答案】C　　【易错答案】E

【答案分析】此题考查对前后配穴法的理解。前后配穴法又称“腹背阴阳配穴法”，是指将人体前部和后部的腧穴配合应用的方法，主要指将胸腹部和背腰部的腧穴配合应用。

10. 下列属表里经配穴的是（　　）

A. 合谷、偏历　　B. 孔最、列缺　　C. 内关、外关

D. 合谷、太冲　　E. 太溪、太冲

【正确答案】C　　【易错答案】D

【答案分析】此题考查对表里经配穴法的理解。表里经配穴法是以脏腑、经脉的阴阳表里配合关系为配穴依据，即某一脏腑经脉有病，取其表里经腧穴组成处方施治。

11. 临床上，针灸治疗面瘫选用牵正穴属于（　　）

A. 远部选穴原则　　B. 近部选穴原则　　C. 辨证选穴原则

D. 经验选穴原则　　E. 脏腑选穴原则

【正确答案】D　　【易错答案】B

【答案分析】此题考查对对症选穴的理解。对症选穴是根据疾病的特殊症状而选取穴位的原则，是腧穴特殊治疗作用及临床经验在针灸处方中的具体应用，也称经验选穴。

（二）B型题

A. 近部选穴　　B. 远部选穴　　C. 对症选穴

D. 辨证选穴　　E. 按部配穴

1. 治疗眼病取睛明，体现的是（　　）

2. 治疗哮喘选定喘穴，体现的是（　　）

3. 治疗颠顶头痛取太冲，体现的是（　　）

4. 治疗失眠取神门、太溪，体现的是（　　）

【正确答案】A、C、B、D　　【易错答案】A、A、B、B

【答案分析】此题考查选穴原则的应用。近部选穴是指选取病痛的所在部位或邻近部位的腧穴。远部选穴是指选取距离病痛较远处部位的腧穴。辨证选穴就是根据疾病的证候特点，分析病因病机而辨证选取穴位的方法。对症选穴是根据疾病的特殊症状而选取穴位的原则，是腧穴特殊治疗作用及临床经验在针灸处方中的具体应用，也称经验选穴。

A. 近部取穴　　B. 远部取穴　　C. 辨证取穴

D. 经验取穴　　E. 按经配穴

5. 治疗膝痛取膝眼，为（　　）

6. 治疗乳痈取肩井，为（　　）

7. 治疗头项寻列缺，为（　　）

8. 治疗发热取大椎，为（　　）

【正确答案】A、D、B、D　　【易错答案】A、D、B、C

【答案分析】此题考查选穴原则的应用。近部选穴是指选取病痛的所在部位或邻近部位的腧穴。远部选穴是指选取距离病痛较远处部位的腧穴。辨证选穴就是根据疾病的证候特点，分析病因病机而辨证选取穴位的方法。对症选穴是根据疾病的特殊症状而选取穴位的原则，是腧穴特殊治疗作用及临床经验在针灸处方中的具体应用，也称经验选穴。

A. 合谷治面瘫　　B. 曲池退热　　C. 后溪治腰扭伤

D. 劳宫治手心热　　E. 头维治偏正头痛

9. 根据循经取穴原则的是（　　）

10. 根据交经缪刺理论的是（　　）

11. 根据对症取穴的是（　　）

【正确答案】A、A、B　　【易错答案】A、A、C

【答案分析】此题考查对针灸处方中概念的理解。循经取穴即远部取穴。交经缪刺是左右配穴法的内容。左右配穴法是指将人体左侧和右侧的腧穴配合应用的方法。

A. 本经配穴　　B. 表里经配穴　　C. 上下配穴

D. 前后配穴　　E. 左右配穴

12. 太溪配飞扬属（　　）

13. 申脉配后溪属（　　）

14. 尺泽配列缺属（　　）

【正确答案】B、C、A　　【易错答案】D、C、A

【答案分析】此题考查配穴方法的概念及应用。本经配穴法是某一脏腑、经脉发生病变时，即选某一脏腑经脉的腧穴，配成处方。表里经配穴法是以脏腑、经脉的阴阳表里配合关系为配穴依据，即某一脏腑经脉有病，取其表里经腧穴组成处方施治。上下配穴法是指将腰部以上或上肢腧穴和腰部以下或下肢腧穴配合应用的方法。前后配穴法又称“腹背阴阳配穴法”，是指将人体前部和后部的腧穴配合应用的方法，主要指将胸腹部和背腰部的腧穴配合应用。左右配穴法是指将人体左侧和右侧的腧穴配合应用的方法。

（三）X 型题

1. 以下符合表里经配穴的是（　　）

A. 太冲配阳陵泉　　B. 内关配公孙　　C. 足三里配梁门

D. 委中配膈俞　　E. 涌泉配昆仑

【正确答案】AE　　【易错答案】B

【答案分析】此题考查对表里经配穴法的理解。表里经配穴法是以脏腑、经脉的阴阳表里配合关系为配穴依据，即某一脏腑经脉有病，取其表里经腧穴组成处方施治。

2. 按经配穴包括（　　）

A. 本经配穴　　B. 表里经配穴　　C. 子母经配穴

D. 同名经配穴　　E. 交会经配穴

【正确答案】ABCDE　　【易错答案】漏选

【答案分析】此题考查按经配穴的方法。临床上常用的有本经配穴法、表里经配穴法、同名经配穴法。此外，按经选穴还有子母经配穴法和交会经配穴法等。子母经配穴法和交会经配穴法容易遗漏。

3. 属于左右配穴的是（　　）

A. 面瘫取同侧地仓、颊车和对侧合谷

B. 牙痛取对侧合谷、内庭　　C. 耳鸣取同侧听宫、中渚

D. 胃痛取双侧梁丘　　E. 头痛取同侧足临泣

【正确答案】ABD　　【易错答案】C、E

【答案分析】此题考查对左右配穴法临床应用的理解。临床应用时，一般左右穴同时取用，以加强协同作用。当然左右配穴法并不局限于选双侧同一腧穴，如左侧面瘫可选同侧的太阳、颊车、地仓和对侧的合谷。C、E选项取用同侧穴位不属于左右配穴。

4. 以下属于《四总穴歌》内容的是（　　）

A. 腰背委中求　　B. 肚腹三里留　　C. 胸胁内关谋

D. 面口合谷收　　E. 头项寻列缺

【正确答案】ABDE　　【易错答案】C

【答案分析】此题考查《四总穴歌》的内容。ABDE选项是《四总穴歌》的内容，而C选项不是。

5. 下列属于同名经配穴的是（　　）

A. 耳鸣取中渚、足临泣　　B. 头痛取外关、阳陵泉　　C. 失眠取神门、三阴交

D. 牙痛取合谷、内庭　　E. 便秘取天枢、曲池

【正确答案】ABDE　　【易错答案】C

【答案分析】此题考查同名经配穴的临床应用。中渚归属于手少阳三焦经，足临泣归属于足少阳胆经，手少阳、足少阳为同名经；外关归属于手少阳三焦经，阳陵泉归属于足少阳胆经，手少阳、足少阳为同名经；合谷归属于手阳明大肠经，内庭归属于足阳明胃经，手阳明、足阳明为同名经；天枢归属于足阳明胃经，曲池归属于手阳明大肠经，手阳明、足阳明为同名经。

6. 治疗痰多选丰隆、呕吐选内关体现了（　　）

A. 辨证选穴　　B. 对症选穴　　C. 经验选穴

D. 特定穴选穴　　E. 循经选穴

【正确答案】BC　　　　　　【易错答案】A

【答案分析】此题考查对症选穴的应用。对症选穴是根据疾病的特殊症状而选取穴位的原则，是腧穴特殊治疗作用及临床经验在针灸处方中的具体应用，也称经验选穴。如哮喘选定喘穴、虫证选百虫窝、腰痛选腰痛点、落枕选外劳宫、小儿疳积取四缝、面瘫取牵正、痔疮取二白、目赤取耳尖、发热取大椎、痰多取丰隆等。

7. 类似的配穴方法是（　　）

A. 上下配穴　　B. 前后配穴　　C. 左右配穴

D. 表里配穴　　E. 俞募配穴

【正确答案】BE　　　　　　【易错答案】C

【答案分析】此题考查前后配穴的定义。前后配穴法又称“腹背阴阳配穴法”，是指将人体前部和后部的腧穴配合应用的方法，主要指将胸腹部和背腰部的腧穴配合应用，俞募配穴法亦属于此法。故选 BE。

8. 常用的选穴方法有（　　）

A. 近部选穴　　B. 远部选穴　　C. 特定选穴

D. 辨证选穴　　E. 对症选穴

【正确答案】ABDE　　　　　　【易错答案】C

【答案分析】此题考查选穴原则的内容。选穴原则是临证选取穴位应遵循的基本法则，包括近部选穴、远部选穴、辨证选穴和对症选穴。

9. 下列属近部取穴的是（　　）

A. 升压取素髎　　B. 头痛取百会　　C. 手麻取八邪

D. 失眠取神门　　E. 腰扭伤取阳陵泉

【正确答案】BC　　　　　　【易错答案】A

【答案分析】此题考查近部取穴的定义及应用。近部选穴是指选取病痛所在部位或邻近部位的腧穴。这一取穴原则是根据腧穴普遍具有近治作用的特点而来的，体现了“腧穴所在，主治所在”的治疗规律。ADE 选项为对症取穴。

10. 下列属近部选穴的是（　　）

A. 鼻塞取迎香　　B. 鼻塞取通天　　C. 近视取风池

D. 近视取光明　　E. 阳痿取关元

【正确答案】ACE　　　　　　【易错答案】B

【答案分析】此题考查近部取穴的定义及应用。鼻塞取通天为对症选穴，对症选穴是根据疾病的特殊症状而选取穴位的原则，是腧穴特殊治疗作用及临床经验在针灸处方中的具体应用，也称经验选穴。近视取光明为远部取穴。

11. 下列属远部远穴的是（　　）

A. 昏迷选水沟　　B. 癫痫选大椎　　C. 高血压选曲池

D. 项强选列缺　　E. 牙疼选合谷

【正确答案】DE　　【易错答案】C

【答案分析】此题考查远部取穴的定义及应用。远部选穴是指选取距离病痛较远处部位的腧穴。高血压选曲池为对症取穴。

12. 常用的配穴方法是（　　）

A. 前后配穴法　　B. 上下配穴法　　C. 本经配穴法

D. 表里经配穴法　　E. 左右配穴法

【正确答案】ABCDE　　【易错答案】漏选

【答案分析】此题考查配穴的方法。配穴方法主要有按部配穴和按经配穴两大类。按部配穴主要包括上下配穴法、前后配穴法、左右配穴法。按经配穴临床上常用的有本经配穴法、表里经配穴法、同名经配穴法。此外，按经配穴还有子母经配穴法和交会经配穴法等。

13. 阳池配内关属于（　　）

A. 本经配穴法　　B. 表里配穴法　　C. 同名配穴法

D. 原络配穴法　　E. 主客配穴法

【正确答案】BDE　　【易错答案】漏选 B

【答案分析】此题考查配穴的方法。阳池为手少阳三焦经的原穴，内关为手厥阴心包经的络穴。阳池配内关属于表里经配穴法、原络配穴法、主客原络配穴法。

（四）问答题

试述针灸处方的选穴原则并举例说明。

【正确答案】①近部选穴：是指选取病痛所在部位或邻近部位的腧穴。如眼病取睛明。②远部选穴：是指选取距离病痛较远处部位的腧穴。如耳鸣取中渚，胃痛取足三里。③辨证选穴：是指根据疾病的证候特点，分析病因病机而辨证选取穴位的方法。如失眠之心肾不交者，归心、肾两经，应在心、肾两经选穴，可取神门、太溪。④对症选穴：是指根据疾病的特殊症状而选取穴位的原则，是腧穴特殊治疗作用及临床经验在针灸处方中的具体应用，也称经验选穴。如哮喘选定喘穴、痰多取丰隆等。

【易错答案】没有举例说明，或者对近部选穴、远部选穴、辨证选穴、对症选穴的定义解释不正确。

【答案分析】作为问答题，针灸处方的选穴原则不能仅仅回答近部选穴、远部选穴、辨证选穴、对症选穴，还需要举例进行解释。另外举例说明的例子一定要准确。

第五章　特定穴的临床应用

◎ **重点** ◎

1. 五输穴的临床应用
2. 原穴、络穴的临床应用
3. 背俞穴、募穴的临床应用
4. 八脉交会穴、八会穴、郄穴、下合穴、交会穴的临床应用

◎ **难点** ◎

1. 五输穴的主病特点应用和补母泻子法
2. 原络配穴法的临床应用
3. 俞募配穴法的临床应用

精选习题

扫码获取
同步习题

（一）A 型题

1. 在“五输穴”的主治病证中，（　　）主身热

A. 井　　B. 合　　C. 荥

D. 输　　E. 经

【正确答案】C　　【易错答案】B

【答案分析】此题考查五输穴的临床运用。《难经·六十八难》曰：“井主心下满，荥主身热，输主体重节痛，经主喘咳寒热，合主逆气而泄。”

2.《难经·六十八难》中用于治疗喘咳寒热的五输穴是（　　）

A. 井穴　　B. 荥穴　　C. 输穴

D. 经穴　　E. 合穴

【正确答案】D　　【易错答案】E

【答案分析】此题考查五输穴的临床运用。《难经·六十八难》曰：“井主心下满，荥主身热，输主体重节痛，经主喘咳寒热，合主逆气而泄。”

3. 五输穴中主“逆气而泄”的是（　　）

A. 井　　B. 经　　C. 荥

D. 输　　E. 合

【正确答案】E　　【易错答案】D

【答案分析】此题考查五输穴的临床运用。《难经·六十八难》曰："井主心下满，荥主身热，输主体重节痛，经主喘咳寒热，合主逆气而泄。"

4. 下列腧穴中，可称为"血郄"的是（　　）

A. 膈俞　　B. 曲泽　　C. 血海

D. 三阴交　　E. 委中

【正确答案】E　　【易错答案】C

【答案分析】此题考查穴位的别称。委中被称为"血郄"。

5. 针灸治疗肺经虚证，用子母补泻法，当取本经的（　　）

A. 井穴　　B. 荥穴　　C. 输穴

D. 经穴　　E. 合穴

【正确答案】C　　【易错答案】E

【答案分析】此题考查五输穴的本经补母泻子法。在具体运用时，如肺经的虚证应"补其母"，肺在五行中属"金"，而"土"为"金"之母，故选本经五输穴中属"土"的穴位，即输穴。

6. 根据五输穴的本经子母补泻法，治疗手太阴肺经实证应取（　　）

A. 少商　　B. 鱼际　　C. 尺泽

D. 太渊　　E. 足三里

【正确答案】C　　【易错答案】D

【答案分析】此题考查五输穴的本经补母泻子法。在具体运用时，如肺经的实证应该"泻其子"，肺在五行中属"金"，而"水"为"金"之子，故选本经五输穴中属"水"的穴位，即合穴尺泽。

7. 据五输穴的本经子母补泻法，治疗手太阴肺经虚证应取（　　）

A. 少商　　B. 鱼际　　C. 尺泽

D. 太渊　　E. 足三里

【正确答案】D　　【易错答案】C

【答案分析】此题考查五输穴的本经补母泻子法。在具体运用时，如肺经的虚证应"补其母"，肺在五行中属"金"，而"土"为"金"之母，故选本经五输穴中属"土"的穴位，即输穴太渊。

8. 提出"虚则补其母，实则泻其子"的补泻法则的是（　　）

A.《难经·六十九难》　　B.《难经·六十八难》　　C.《难经·七十四难》

D.《难经·三十九难》　　E. 以上均不是

【正确答案】A　　【易错答案】B

【答案分析】此题考查文献的出处。《难经·六十九难》提出"虚者补其母，实者泻其子"的理论。

9. 所属经脉属水，五行属性也属水的穴是（　　）

A. 涌泉　　B. 昆仑　　C. 然谷

D. 阴谷　　E. 委中

【正确答案】D　　【易错答案】A

【答案分析】此题考查五输穴的五行属性。经脉属水的有足少阴肾经和足太阳膀胱经。按照“阴井木”“阳井金”的规律，足少阴肾经为阴经，属水的穴位为肾经的合穴阴谷。足太阳膀胱经为阳经，属水的穴位为荥穴足通谷。

10. 阳经经脉五输穴中输穴的五行属性为（　　）

A. 木　　B. 火　　C. 水

D. 金　　E. 土

【正确答案】A　　【易错答案】E

【答案分析】此题考查五输穴的五行属性。按照“阴井木”“阳井金”的规律，阴经的输穴属土，阳经的输穴属木。

11. 阴经经脉五输穴五行属性正确的是（　　）

A. 木、火、土、金、水　　B. 金、水、木、火、土　　C. 金、木、水、火、土

D. 木、火、金、水、土　　E. 土、木、金、火、水

【正确答案】A　　【易错答案】B

【答案分析】此题考查五输穴的五行属性。按照“阴井木”“阳井金”的规律，阴经经脉五输穴的五行属性依次为木、火、土、金、水，阳经经脉五输穴的五行属性依次为金、水、木、火、土。

12. 井穴不适合治疗（　　）

A. 心下满　　B. 泄热开窍　　C. 镇痉宁神

D. 肢端麻木　　E. 益气养血

【正确答案】E　　【易错答案】C

【答案分析】此题考查井穴的应用。《难经·六十八难》曰：“井主心下满。”在近代对五输穴的应用中，井穴多用于各种急救，如点刺十二井穴可以抢救昏迷。益气养血不属于井穴的主治范围。

13. 按他经子母补泻法，大肠虚证应取（　　）

A. 曲池　　B. 二间　　C. 三阴交

D. 足三里　　E. 上巨虚

【正确答案】D　　【易错答案】A

【答案分析】此题考查他经子母补泻法。大肠虚证，大肠属“金”，胃属“土”，胃经即为大肠经的“母经”，故可取胃经属“土”的穴位，即合穴足三里，此即他经子母补泻法。

14. 足厥阴肝经的五输穴，依序排列应该是（　　）

A. 曲泉、中封、太冲、行间、大敦　　B. 大敦、行间、太冲、中封、曲泉

C. 大敦、太冲、行间、曲泉、中封　　D. 行间、大敦、太冲、曲泉、中封

E. 大敦、太冲、曲泉、中封、行间

【正确答案】B　　【易错答案】C

【答案分析】此题考查足厥阴肝经的五输穴。其五输穴井、荥、输、经、合依次为大敦、行间、太冲、中封、曲泉。

15. “合治内腑”这句话见于（　　）

A.《灵枢·邪气脏腑病形》　B.《灵枢·根结》　C.《灵枢·本输》

D.《灵枢·九针十二原》　E.《灵枢·经脉》

【正确答案】A　　【易错答案】D

【答案分析】此题考查“合治内腑”的出处。

16. 下列选项不属于原络配穴的是（　　）

A. 太渊配偏历　B. 太白配丰隆　C. 太溪配飞扬

D. 丘墟配蠡沟　E. 侠溪配曲泉

【正确答案】E　　【易错答案】D

【答案分析】此题考查对原络配穴的理解。病变脏腑的原穴与相表里经脉的络穴相配，称为原络配穴法或主客原络配穴法，是表里经配穴法的典型应用。侠溪和曲泉为表里经的穴位但不是原穴和络穴，故不属于原络配穴法。

17. 胆经的原穴是（　　）

A. 太白　B. 太冲　C. 太溪

D. 丘墟　E. 冲阳

【正确答案】D　　【易错答案】B

【答案分析】此题考查经脉的原穴。太白为足太阴脾经的原穴，太冲为足厥阴肝经的原穴，太溪为足少阴肾经的原穴，冲阳为足阳明胃经的原穴。

18. 下列腧穴属于络穴的是（　　）

A. 大都　B. 大钟　C. 大陵

D. 大杼　E. 大敦

【正确答案】B　　【易错答案】A

【答案分析】此题考查经脉的络穴。大都为足太阴脾经的荥穴，大陵为手厥阴心包经的荥穴，大杼为八会穴中骨会，大敦为足厥阴肝经的井穴。

19. 太冲是何经的原穴（　　）

A. 脾经　B. 肝经　C. 肾经

D. 胃经　E. 胆经

【正确答案】B 【易错答案】A

【答案分析】此题考查原穴的经络属性。太冲为足厥阴肝经原穴。

20. 下列腧穴中不属原穴的是（ ）

A. 合谷 B. 大陵 C. 外关

D. 丘墟 E. 冲阳

【正确答案】C 【易错答案】A

【答案分析】此题考查特定穴原穴。合谷为手阳明大肠经原穴，大陵为手厥阴心包经原穴，丘墟为足少阳胆经原穴，冲阳为足阳明胃经原穴，外关为手少阳三焦经络穴。

21. 列缺属于（ ）

A. 原穴 B. 络穴 C. 郄穴

D. 八会穴 E. 交会穴

【正确答案】B 【易错答案】A

【答案分析】此题考查特定穴。列缺为手太阴肺经的络穴。

22. 下列腧穴不属络穴的是（ ）

A. 通里 B. 偏历 C. 长强

D. 鸠尾 E. 支沟

【正确答案】E 【易错答案】C

【答案分析】此题考查特定穴。通里为手少阴心经络穴，偏历为手阳明大肠经络穴，长强为督脉络穴，鸠尾为任脉络穴，支沟为手少阳三焦经的经穴。

23. 下列腧穴不属络穴的是（ ）

A. 丰隆 B. 光明 C. 飞扬

D. 大钟 E. 商丘

【正确答案】E 【易错答案】D

【答案分析】此题考查特定穴。商丘为脾经的经穴。

24. 足三阳经的原穴是（ ）

A. 解溪、丘墟、昆仑 B. 冲阳、足临泣、光明 C. 丘墟、冲阳、京骨

D. 解溪、足临泣、京骨 E. 陷谷、阳辅、束骨

【正确答案】C 【易错答案】A

【答案分析】此题考查特定穴。胃经的原穴是冲阳，膀胱经的原穴是京骨，胆经的原穴是丘墟。

25. 关元穴是（ ）

A. 三焦经的募穴 B. 三焦的募穴 C. 大肠经的募穴

D. 小肠的募穴 E. 小肠经的募穴

【正确答案】D 【易错答案】E

【答案分析】此题考查募穴的概念。募穴是脏腑之气输注于胸腹部的腧穴，而非经脉的募穴，故关元是小肠的募穴。

26. 下列不属俞募配穴的是（　　）

A. 肝俞、期门　　B. 心俞、巨阙　　C. 厥阴俞、膻中

D. 脾俞、中脘　　E. 以上均不是

【正确答案】D　　【易错答案】E

【答案分析】此题考查俞募配穴。同一脏腑的背俞穴和募穴常常配合使用，称“俞募配穴法”。关键点是同一脏腑的背俞穴和募穴。脾俞为脾的背俞穴，中脘为胃的募穴。故选D。

27. 按俞募配穴法，胃病应取（　　）

A. 梁门、胃俞　　B. 中脘、胃俞　　C. 中脘、脾俞

D. 胃仓、中脘　　E. 以上均不是

【正确答案】B　　【易错答案】C

【答案分析】此题考查俞募配穴。同一脏腑的背俞穴和募穴常常配合使用，称“俞募配穴法”。胃的背俞穴是胃俞，胃的募穴为中脘。故选B。

28. 下列腧穴不属俞募配穴法的是（　　）

A. 膻中、心俞　　B. 章门、脾俞　　C. 关元、小肠俞

D. 京门、肾俞　　E. 石门、三焦俞

【正确答案】A　　【易错答案】E

【答案分析】此题考查俞募配穴。同一脏腑的背俞穴和募穴常常配合使用，称“俞募配穴法”。膻中为心包的募穴，心俞为心的背俞穴。故选A。

29. 下列穴位不属募穴的是（　　）

A. 章门　　B. 日月　　C. 石门

D. 关元　　E. 俞府

【正确答案】E　　【易错答案】C

【答案分析】此题考查募穴。俞府为足少阴肾经的腧穴，而非特定穴。

30. 公孙和内关相配合主病是（　　）

A. 胃、心、胸部疾病　　B. 目外眦、颊、颈、耳后、肩部疾病

C. 目内眦、项、耳、肩胛部疾病　　D. 胸、肺、膈、咽喉部疾病

E. 胸背部疾病

【正确答案】A　　【易错答案】D

【答案分析】此题考查八脉交会穴的上下配伍。公孙配内关，治疗胃、心、胸部疾病；后溪配申脉，治内眼角、耳、项、肩胛部位疾病及发热恶寒等表证；外关配足临泣，治外眼角、耳、颊、颈、肩部疾病及寒热往来；列缺配照海，治咽喉、胸膈、肺部疾病等。

31. 取列缺、照海治疗虚火之咽喉肿痛属于（　　）

A. 原络配穴法　　B. 表里配穴法　　C. 上下配穴法

D. 左右配穴法　　E. 以上均不是

【正确答案】C　　【易错答案】E

【答案分析】此题考查八脉交会穴的上下配伍。公孙配内关，治疗胃、心、胸部疾病；后溪配申脉，治内眼角、耳、项、肩胛部位疾病及发热恶寒等表证；外关配足临泣，治外眼角、耳、颊、颈、肩部疾病及寒热往来；列缺配照海，治咽喉、胸膈、肺部疾病等。

32. 用于胸、肺、膈、咽喉疾病的八脉交会穴配伍是（　　）

A. 公孙、内关　　B. 外关、足临泣　　C. 后溪、申脉

D. 列缺、照海　　E. 以上均不是

【正确答案】D　　【易错答案】A

【答案分析】此题考查八脉交会穴的上下配伍。公孙配内关，治疗胃、心、胸部疾病；后溪配申脉，治内眼角、耳、项、肩胛部位疾病及发热恶寒等表证；外关配足临泣，治外眼角、耳、颊、颈、肩部疾病及寒热往来；列缺配照海，治咽喉、胸膈、肺部疾病等。

33. “阴维为病苦心痛”，通于阴维脉，又为八脉交会穴的穴位是（　　）

A. 公孙　　B. 内关　　C. 足三里

D. 外关　　E. 中封

【正确答案】B　　【易错答案】D

【答案分析】此题考查八脉交会穴。内关为八脉交会穴的穴位之一，通于阴维脉。

34. 不属八脉交会组穴的是（　　）

A. 内关、公孙　　B. 合谷、太冲　　C. 列缺、照海

D. 后溪、申脉　　E. 外关、足临泣

【正确答案】B　　【易错答案】A

【答案分析】此题考查八脉交会穴。合谷、太冲不是八脉交会穴。

35. 治疗心、胸、胃的病证常选用（　　）

A. 内关、公孙　　B. 列缺、照海　　C. 后溪、申脉

D. 支沟、阳陵泉　　E. 合谷、太冲

【正确答案】A　　【易错答案】E

【答案分析】此题考查八脉交会穴的上下配伍。公孙配内关，治疗胃、心、胸部疾病。

36. 按八脉交会穴的应用，列缺配照海的主治范围是（　　）

A. 眼病　　B. 牙病　　C. 耳病

D. 咽喉病　　E. 舌体病

【正确答案】D　　【易错答案】B

【答案分析】此题考查八脉交会穴的上下配伍。列缺配照海，治咽喉、胸膈、肺部疾病等。

37. 治疗目内眦、头项、肩胛部疾病常用申脉配（ ）

A. 外关　　B. 内关　　C. 后溪

D. 委中　　E. 足临泣

【正确答案】C　　【易错答案】D

【答案分析】此题考查八脉交会穴的上下配伍。后溪配申脉，治内眼角、耳、项、肩胛部位疾病及发热恶寒等表证。

38. 八脉交会穴中与冲脉脉气相通的是（ ）

A. 内关　　B. 外关　　C. 公孙

D. 足临泣　　E. 申脉

【正确答案】C　　【易错答案】D

【答案分析】此题考查八脉交会穴。公孙与冲脉脉气相通。

39. 既是八会穴又是募穴的是（ ）

A. 三阴交　　B. 关元　　C. 期门

D. 曲泉　　E. 膻中

【正确答案】E　　【易错答案】C

【答案分析】此题考查属于八会穴及募穴的穴位。八会穴包括章门、中脘、膻中、膈俞、阳陵泉、太渊、大杼、绝骨。其中特定穴是募穴的为膻中，是心包的募穴。

40. 按八会穴主治，阳陵泉适宜于（ ）

A. 筋病　　B. 脉病　　C. 骨病

D. 髓病　　E. 以上均不是

【正确答案】A　　【易错答案】E

【答案分析】此题考查八会穴的应用。阳陵泉为八会穴中的筋会，故选A。

41. 按八会穴主治，瘀血证宜取（ ）

A. 气海　　B. 血海　　C. 膈俞

D. 太渊　　E. 以上均不是

【正确答案】C　　【易错答案】B

【答案分析】此题考查八会穴的应用。膈俞为血会，故瘀血证宜取膈俞。

42. 太渊是八会穴中的（ ）

A. 气会　　B. 血会　　C. 筋会

D. 脉会　　E. 脏会

【正确答案】D　　【易错答案】A

【答案分析】此题考查八会穴的应用。太渊为脉会。

43. 八会穴的骨会是（　　）

A. 绝骨　　B. 太渊　　C. 阳陵泉

D. 大杼　　E. 膈俞

【正确答案】D　　【易错答案】A

【答案分析】此题考查八会穴的应用。大杼为骨会。

44. 八会穴中腑会是（　　）

A. 膻中　　B. 中脘　　C. 章门

D. 太渊　　E. 中府

【正确答案】B　　【易错答案】C

【答案分析】此题考查八会穴的应用。中脘为腑会。

45. 郄会配穴治哮喘的组穴是（　　）

A. 膻中、中府　　B. 膻中、孔最　　C. 肺俞、膻中

D. 中府、肺俞　　E. 以上均不是

【正确答案】B　　【易错答案】A

【答案分析】此题考查郄穴和八会穴。肺经的郄穴为孔最，八会穴中气会为膻中。

46. 下列穴位中不属郄穴的是（　　）

A. 会宗　　B. 温溜　　C. 梁丘

D. 跗阳　　E. 大钟

【正确答案】E　　【易错答案】D

【答案分析】此题考查郄穴。大钟为足少阴肾经的络穴，不属于郄穴。

47. 治疗六腑病证宜选（　　）

A. 井穴　　B. 原穴　　C. 络穴

D. 输穴　　E. 下合穴

【正确答案】E　　【易错答案】B

【答案分析】此题考查下合穴的应用，“合治内腑”，故应用下合穴治疗六腑病。

48. 既是合穴又是下合穴的是（　　）

A. 委中　　B. 委阳　　C. 上巨虚

D. 下巨虚　　E. 阴陵泉

【正确答案】A　　【易错答案】B

【答案分析】此题考查合穴和下合穴。选项中属于下合穴的有委中、委阳、上巨虚、下巨虚。属于合穴的有委中、阴陵泉。故答案选 A。

49. 大肠、小肠、三焦的下合穴是（　　）

A. 足三里、上巨虚、下巨虚　　B. 委中、足三里、阳陵泉　　C. 上巨虚、下巨虚、委阳

D. 委阳、委中、阳陵泉　　E. 足三里、上巨虚、阳陵泉

【正确答案】C　　【易错答案】A

【答案分析】此题考查下合穴。大肠的下合穴是上巨虚，小肠的下合穴是下巨虚，三焦的下合穴是委阳。

50. 肺经与脾经交会于（　　）

A. 章门　　B. 大包　　C. 云门

D. 中府　　E. 以上均不是

【正确答案】D　　【易错答案】E

【答案分析】此题考查交会穴。肺经与脾经交会于中府。

51. 下列足阳明经的特定穴正确的是（　　）

A. 荥穴内庭　　B. 合穴丰隆　　C. 络穴解溪

D. 郄穴阴市　　E. 以上均不是

【正确答案】A　　【易错答案】E

【答案分析】此题考查足阳明经的特定穴。荥穴内庭，经穴解溪，络穴丰隆，郄穴梁丘。

（二）B 型题

A. 井穴　　B. 荥穴　　C. 输穴

D. 经穴　　E. 合穴

1.《灵枢·顺气一日分为四时》中，主治"经满而血者，病在胃及饮食不节得病者"的是（　　）

2.《灵枢·顺气一日分为四时》中，"病变于音者"应取（　　）

【正确答案】E、D　　【易错答案】A、C

【答案分析】此题考查五输穴的临床应用。《灵枢·顺气一日分为四时》曰："病在脏者，取之井；病变于色者，取之荥；病时间时甚者，取之输；病变于音者，取之经；经满而血者，病在胃及以饮食不节得病者，取之于合。"

A. 太溪　　B. 太冲　　C. 太白

D. 太渊　　E. 大陵

3. 足厥阴肝经的原穴是（　　）

4. 足少阴肾经的原穴是（　　）

5. 手太阴肺经的原穴是（　　）

6. 八会穴的脉会是（　　）

7. 手太阴经五输之输穴是（　　）

【正确答案】B、A、D、D、D　　【易错答案】A、B、C、D、E

【答案分析】此题考查特定穴。太渊既是手太阴肺经原穴和输穴，又是八会穴之脉会。

A. 大肠下合穴　　B. 小肠下合穴　　C. 三焦下合穴

D. 胆下合穴　　E. 胃下合穴

8. 下巨虚是（　　）

9. 委阳是（　　）

10. 上巨虚是（　　）

11. 足三里是（　　）

12. 阳陵泉是（　　）

【正确答案】B、C、A、E、D　　【易错答案】A、C、B、E、D

【答案分析】此题考查特定穴。大肠经和小肠经的下合穴容易混淆。

A. 天枢　　B. 中脘　　C. 期门

D. 章门　　E. 京门

13. 肾之募穴是（　　）

14. 肝之募穴是（　　）

15. 脾之募穴是（　　）

【正确答案】E、C、D　　【易错答案】C、D、E

【答案分析】此题考查特定穴中的募穴。肝、脾、肾三脏的募穴容易混淆。由于募穴的位置与脏腑位置相应，因此可以根据期门、章门、京门的位置确定其属于哪个脏腑的募穴。

A. 丰隆　　B. 光明　　C. 公孙

D. 通里　　E. 偏历

16. 手少阴心经的络穴是（　　）

17. 足阳明胃经的络穴是（　　）

18. 手阳明大肠经的络穴是（　　）

【正确答案】D、A、E　　【易错答案】B、C、D

【答案分析】此题考查特定穴中的络穴。

A. 井穴　　B. 荥穴　　C. 输穴

D. 经穴　　E. 合穴

19. 然谷是（　　）

20. 商丘是（　　）

21. 曲泉是（　　）

【正确答案】B、D、E　　【易错答案】A、B、C

【答案分析】此题考查腧穴的特定穴属性。

A. 神门　　B. 少冲　　C. 大敦

D. 少海　　E. 太白

22. 根据子母补泻的原则，心经的虚证在他经取穴上选用的腧穴是（　　）

23. 根据子母补泻的原则，心经的虚证在本经取穴上选用的腧穴是（　　）

【正确答案】C、B　　【易错答案】B、C

【答案分析】此题考查子母补泻。根据他经子母补泻，心属“火”，肝属“木”，肝经为心经的“母经”，根据“虚则补其母”的补泻原则，应在肝经上选取属“木”的五输穴，即肝经的井穴大敦穴。根据本经子母补泻，心经的虚证应“补其母”，心在五行中属“火”，而“木”为“火”之母，故选本经五输穴中属“木”的穴位，即井穴少冲。

A. 合穴　　B. 经穴　　C. 井穴
D. 输穴　　E. 荥穴

24. 用于急救取（　　）

25. 治疗热证取（　　）

【正确答案】C、E　　【易错答案】B、D

【答案分析】此题考查五输穴的临床运用。《难经·六十八难》曰：“井主心下满，荥主身热，输主体重节痛，经主喘咳寒热，合主逆气而泄。”

（三）X 型题

1. 与主客配穴法相关的是（　　）

A. 五输穴　　B. 下合穴　　C. 背俞穴
D. 原穴　　E. 络穴

【正确答案】DE　　【易错答案】A、B

【答案分析】此题考查原络配穴法。原络配穴法又称为主客原络配穴法。

2. 外经病宜选用五输穴中的（　　）

A. 井穴　　B. 荥穴　　C. 输穴
D. 经穴　　E. 合穴

【正确答案】BC　　【易错答案】D、E

【答案分析】此题考查五输穴的临床应用。《灵枢·邪气脏腑病形》曰：“荥输治外经。”

3. 根据子母补泻法，肺经实证可选用（　　）

A. 少商　　B. 鱼际　　C. 尺泽
D. 阴谷　　E. 太渊

【正确答案】CD　　【易错答案】A、B

【答案分析】此题考查五输穴的子母补泻法。肺经的实证，本经子母补泻选本经合穴尺泽，他经子母补泻选肾经的合穴阴谷穴。

4. 下列五行属性都属木的五输穴是（　　）

A. 少府　　B. 少商　　C. 少泽
D. 少海　　E. 三间

【正确答案】BE　　【易错答案】C

【答案分析】此题考查五输穴的五行属性。五输穴按照“阴井木”“阳井金”的规律进行配属。少府是手少阴心经的荥穴属火，少泽是手太阳小肠经的井穴属金，少海是手太阳小肠经的合穴属土，少商是手太阴肺经的井穴属木，三间是手阳明大肠经的输穴属木。

5. 属表里经五输穴的荥穴是（　　）

A. 少府　　B. 行间　　C. 劳宫

D. 前谷　　E. 内庭

【正确答案】AD　　【易错答案】E

【答案分析】此题考查五输穴的经络属性。少府是手少阴心经的荥穴，行间是足厥阴肝经的荥穴，劳宫是手厥阴心包经的荥穴，前谷是手太阳小肠经的荥穴，内庭是足阳明胃经的荥穴。五条经脉中手少阴心经与手太阳小肠经互为表里。

6. 属同一经脉的输穴和原穴是（　　）

A. 外关　　B. 后溪　　C. 腕骨

D. 中渚　　E. 大陵

【正确答案】BC　　【易错答案】A、D、E

【答案分析】此题考查五输穴的经络属性。外关是手少阳三焦经络穴，后溪、腕骨分别是手太阳小肠经的输穴和原穴，中渚是手少阳三焦经输穴，大陵是手厥阴心包经输穴。

7. 互为表里经脉的络穴是（　　）

A. 内关　　B. 偏历　　C. 光明

D. 支正　　E. 通里

【正确答案】DE　　【易错答案】A、C

【答案分析】此题考查络穴的经络属性。以上 5 个腧穴均为络穴，内关属手厥阴心包经，偏历属手阳明大肠经，光明属足少阳胆经，支正属手太阳小肠经，通里属手少阴心经。

8. 正好位于本经的募穴是（　　）

A. 中府　　B. 膻中　　C. 京门

D. 日月　　E. 章门

【正确答案】AD　　【易错答案】C、E

【答案分析】此题考查募穴的经络属性。中府是肺的募穴，肺经穴；膻中是心包的募穴，任脉穴；京门是肾的募穴，胆经穴；日月是胆的募穴，胆经穴；章门是脾的募穴，肝经穴。

9. 同属于奇经八脉的郄穴是（　　）

A. 水泉　　B. 阳交　　C. 外丘

D. 交信　　E. 金门

【正确答案】BD　　【易错答案】C

【答案分析】此题考查郄穴。阳交为阳维脉的郄穴，交信为阴跷脉的郄穴。阴维脉的郄穴为筑宾，阳跷脉的郄穴为跗阳。

10. 下列腧穴属五输穴之经穴的是（　　）

A. 阳溪　　B. 阳池　　C. 阳谷

D. 阳交　　E. 阳辅

【正确答案】ACE　　【易错答案】B、D

【答案分析】此题考查五输穴。阳池是手少阳三焦经的原穴，阳交是阳维脉的郄穴。

11. 根据子母补泻法，下列治法正确的是（　　）

A. 肝实泻行间　　B. 肾虚补涌泉　　C. 脾虚取太白

D. 心实取少府　　E. 肺实取尺泽

【正确答案】AE　　【易错答案】B、C

【答案分析】此题考查五输穴的子母补泻。

12. 属原络配穴法的是（　　）

A. 公孙、丰隆　　B. 太冲、光明　　C. 内关、阳池

D. 列缺、合谷　　E. 神门、支正

【正确答案】BCDE　　【易错答案】A

【答案分析】此题考查原络配穴法。病变脏腑的原穴与相表里经脉的络穴相配，称为原络配穴法或主客原络配穴法。公孙、丰隆均是络穴，不属于原络配穴法。

13. 任脉上的募穴有（　　）

A. 中极　　B. 横骨　　C. 关元

D. 下脘　　E. 中脘

【正确答案】ACE　　【易错答案】漏选 E

【答案分析】此题考查募穴及募穴的经脉属性。中极、关元、中脘均为募穴，均位于任脉上。

14. 属郄穴的是（　　）

A. 地机　　B. 水泉　　C. 交信

D. 跗阳　　E. 梁丘

【正确答案】ABCDE　　【易错答案】漏选

【答案分析】此题考查郄穴。交信、跗阳分别是阴、阳跷脉的郄穴，容易遗漏。

15. 下列足太阳经腧穴中，特定穴正确的是（　　）

A. 飞扬络穴　　B. 委阳合穴　　C. 昆仑经穴

D. 承山荥穴　　E. 束骨原穴

【正确答案】AC　　【易错答案】E

【答案分析】此题考查足太阳经腧穴的特定穴。委阳为三焦下合穴，束骨为输穴。

16. 太渊穴属（　　）

A. 肺经原穴　　B. 郄穴　　C. 脉会

D. 肺经五输穴之输穴　　E. 肺经五输穴之经穴

【正确答案】ACD　　【易错答案】漏选 A

【答案分析】此题考查太渊穴的特定穴属性。阴经的输穴原穴合二为一，容易遗漏肺经原穴。

17. 下列属于下合穴的是（　　）

A. 足三里　　B. 上巨虚　　C. 下巨虚

D. 阴陵泉　　E. 委阳

【正确答案】ABCE　　【易错答案】D

【答案分析】此题考查下合穴。下合穴为六腑的下合穴。阴陵泉为脾经的合穴，而非下合穴。

（四）问答题

1.《黄帝内经》《难经》记载的五输穴主病是什么？

【正确答案】《灵枢·顺气一日分为四时》曰："病在脏者，取之井；病变于色者，取之荥；病时间时甚者，取之输；病变于音者，取之经；经满而血者，病在胃及以饮食不节得病者，取之于合。"《难经·六十八难》曰："井主心下满，荥主身热，输主体重节痛，经主喘咳寒热，合主逆气而泄。"

【易错答案】原文背诵错误。

【答案分析】五输穴主病是重点内容，要求背诵原文，没有捷径。

2. 何为子母补泻？以肺经为例说明其临床应用。

【正确答案】子母补泻法是根据疾病的虚实性质，结合脏腑、经脉和五输穴的五行属性，虚则补其母穴，实则泻其子穴。在具体运用时，补母泻子法分本经子母补泻和他经子母补泻两种方法。如肺经的实证应该"泻其子"，肺在五行中属"金"，而"水"为"金"之子，故选本经五输穴中属"水"的穴位，即合穴尺泽；肺经的虚证应"补其母"，肺在五行中属"金"，而"土"为"金"之母，故选本经五输穴中属"土"的穴位，即输穴太渊，以上即是本经母子补泻。

他经子母补泻道理相同，仍以肺经实证为例，在脏腑的五行配属中，肺属"金"，肾属"水"，肾经为肺经的"子经"，根据"实则泻其子"的补泻原则，应在肾经上选取属"水"的五输穴，即肾经的合穴阴谷穴；若肺经的虚证，肺属"金"，脾属"土"，脾经即为肺经的"母经"，故可取脾经属"土"的穴位，即输穴太白，此即他经子母补泻法。

【易错答案】本经的子母穴位错误。

【答案分析】虚则补其母穴，实则泻其子穴，这句话不难理解，难的地方在于对十二经脉五输穴的背诵。

3. 八脉交会穴如何配对应用？

【正确答案】公孙配内关，治疗胃、心、胸部疾病；后溪配申脉，治内眼角、耳、项、肩胛部位疾病及发热恶寒等表证；外关配足临泣，治外眼角、耳、颊、颈、肩部疾病及寒热往来；列缺配照海，治咽喉、胸膈、肺部疾病等。

【易错答案】八脉交会穴上下配对错误，或配对后治疗疾病错误。

【答案分析】八脉交会穴上下配对应记牢。公孙配内关，后溪配申脉，外关配足临泣，列缺配照海。配对后治疗病证体现了“经脉所过，主治所及”的思想。

4. 八会穴、交会穴、八脉交会穴的临床应用。

【正确答案】八会穴主治所会组织的病变，凡脏、腑、气、血、筋、脉、骨、髓的病变，都可以取其相聚会的腧穴进行治疗。交会穴主要用于治疗交会经脉所属脏腑、组织的病变。八脉交会穴的主治范围比较广泛，不仅主治本经脉循行所过的四肢躯干（包括内脏）、头面五官病变，也主治奇经八脉的有关病变，且为治疗相通奇经病证的首选腧穴。

【易错答案】八会穴、交会穴、八脉交会穴三者概念混淆，张冠李戴。

【答案分析】分清八会穴、交会穴、八脉交会穴三者概念，临床应用时不易出错。

各论

第六章　头面躯体痛证

◎ **重点** ◎

1. 头痛的病位、基本病机、经络辨证和主穴
2. 面痛的病位、基本病机、经络辨证和主穴
3. 颞下颌关节功能紊乱综合征的病位和基本病机
4. 落枕的病位、基本病机、经络辨证和主穴
5. 漏肩风的病因、病位、经络辨证和主穴
6. 臂丛神经痛的病位、经络辨证和主穴
7. 肘劳的病位、基本病机、经络辨证和主穴
8. 腰痛的病因、病位、经络辨证和主穴
9. 坐骨神经痛的病位、基本病机、经络辨证和主穴

◎ **难点** ◎

1. 面痛针刺的操作顺序
2. 治疗臂丛神经痛主穴极泉的针刺操作

精选习题

扫码获取
同步习题

（一）A 型题

1. 前额痛的辨证归经应属于（　　）

A. 阳明头痛　　B. 太阳头痛　　C. 少阳头痛
D. 厥阴头痛　　E. 以上均不是

【正确答案】A　　【易错答案】B

【答案分析】此题考查头痛的经络辨证。前额部为阳明经经脉循行经过。

2. 头痛如裹，脘腹痞满，肢体困重，苔白腻，脉濡，应辨为（　　）

A. 风寒头痛　　B. 风热头痛　　C. 风湿头痛
D. 痰浊头痛　　E. 以上均不是

【正确答案】D　　【易错答案】A

【答案分析】此题考查头痛的中医辨证。头痛如裹，肢体困重，苔白腻，脉濡均为痰湿的证候。

3. 侧头痛应辨为（　　）

A. 阳明头痛　B. 太阳头痛　C. 少阳头痛

D. 厥阴头痛　E. 以上均不是

【正确答案】C　【易错答案】B

【答案分析】此题考查头痛的经络辨证。侧头部为少阳经经脉循行经过。

4. 后枕痛应辨为（　　）

A. 阳明头痛　B. 太阳头痛　C. 少阳头痛

D. 厥阴头痛　E. 以上均不是

【正确答案】B　【易错答案】D

【答案分析】此题考查头痛的经络辨证。后头部为太阳经经脉循行经过。

5. 颠顶痛应辨为（　　）

A. 阳明头痛　B. 太阳头痛　C. 少阳头痛

D. 厥阴头痛　E. 以上均不是

【正确答案】D　【易错答案】B

【答案分析】此题考查头痛的经络辨证。颠顶部为厥阴经经脉循行经过。

6. 治疗头痛如刺，痛处固定，经久不愈，宜选取（　　）

A. 合谷、太冲、阿是穴　B. 血海、膈俞、阿是穴　C. 太冲、行间、阿是穴

D. 三阴交、太冲、阿是穴　E. 合谷、列缺、阿是穴

【正确答案】B　【易错答案】D

【答案分析】此题考查头痛的治疗。头痛如刺，痛处固定，经久不愈，辨证为瘀血头痛。瘀血头痛用血海、膈俞活血化瘀。

7. 患者，男，67 岁。右侧偏头痛 10 余天，伴胸胁痛，口苦，善太息，苔薄白，脉弦。治疗首选何经穴（　　）

A. 足少阳胆经　B. 手少阳三焦经　C. 手太阳小肠经

D. 足太阳膀胱经　E. 足厥阴肝经

【正确答案】A　【易错答案】B

【答案分析】此题考查头痛的经络辨证。侧头部为少阳经经脉循行经过。依据伴随症状胸胁痛、口苦、善太息，故治疗首选足少阳胆经。

8. 治疗面痛取穴以哪几条经脉为主（　　）

A. 手、足阳明　B. 手、足太阳　C. 手三阳

D. 手、足少阳　E. 足三阳

【正确答案】A　　　　【易错答案】C

【答案分析】此题考查面痛的针灸治疗。面痛病变部位在面部，发病以上、下颌支同时发病者最多，属手、足阳明经和手太阳经病证。故选A。

9. 患者，女，46岁。左侧面痛9月余，反复发作，其痛如刺如裂，饮食、睡眠均受影响。此病好发部位为（　　）

A. 上颌部　　B. 额部、上颌部　　C. 下颌部

D. 额部　　E. 上、下颌部

【正确答案】E　　　　【易错答案】A

【答案分析】此题考查面痛好发部位。依据题干，可诊断为面痛。西医学中，面痛多见于三叉神经痛。三叉神经分眼支、上颌支和下颌支，以上、下颌支同时发病者最多。

10. 三叉神经痛的发病年龄多在（　　）

A. 老年　　B. 青少年　　C. 小儿

D. 中年以后　　E. 无年龄界限

【正确答案】D　　　　【易错答案】A

【答案分析】此题考查面痛的基本情况。本病多发于40岁以上，女性多见，以右侧面部为主（占60%左右）。故选D。

11. 针刺治疗三叉神经痛多采用（　　）

A. 补法　　B. 泻法　　C. 平补平泻

D. 先补后泻　　E. 先泻后补

【正确答案】B　　　　【易错答案】C

【答案分析】此题考查三叉神经痛的治疗。西医学中，面痛多见于三叉神经痛。面痛的发生常与外感邪气、外伤、情志不调等因素有关。其基本病机是面部经络气血阻滞，不通则痛。采用泻法可以疏通经络止痛。

12. 落枕属于（　　）

A. 经病　　B. 络脉病　　C. 经筋病

D. 皮部病　　E. 以上均不是

【正确答案】C　　　　【易错答案】B

【答案分析】此题考查落枕的病位。本病病位在颈项部经筋。

13. 肘劳应属于（　　）

A. 经病　　B. 络病　　C. 经筋病

D. 皮部病　　E. 以上均不是

【正确答案】C　　　　【易错答案】B

【答案分析】此题考查肘劳的病位。本病病位在肘部手三阳经筋。

14. 腰脊正中疼痛的辨证归经应属于（　　）

A. 督脉证　　B. 足太阳经证　　C. 足少阳经证

D. 带脉证　　E. 足少阴经证

【正确答案】A　　【易错答案】B

【答案分析】此题考查腰痛的经络辨证。疼痛部位在腰脊正中，病在督脉；疼痛部位在腰脊两侧，病在足太阳经。

15. 疼痛在腰脊两侧应属于（　　）

A. 督脉证　　B. 足太阳经证　　C. 足少阳经证

D. 带脉证　　E. 足少阴经证

【正确答案】B　　【易错答案】A

【答案分析】此题考查腰痛的经络辨证。疼痛部位在腰脊正中，病在督脉；疼痛部位在腰脊两侧，病在足太阳经。

16. 治疗瘀血腰痛可配用（　　）

A. 毫针泻法　　B. 毫针补法　　C. 灸法

D. 刺络拔罐法　　E. 毫针补法加灸法

【正确答案】D　　【易错答案】A

【答案分析】此题考查腰痛的治疗。根据“菀陈则除之”，瘀血腰痛可以刺络拔罐治疗。

（二）B 型题

A. 行间、太溪　　B. 丰隆、中脘　　C. 血海、膈俞

D. 三阴交、足三里　　E. 太溪、肾俞、悬钟

1. 患者头胀痛或抽痛、跳痛，目眩，心烦易怒，面赤口苦，舌红苔黄，脉弦数，治疗除选主穴外还可配用（　　）

2. 患者头痛昏蒙，脘腹痞满，呕吐痰涎，苔白腻，脉滑，治疗除选主穴外还可配用（　　）

3. 患者头痛迁延日久，或头部有外伤史，痛处固定不移，痛如椎刺，舌暗，脉细涩，治疗除选主穴外还可配用（　　）

4. 患者头空痛，头晕，神疲无力，面色不华，劳则加重，舌淡，脉细弱，治疗除选主穴外还可配用（　　）

【正确答案】A、B、C、D　　【易错答案】E、B、C、D

【答案分析】此题考查头痛的治疗。配穴主要依据证型有针对性地配伍，肝阳上亢所致的头痛用行间、太溪平肝潜阳，痰浊头痛用丰隆、中脘祛痰通络，瘀血头痛用血海、膈俞活血化瘀，血虚头痛用三阴交、足三里补益气血。

A. 攒竹、阳白　　B. 颧髎、巨髎　　C. 承浆、颊车

D. 列缺、外关　　E. 曲池、大椎

5. 患者面痛，表现为眼部呈电灼样疼痛，治疗除选主穴外还可配用（　　）

6. 患者面痛，表现为上颌部电击样疼痛，治疗除选主穴外还可配用（　　）

7. 患者面痛，表现为下颌部电击样疼痛，治疗除选主穴外还可配用（　　）

【正确答案】A、B、C　　【易错答案】A、B、D

【答案分析】此题考查面痛的治疗。配伍的穴位依据疼痛部位不同而有差异，主要根据病变部位配穴。

A. 内关、阿是穴　　B. 肩髃、合谷　　C. 后溪、悬钟

D. 风池、肩井　　E. 申脉、大椎

8. 落枕兼颈肩部疼痛，头部歪向患侧，颈肩部压痛明显者，治疗除选主穴外还可配用（　　）

9. 落枕兼项背部强痛，低头时加重，项背部压痛明显者，治疗除选主穴外还可配用（　　）

【正确答案】D、E　　【易错答案】B、C

【答案分析】此题考查落枕穴的辨经诊治。落枕兼肩痛者为少阳经证，可配用少阳经的风池、肩井穴。落枕兼背痛者为督脉、太阳经证，可选用督脉的大椎和太阳经的申脉。

A. 后溪　　B. 中渚　　C. 三间

D. 合谷、风池　　E. 曲池

10. 治疗以肩后痛为主的漏肩风，除选主穴外还可配用（　　）

11. 治疗以肩前外侧痛为主的漏肩风，除选主穴外还可配用（　　）

12. 治疗以肩外侧痛为主的漏肩风，除选主穴外还可配用（　　）

【正确答案】A、C、B　　【易错答案】A、B、C

【答案分析】此题考查漏肩风的辨经诊治。以肩后痛为主的漏肩风为手太阳经证，配后溪；以肩前痛为主的漏肩风为手阳明经证，配三间；以肩外侧痛为主的漏肩风为手少阳经证，配中渚。均为本经配穴。

A. 尺泽、手三里　　B. 外关、天井　　C. 天柱、后溪、申脉

D. 阳谷、小海　　E. 三间、手三里

13. 治疗肘劳以肘关节外上方疼痛为主者，除选主穴及局部阿是穴外还可配用（　　）

14. 治疗肘劳以肘关节内下方疼痛为主者，除选主穴及局部阿是穴外还可配用（　　）

15. 治疗肘劳以肘关节外部疼痛为主者，除选主穴及局部阿是穴外还可配用（　　）

【正确答案】E、D、B　　【易错答案】A、D、B

【答案分析】此题考查肘劳的辨经诊治。手阳明经证（以肘关节外上方疼痛为主）配手三里、三间；手太阳经证（以肘关节内下方疼痛为主）配小海、阳谷；手少阳经证（以肘关节外部疼痛为主）配天井、外关。

A. 手阳明经筋证　　B. 手太阳经筋证　　C. 手少阳经筋证
D. 手太阴经筋证　　E. 手少阴经筋证
16. 肘关节外上方压痛明显为（　　）
17. 肘关节内下方压痛明显为（　　）
18. 肘关节外部压痛明显为（　　）
19. 网球肘的临床表现为（　　）
20. 高尔夫球肘的临床表现为（　　）
21. 学生肘的临床表现为（　　）
22. 矿工肘的临床表现为（　　）
【正确答案】A、B、C、A、B、C、C
【易错答案】A、B、C、B、A、C、C
【答案分析】此题考查肘劳的经络辨证。手阳明经证，表现为肘关节外上方（肱骨外上髁周围）有明显压痛点，俗称网球肘，此证临床最为常见。手太阳经证，表现为肘关节内下方（肱骨内上髁周围）有明显的压痛点，俗称高尔夫球肘。手少阳经证，表现为肘关节外部（尺骨鹰嘴处）有明显压痛点，俗称学生肘或矿工肘。

A. 腰阳关　　B. 膈俞　　C. 大钟
D. 太冲、内关　　E. 曲池、大椎
23. 治疗肾虚腰痛除选主穴外还可配用（　　）
24. 治疗寒湿腰痛除选主穴外还可配用（　　）
25. 治疗瘀血腰痛除选主穴外还可配用（　　）
【正确答案】C、A、B　　【易错答案】C、A、D
【答案分析】此题考查治疗腰痛的配穴。寒湿腰痛配腰阳关；瘀血腰痛配膈俞；肾虚腰痛配大钟。

（三）X 型题

1. 头颠顶空痛，头晕，神疲无力，面色不华，劳则加重，舌淡，脉细弱，为血虚头痛。治疗选用（　　）
A. 百会　　B. 四神聪　　C. 阿是穴
D. 三阴交　　E. 足三里
【正确答案】ABCDE　　【易错答案】漏选
【答案分析】此题考查血虚头痛的治疗。头痛位于颠顶，主穴为百会、四神聪、阿是穴、太冲、中冲，血虚头痛配三阴交、足三里。容易遗漏主穴。

2. 三叉神经痛的临床特点是（　　）
A. 面部三叉神经分布区出现阵发性短暂性剧烈疼痛
B. 可发生于任何年龄　　C. 发病年龄多在中年以后

D. 侧头部阵发性刺痛　　E. 颞侧及颠顶部胀痛

【正确答案】AC　　【易错答案】B

【答案分析】此题考查面痛的临床特点。面痛是以眼、面颊部出现放射性、烧灼样抽掣疼痛为主症的疾病。本病多发于40岁以上人群，女性多见。故选AC。

3. 落枕与以下哪些经筋不利有关（　　）

A. 手阳明经筋　　B. 足少阳经筋　　C. 手太阳经筋

D. 足太阳经筋　　E. 督脉

【正确答案】BCDE　　【易错答案】A

【答案分析】此题考查落枕的病位。本病病位在颈项部经筋，与督脉、手足太阳经和足少阳经密切相关。

4. 落枕的特点是（　　）

A. 颈项强痛，活动受限　　B. 项背牵拉痛，可放射至同侧肩臂部

C. 头向患侧保护性倾斜　　D. 局部压痛明显　　E. 低头或转头时加重

【正确答案】ABCDE　　【易错答案】漏选

【答案分析】此题考查落枕的辨证要点。其主症为颈项强痛，活动受限，项背部或颈肩部压痛明显。督脉、太阳经证表现为项背部强痛，低头时加重，项背部压痛明显。少阳经证表现为颈肩部疼痛，头部歪向患侧，颈肩部压痛明显。

5. 落枕的常见原因是（　　）

A. 受凉　　B. 睡姿不当　　C. 颈部劳损

D. 颈椎病　　E. 枕头高低不适

【正确答案】ABCDE　　【易错答案】漏选

【答案分析】此题考查落枕的病因。落枕的发生常与睡眠姿势不良、枕头高低不适、颈部负重过度、寒邪侵袭颈背部等因素有关。

6. 治疗漏肩风的主穴是（　　）

A. 肩髃　　B. 肩髎　　C. 阿是穴

D. 肩前　　E. 肩贞

【正确答案】ABCDE　　【易错答案】漏选

【答案分析】此题考查漏肩风的治疗。主穴以局部穴位为主，配合循经远端取穴。以上5个选项均为肩部局部穴位。

7. 漏肩风的主要临床表现是（　　）

A. 静止痛　　B. 活动受限　　C. 压痛固定

D. 50岁多发　　E. 女性多见

【正确答案】ABCD　　【易错答案】E

【答案分析】此题考查漏肩风的症状。漏肩风是以肩部疼痛，痛处固定，活动受限为主症的

疾病。因本病多发于50岁左右的成人，故俗称“五十肩”。发病没有性别的差异。

8. 漏肩风常见的病因为（　　）

A. 风寒侵袭肩部　　B. 体虚气血不足，肩失所养　　C. 劳作过度

D. 外伤日久不愈　　E. 颈椎病

【正确答案】ABCD　　【易错答案】E

【答案分析】此题考查漏肩风的病因。无论是感受风寒，气血痹阻，或劳作过度，外伤损及筋脉，还是年老气血不足，筋骨失养，皆可导致本病。

9. 毫针刺治疗肩关节周围炎多采取（　　）

A. 平补平泻　　B. 补法　　C. 泻法

D. 先补后泻　　E. 先泻后补

【正确答案】AC　　【易错答案】D

【答案分析】此题考查漏肩风的操作。毫针刺宜泻法或平补平泻。

10. 漏肩风的针刺治疗方法是（　　）

A. 近部取穴　　B. 远部取穴　　C. 留针

D. 不留针　　E. 补法

【正确答案】ABC　　【易错答案】E

【答案分析】此题考查漏肩风的针刺治疗。主穴以近部取穴、远部取穴、对症取穴为主。

11. 肘劳常见于西医学中的（　　）

A. 肱骨外上髁炎　　B. 肱骨内上髁炎　　C. 尺骨鹰嘴炎

D. 腕管综合征　　E. 肩周炎

【正确答案】ABC　　【易错答案】D

【答案分析】西医学中，肘劳多见于肱骨外上髁炎、肱骨内上髁炎和尺骨鹰嘴炎等疾病。

12. 针刺治疗坐骨神经痛应取（　　）

A. 足阳明经　　B. 足太阳经　　C. 足少阴经

D. 足少阳经　　E. 足太阴经

【正确答案】BD　　【易错答案】A

【答案分析】此题考查坐骨神经痛的病位。其病位主要在足太阳经、足少阳经。

13. 以下病证以阿是穴为主穴治疗的是（　　）

A. 头痛　　B. 腰痛　　C. 痹证

D. 蛇串疮　　E. 肘劳

【正确答案】ABCDE　　【易错答案】漏选

【答案分析】头面躯体痛证的主穴选用的规律是“局部加阿是，远端再循经”，即病变局部穴位和阿是穴配合，根据“经脉所过，主治所及”的原理，远端循经选穴。

（四）病案分析题

1. 患者，男，41 岁。前额部位有外伤史，痛处固定不移，痛如锥刺，舌暗，脉细涩。请写出中医诊断、辨证分型、治法、针灸处方、方义及操作。

【正确答案】

中医诊断：头痛；辨证分型：瘀血头痛。

治法：调和气血，通络止痛。取局部穴位为主，配合循经远端取穴。

针灸处方：阳明头痛取穴头维、印堂、阳白、阿是穴、合谷、内庭、血海、膈俞。

方义：取头部腧穴调和气血，通络止痛。合谷与内庭分属于手、足阳明经，为同名经穴配合，一上一下，同气相求，疏导阳明经气血。

操作：毫针常规针刺。风池穴应严格掌握针刺方向和深度，防止伤及延髓；瘀血头痛可点刺出血。

【易错答案】主穴不全面，配穴错误，方义不全面。

【答案分析】首先诊断要明确，并且辨证分型正确。配穴是依据证型配伍，辨证分型正确，则配伍不容易出错。因为题干是阳明头痛，主穴以前额部穴位和阿是穴为主，循经远取合谷和内庭。注意方义分析时，少阳头痛、太阳头痛、颠顶头痛的同名经配穴不需要分析。

2. 患者，女，56 岁。因劳累后受凉右肩部疼痛，上肢放射至肘关节，肩关节内旋外展活动受限，肩外侧部有明显压痛，甚则夜间痛醒，晨起肩关节稍活动后疼痛有所减轻。请写出中医诊断、经络辨证、治法、针灸处方、方义及操作。

【正确答案】

诊断：漏肩风；经络辨证：手少阳经证。

治法：通经活络，舒筋止痛。取局部穴位为主，配合循经远端取穴。

针灸处方：肩髃、肩髎、肩贞、肩前、阿是穴、阳陵泉、条口透承山、中渚。

方义：肩髃、肩髎、肩贞分别为手阳明、手少阳、手太阳经穴，与经外奇穴肩前、肩关节周围阿是穴均为局部选穴，可疏通肩部经络气血，通经活血而止痛；阳陵泉为筋会，可舒筋止痛；条口透承山可疏导太阳、阳明两经气血，为临床经验效穴。

操作：毫针刺，泻法或平补平泻。可行透刺法：肩髃透极泉、肩髎透极泉、肩前透肩贞，局部穴位可加灸法。肩关节活动受限者，在局部穴位针刺前或者出针后刺远端穴，行针后让患者活动肩关节。

【易错答案】处方回答不全面，方义分析不到位。

【答案分析】主方中肩髃、肩髎、肩贞、肩前、阿是穴为近部选穴，阳陵泉、条口透承山为对症取穴，分为两部分容易记忆。

3. 患者，男，53 岁。1 个月前由于加班劳累，不慎摔倒，腰部时时疼痛。近几天来腰部症状不减，刺痛，痛处固定不移，劳累后加重，在腰部第 4 腰椎触及痛点，舌质暗，有瘀斑，脉涩。请写出中医诊断、辨证分型、治法、针灸处方和方义。

【正确答案】

中医诊断：腰痛；辨证分型：瘀血腰痛。

治法：通经止痛。取局部穴位及足太阳经穴为主。

针灸处方：肾俞、大肠俞、阿是穴、委中、膈俞。

方义：腰为肾之府，取肾俞可壮腰益肾，祛除寒湿；膀胱之脉，夹脊抵腰络肾，循经远取委中，可通调足太阳经气，即“腰背委中求”之意；阿是穴为局部选穴，与大肠俞同用可以疏导局部经筋络脉之气血。

【易错答案】辨证错误，处方不全面，方义分析不透彻。

【答案分析】患者有外伤史，不慎摔倒，腰部时时疼痛刺痛，痛处固定不移，舌质暗，有瘀斑，脉涩。依据这些辨证要点，辨证分型为瘀血腰痛。主穴中肾俞、大肠俞、阿是穴是近部选穴，委中为足太阳膀胱经穴位，属远部选穴。瘀血腰痛配局部次髎穴活血化瘀。

4. 患者，女，49 岁。因腰部疼痛 2 年余，加重 2 个月就诊，现症见腰部冷痛，重坠酸麻，拘急不可俯仰，遇阴雨天或受凉疼痛加重。舌淡，苔白滑，脉弦迟。请写出中医诊断、辨证分型、治法、针灸处方和方义。

【正确答案】

中医诊断：腰痛；辨证分型：寒湿腰痛。

治法：通经止痛。取局部穴位及足太阳经穴为主。

针灸处方：肾俞、大肠俞、阿是穴、委中、腰阳关。

方义：腰为肾之府，取肾俞可壮腰益肾，祛除寒湿；膀胱之脉，夹脊抵腰络肾，循经远取委中，可通调足太阳经气，即“腰背委中求”之意；阿是穴为局部选穴，与大肠俞同用可以疏导局部经筋络脉之气血。

【易错答案】辨证错误，处方不全面，方义分析不透彻。

【答案分析】腰部冷痛，重坠酸麻，拘急不可俯仰，遇阴雨天或受凉疼痛加重。舌淡，苔白滑，脉弦迟。依据这些辨证要点，辨证分型为寒湿腰痛。

5. 患者，男，23 岁。因居处潮湿，加之劳累，突然出现左侧臀部疼痛并沿大腿后侧、小腿后外侧向足部放射，烧灼样疼痛，行动时加重，秩边、承山、委中等处有明显压痛点，左侧直腿抬高试验阳性，左跟腱反射减弱，病情呈逐渐加重趋势。请写出西医诊断、经络辨证、治法、针灸处方和方义。

【正确答案】

西医诊断：坐骨神经痛；经络辨证：足太阳经证。

治法：通经止痛。取足太阳、足少阳经穴为主。

针灸处方：腰夹脊、秩边、委中、承山、昆仑、至阴、阿是穴。

方义：腰夹脊为治疗腰腿疾病的要穴，可疏通局部气血，以治病求本；坐骨神经痛多发于足太阳经、足少阳经循行部位，分别取足太阳、足少阳经诸穴可以疏导本经痹阻不通之气血，达到“通则不痛”的治疗目的。

【易错答案】经络辨证错误，处方有遗漏，方义分析不透彻。

【答案分析】依据“秩边、承山、委中等处有明显压痛点”，可以辨证为足太阳经证。主穴需要选用足太阳膀胱经穴位治疗。

第七章　内科病证

第一节　中风

◎ 重点 ◎

中风的病因、病位、基本病机和中医辨证

◎难点 ◎

中风的中医辨证和主穴

扫码获取同步习题

精选习题

（一）A 型题

1. 中风－中经络兼见面红目赤，眩晕头痛，心烦易怒，口苦咽干，便秘尿黄，舌红或绛，苔黄或燥，脉弦有力者，证属（　　）

A. 肝阳暴亢　　B. 气虚络瘀　　C. 风痰阻络

D. 痰热腑实　　E. 阴虚风动

【正确答案】A　　【易错答案】E

【答案分析】此题考查中风肝阳暴亢的症状。

2. 中风－中经络兼见肢体麻木或手足拘挛，头晕目眩，苔白腻，脉弦滑者，证属（　　）

A. 肝阳上亢　　B. 气虚络瘀　　C. 风痰阻络

D. 痰热腑实　　E. 阴虚风动

【正确答案】C　　【易错答案】D

【答案分析】此题考查中风风痰阻络的症状。

3. 中风－中经络兼见口黏痰多，腹胀便秘，舌红，苔黄腻或灰黑，脉弦滑大者，证属（　　）

A. 肝阳上亢　　B. 气虚络瘀　　C. 风痰阻络

D. 痰热腑实　　E. 阴虚风动

【正确答案】D　　【易错答案】C

【答案分析】此题考查中风痰热腑实的症状。

4. 中风 – 中经络兼见肢体麻木，心烦失眠，眩晕耳鸣，手足拘挛或蠕动，舌红，少苔，脉细弱者，证属（　　）

A. 肝阳上亢　　B. 气虚络瘀　　C. 风痰阻络

D. 痰热腑实　　E. 阴虚风动

【正确答案】E　　【易错答案】B

【答案分析】此题考查中风阴虚风动的症状。

5. 中风 – 中经络兼见肢体软弱，偏身麻木，手足肿胀，面色淡白，气短乏力，心悸自汗，舌暗，苔白腻，脉细涩者，证属（　　）

A. 肝阳上亢　　B. 气虚血瘀　　C. 风痰阻络

D. 痰热腑实　　E. 阴虚风动

【正确答案】B　　【易错答案】E

【答案分析】此题考查中风气虚络瘀的症状。

6. 独属于中风脱证的症状是（　　）

A. 神志昏迷　　B. 气息微弱　　C. 牙关紧闭

D. 二便不通　　E. 脉弦滑数

【正确答案】B　　【易错答案】A

【答案分析】此题考查中风脱证的症状。神志恍惚、迷蒙，嗜睡或昏睡，甚至昏迷，半身不遂。兼见面色苍白，瞳神散大，气息微弱，手撒口开，汗出肢冷，二便失禁。舌痿，脉细弱或脉微欲绝。

7. 治疗中风病证，神阙穴隔盐灸主用于（　　）

A. 中经络　　B. 中脏腑　　C. 半身不遂

D. 闭证　　E. 脱证

【正确答案】E　　【易错答案】B

【答案分析】此题考查中风脱证的治疗。脱证用灸法。

（二）B 型题

A. 太冲、太溪　　B. 风池、丰隆　　C. 血海、气海

D. 太溪、风池　　E. 内庭、丰隆

1. 治疗中风 – 中经络中属肝阳暴亢者，除选主穴外还可配用（　　）

2. 治疗中风 – 中经络中属气虚血瘀者，除选主穴外还可配用（　　）

3. 治疗中风 – 中经络中属风痰阻络者，除选主穴外还可配用（　　）

4. 治疗中风 – 中经络中属痰热腑实者，除选主穴外还可配用（　　）

5. 治疗中风 – 中经络中属阴虚风动者，除选主穴外还可配用（　　）

【正确答案】A、C、B、E、D　　【易错答案】D、C、B、E、A

【答案分析】此题考查中风中医辨证分型的配穴。根据腧穴的治疗作用选择合适的穴位配伍应用。

A. 地仓、颊车、合谷、太冲　　B. 肩髃、手三里、合谷、曲池

C. 环跳、阳陵泉、阴陵泉、风市、足三里、太冲

D. 风池、天柱　　E. 丘墟透照海

6. 治疗中风－中经络出现口角㖞斜者，除选主穴外还可配用（　　）

7. 治疗中风－中经络出现下肢不遂者，除选主穴外还可配用（　　）

8. 治疗中风－中经络出现上肢不遂者，除选主穴外还可配用（　　）

9. 治疗中风－中经络出现头晕者，除选主穴外还可配用（　　）

10. 治疗中风－中经络出现足内翻者，除选主穴外还可配用（　　）

【正确答案】A、C、B、D、E　　【易错答案】顺序颠倒

【答案分析】此题考查中风依据症状的配穴。配穴的原则是选择病变局部穴位配伍。

A. 太冲、太溪、侠溪　　B. 十二井穴、太冲　　C. 关元、神阙

D. 三阴交、肝俞、脾俞　　E. 太溪、肾俞、悬钟

11. 治疗中风－中脏腑之闭证，除选主穴外还可配用（　　）

12. 治疗中风－中脏腑之脱证，除选主穴外还可配用（　　）

【正确答案】B、C　　【易错答案】A、E

【答案分析】此题考查中风闭证和脱证的配穴。闭证的治法醒脑开窍启闭，故用十二井穴、太冲；脱证的治法为醒脑开窍固脱，故用关元、神阙，用灸法。

A. 督脉和十二井穴为主　　B. 督脉和任脉经穴为主　　C. 对侧顶颞前斜线为主

D. 颞前线　　E. 手足阳明经穴为主

13. 治疗中风脱证，取（　　）

14. 治疗中风闭证，取（　　）

【正确答案】B、A　　【易错答案】A、B

【答案分析】此题考查中风闭证和脱证的治疗。闭证：水沟、百会、内关，配十二井、太冲；脱证：水沟、百会、内关，配关元、神阙。故闭证以督脉和十二井穴为主，脱证以任脉经穴为主。

（三）X 型题

1. 治疗中风－中脏腑的闭证，穴位为（　　）

A. 内关　　B. 水沟　　C. 十二井穴

D. 太冲　　E. 百会

【正确答案】ABCDE　　【易错答案】漏选

【答案分析】此题考查中风－中脏腑的闭证的治疗。闭证：水沟、百会、内关，配十二井、太冲。

2. 治疗中风脱证的穴位为（　　）

A. 关元　　B. 百会　　C. 神阙

D. 内关　　E. 水沟

【正确答案】ABCDE　　【易错答案】漏选

【答案分析】此题考查中风 – 中脏腑脱证的治疗。脱证：水沟、百会、内关，配关元、神阙。

3. 中风 – 中脏腑的症状特点是（　　）

A. 额纹消失　　B. 神志清楚　　C. 突然昏仆

D. 面部疼痛　　E. 半身不遂

【正确答案】CE　　【易错答案】B

【答案分析】此题考查中风 – 中脏腑的症状。神志恍惚、迷蒙，嗜睡或昏睡，甚至昏迷，半身不遂。

4. 中风发病的主因有（　　）

A. 风　　B. 寒　　C. 痰

D. 火　　E. 燥

【正确答案】ACD　　【易错答案】E

【答案分析】此题考查中风的病因。急性期以风、火、痰、瘀等标实证候为主。

5. 治疗中风语言不利，除主穴外应配（　　）

A. 天突　　B. 哑门　　C. 少商

D. 廉泉　　E. 通里

【正确答案】BDE　　【易错答案】A

【答案分析】此题考查中风语言不利症状的配穴。语言艰涩配廉泉、通里、哑门。

（四）问答题

1. 痫证和中风闭证都有突然昏仆的症状，临床如何区别二者？并说出其治法、处方有何不同？

【正确答案】中风闭证多因气血冲逆、血菀于上，以致神昏面赤，呼吸急促，喉中痰鸣，牙关紧闭，口噤不开，肢体强痉，两手握固，二便不通，苔黄腻，脉洪大而数。治法为醒脑开窍，启闭固脱。取督脉穴、手厥阴心包经经穴为主。毫针刺用泻法或点刺出血。取穴：水沟、百会、内关、太冲、十二井。

痫证是一种精神失常的疾患，具有突然性、短暂性和反复发作的特点。发作时猝然昏倒，不省人事，牙关紧闭，口吐白沫，或有吼叫声。发作后肢体酸痛疲乏，略加休息即可恢复正常。治法，豁痰息风，醒神开窍。取督脉、手厥阴经穴为主。取穴：发作期取水沟、百会、内关、太冲、后溪、涌泉；间歇期取印堂、鸠尾、长强、间使、太冲、丰隆。

【易错答案】对中风闭证以及痫证的临床症状不清楚，处方穴位不全面。

【答案分析】针灸治疗学的疾病病种多，除了纵向记忆每种疾病症状、治法、穴位以及方义，还需要横向记忆有相似症状的疾病，比较记忆才能牢固掌握。通过对比中风闭证和痫证，对两种疾病的症状、治法和主穴，会有直观的了解。

2. 简述中风 – 中经络针灸操作要领。

【正确答案】水沟用雀啄法，以眼球湿润为度；内关用捻转泻法；极泉在标准定位之下 1 寸心经上取穴，避开腋毛，直刺进针，用提插泻法，以患者上肢有麻胀感和抽动为度；尺泽、委中直刺，提插泻法，使肢体抽动；三阴交用提插补法。可用电针。

【易错答案】不同穴位的操作要领掌握不全面。

【答案分析】中风 – 中脏腑中水沟、极泉、内关、尺泽、委中、三阴交的操作同其他疾病的操作有差异，应完全掌握。

（五）病案分析题

1. 患者，女，68 岁。平素有高血压病史，测血压为 180/110 mmHg。患者因情绪激动，突然昏倒，面赤气粗，牙关紧闭，双手紧握，喉中痰鸣，无二便失禁，脉弦滑而数。请写出中医诊断、治法、针灸处方、方义和操作。

【正确答案】

中医诊断：中风闭证。

治法：醒脑开窍，启闭固脱。取督脉、手厥阴心包经穴为主。

针灸处方：水沟、百会、内关、十二井、太冲。

方义：脑为元神之府，督脉入络脑，水沟为督脉穴，可醒脑开窍，调神导气；百会位于头顶，属督脉，内络于脑，醒神开窍作用明显；心主血脉，内关为心包经络穴，可调理心气，促进气血运行。

操作：水沟用雀啄法，以眼球湿润为度；内关用捻转泻法；百会用毫针刺，泻法。十二井点刺放血。

【易错答案】处方不全面，方义分析欠准确，操作有错误。

【答案分析】依据题干，此题诊断不难，重点是处方以及方义，中风 – 中脏腑的主穴为水沟、百会、内关，闭证配伍十二井和太冲穴。

2. 患者，男，50 岁。因家庭琐事争吵后突然晕倒，不省人事，送至急诊途中醒来，意识清醒，左侧肢体麻木、活动受限，口角㖞斜，语言欠流利，头痛头晕目眩。苔白厚，脉弦滑。请写出中医诊断、辨证分型、治法、针灸处方、方义和操作。

【正确答案】

中医诊断：中风 – 中经络；辨证分型：风痰阻络。

治法：醒脑开窍，疏通经络。取督脉、手厥阴、少阴经穴为主。

针灸处方：水沟、内关、极泉、尺泽、委中、三阴交、丰隆、风池。

方义：中风病位在脑，督脉入络脑，水沟为督脉要穴，可醒脑开窍、调神导气；心主血脉藏神，内关为心包经络穴，可调理心气、疏通气血；极泉、尺泽、委中，可疏通肢体经络；三阴交为足三阴经交会穴，可滋补肝肾。

操作：水沟用雀啄法，以眼球湿润为度；内关用捻转泻法；极泉在标准定位之下 1 寸心经上取穴，避开腋毛，直刺进针，用提插泻法，以患者上肢有麻胀感和抽动为度；尺泽、委中直刺，提插泻法，使肢体抽动；三阴交用提插补法。可用电针。

【易错答案】辨证分型不准确，方义及操作不准确。

【答案分析】辨证分型要找到辨证要点，根据此题题干，辨证要点为“意识清醒，苔白厚，脉弦滑”。方义要根据病因病机以及腧穴穴性解释。操作注意每一穴位的操作。

第二节　眩晕、高血压病

◎ **重点** ◎

1. 眩晕的病因、病位、基本病机、中医辨证和主穴
2. 高血压病的病因、病位、基本病机、中医辨证和主穴

◎ **难点** ◎

1. 眩晕的中医辨证和主穴
2. 高血压病的中医辨证和主穴

精选习题

扫码获取
同步习题

（一）A 型题

1. 治疗实证眩晕具有清头目、止眩晕的腧穴是（　　）

A. 太冲　　B. 内关　　C. 风池
D. 百会　　E. 丰隆

【正确答案】D　　【易错答案】A

【答案分析】此题考查眩晕主穴的方义。眩晕病位在脑，脑为髓之海，督脉入络脑，故治疗首选位于颠顶之百会穴，可清头目、止眩晕。太冲为肝之原穴，可平肝潜阳。

2. 眩晕兼急躁易怒，口苦，耳鸣，舌红，苔黄，脉弦者证属（　　）

A. 肝阳上亢　　B. 痰浊中阻　　C. 气血两虚
D. 肾精亏虚　　E. 以上均不是

【正确答案】A　　【易错答案】D

【答案分析】此题考查眩晕的辨证。

3. 患者，男，66 岁。眩晕耳鸣 1 月余，头胀痛，易怒，胸胁胀闷，不思饮食，舌红苔腻，脉弦。治疗取太冲等穴，取此穴作用为（　　）

A. 平肝潜阳　　B. 滋阴潜阳　　C. 清头止眩
D. 健脾化湿　　E. 疏肝解郁

【正确答案】A　　【易错答案】E

【答案分析】此题考查眩晕主穴的方义。此证型为肝阳上亢，太冲为肝之原穴，可平肝潜阳。

4. 治疗头晕目眩，伴恶心、呕吐、出汗等症。耳针宜取（ ）

A. 肺、神门、额、枕、内耳、皮质下　　B. 肝、神门、额、枕、内耳、皮质下

C. 肾、神门、额、枕、内耳、皮质下　　D. 脾、神门、额、枕、内耳、皮质下

E. 心、神门、额、枕、内耳、皮质下

【正确答案】D　　【易错答案】A

【答案分析】此题考查眩晕的辨证分型以及耳穴治疗。此证型为痰湿中阻，D 项可以健脾化痰祛湿。

5. 眩晕的病位在（ ）

A. 脾、肾　　B. 脑　　C. 心

D. 头　　E. 肝

【正确答案】B　　【易错答案】D

【答案分析】此题考查眩晕的病位。本病病位在脑。

6. 气血亏虚型眩晕正确的治疗原则是（ ）

A. 健脾化痰　　B. 补益气血　　C. 滋补肝肾

D. 清潜肝阳　　E. 疏通经脉

【正确答案】B　　【易错答案】A

【答案分析】此题考查眩晕的治法。虚证眩晕的治法为补益气血，益精填髓。

（二）B 型题

A. 行间、率谷　　B. 中脘、阴陵泉　　C. 太溪、悬钟

D. 四神聪、太冲、内关　　E. 气海、脾俞

1. 患者眩晕耳鸣，头目胀痛，烦躁易怒，失眠多梦，面红目赤，口苦，舌红，苔黄，脉弦数。治疗除选主穴外还可配用（ ）

2. 患者头重如裹，视物旋转，胸闷恶心，呕吐痰涎，口黏，纳差，舌淡，苔白腻，脉弦滑。治疗除选主穴外还可配用（ ）

3. 患者头晕目眩，面色淡白或萎黄，神倦乏力，心悸少寐，腹胀纳呆，舌淡，苔薄白，脉弱。治疗除选主穴外还可配用（ ）

4. 患者眩晕久发不已，视力减退，少寐健忘，心烦口干，耳鸣，神疲乏力，腰酸膝软，舌红，苔薄，脉弦细。治疗除选主穴外还可配用（ ）

【正确答案】A、B、E、C　　【易错答案】D、B、E、C

【答案分析】此题考查眩晕的配穴。依据脏腑辨证以及穴位的主治特点选用。

A. 行间、曲泉　　B. 中脘、丰隆　　C. 肾俞、肝俞

D. 关元、肾俞　　E. 足三里、膈俞

5. 患者头痛、头晕，血压156/98 mmHg，兼见心烦易怒，面红目赤，口苦，舌红，苔黄，脉弦。治疗除选主穴外还可配用（ ）

6. 患者头痛、头晕，血压156/98 mmHg，兼见头重脚轻，耳鸣，五心烦热，失眠，健忘，舌红，苔少，脉弦细而数。治疗除选主穴外还可配用（ ）

7. 患者头痛、头晕，血压156/98 mmHg，兼见头重如蒙，食少脘痞，呕恶痰涎，舌淡，苔白腻，脉弦滑。治疗除选主穴外还可配用（ ）

8. 患者头痛、头晕，血压156/98 mmHg，兼见面色萎黄，心悸怔忡，气短乏力，唇甲青紫，舌质紫暗或有瘀点，脉细涩。治疗除选主穴外还可配用（ ）

9. 患者头痛、头晕，血压156/98 mmHg，兼见面色晦暗，耳鸣，腰腿酸软，夜间多尿，时有浮肿，舌淡或红，苔薄，脉沉细。治疗除选主穴外还可配用（ ）

【正确答案】A、C、B、E、D 【易错答案】D、C、B、E、A

【答案分析】此题考查高血压病的配穴。依据脏腑辨证以及穴位的主治特点选用。兼见心烦易怒，面红目赤，口苦，舌红，苔黄，脉弦，为肝火亢盛；兼见头重脚轻，耳鸣，五心烦热，失眠，健忘，舌红，苔少，脉弦细而数，为阴虚阳亢；兼见头重如蒙，食少脘痞，呕恶痰涎，舌淡，苔白腻，脉弦滑，为痰湿壅盛；兼见面色萎黄，心悸怔忡，气短乏力，唇甲青紫，舌质紫暗或有瘀点，脉细涩，为气虚血瘀；兼见面色晦暗，耳鸣，腰腿酸软，夜间多尿，时有浮肿，舌淡或红，苔薄，脉沉细，为阴阳两虚。

（三）X型题

1. 治疗实证眩晕时应以哪条经脉的穴位为主（ ）

A. 督脉 B. 手太阴经 C. 足少阳经
D. 足厥阴经 E. 足阳明经

【正确答案】ADE 【易错答案】漏选

【答案分析】此题考查治疗实证眩晕时的治法。实证眩晕的治法为平肝潜阳，和胃化痰。取足厥阴、足阳明及督脉穴为主。

2. 眩晕可见于西医学的（ ）

A. 高血压 B. 脑动脉硬化 C. 贫血
D. 耳源性眩晕 E. 颈椎病

【正确答案】ABCDE 【易错答案】漏选

【答案分析】西医学中，眩晕多见于高血压病、梅尼埃病、颈椎病、良性发作性位置性眩晕、椎－基底动脉系统血管病以及贫血、脑血管病等疾病中。

3. 治疗眩晕实证的主穴为（ ）

A. 内关 B. 百会 C. 风池
D. 太冲 E. 丰隆

【正确答案】ABCDE 【易错答案】漏选

【答案分析】此题考查治疗实证眩晕的主穴。主穴：百会、风池、太冲、内关、丰隆。

4. 治疗眩晕虚证的主穴为（　　）

A. 风池　B. 百会　C. 肝俞

D. 肾俞　E. 足三里

【正确答案】ABCDE　【易错答案】漏选

【答案分析】此题考查治疗虚证眩晕的主穴。主穴：百会、风池、肾俞、肝俞、足三里。

5. 眩晕的临床特点为（　　）

A. 经常性或发作性　B. 自觉头晕目眩，视物旋转　C. 轻者片刻自安

D. 重者难以站立　E. 如坐车船，飘摇不定

【正确答案】ABCDE　【易错答案】漏选

【答案分析】此题考查眩晕的症状。主症：以头晕目眩、视物旋转为主要表现。轻者如坐车船，飘摇不定，闭目少顷即可复常；重者突发黑蒙，旋摇不止，昏昏欲倒，难以站立，甚则跌仆。

6. 眩晕实证多见（　　）

A. 肝阳上亢　B. 痰湿中阻　C. 气血两虚

D. 肾精亏虚　E. 瘀血阻窍

【正确答案】ABE　【易错答案】漏选

【答案分析】此题考查实证眩晕的辨证分型。实证：肝阳上亢、痰湿中阻、瘀血阻窍。

7. 治疗气血不足型眩晕可以选用的穴位是（　　）

A. 脾俞　B. 风池　C. 气海

D. 百会　E. 足三里

【正确答案】ABCDE　【易错答案】漏选

【答案分析】此题考查气血不足型眩晕的治疗。主穴：百会、风池、肾俞、肝俞、足三里。气血亏虚配脾俞、气海。

8. 治疗肝阳上亢型眩晕宜取（　　）

A. 率谷　B. 行间　C. 内关

D. 肾俞　E. 风池

【正确答案】ABCE　【易错答案】D

【答案分析】此题考查肝阳上亢型眩晕的治疗。主穴：百会、风池、太冲、内关、丰隆。肝阳上亢配行间、率谷。

9. 治疗高血压病的主穴为（　　）

A. 内关　B. 百会　C. 风池

D. 太冲　E. 丰隆

【正确答案】BCD　【易错答案】A、E

【答案分析】此题考查治疗高血压病的主穴。主穴：风池、太冲、合谷、百会、曲池、三阴交。

（四）病例分析题

1. 患者，女，40 岁。平素体虚，1 周前患急性肠炎，经治疗痊愈，今日晨起后感到头晕目眩，眼前昏黑，重时昏眩欲仆，面色㿠白，心悸失眠，神疲乏力，舌淡脉细弱。请写出中医诊断、辨证分型、治法、针灸处方、方义和操作。

【正确答案】

中医诊断：眩晕；辨证分型：气血亏虚。

治法：补益气血、益精填髓。取督脉穴及肝、肾的背俞穴为主。

针灸处方：百会、风池、肝俞、肾俞、足三里、脾俞、气海。

方义：眩晕病位在脑，脑为髓之海，督脉入络脑，故治疗首选位于颠顶之百会穴，可清头目、止眩晕；风池位于头部，局部取穴，疏调头部气机；肾俞、肝俞可调补肝肾，益精填髓；足三里补益气血、充髓止晕。

操作：针刺风池穴应正确把握进针的方向、角度和深浅。其他腧穴常规刺法。

【易错答案】辨证分型错误。

【答案分析】依据题干提供的辨证要点，准确辨证。

2. 患者，女，68 岁。平素有高血压病史，测血压为 150/100 mmHg。经常头痛、头晕昏蒙、目眩、耳鸣，时而头重脚轻，脘腹不适，呕恶痰涎。舌淡，苔白腻，脉弦滑。请写出诊断、辨证分型、治法、针灸处方、方义和操作。

【正确答案】

诊断：高血压病；辨证分型：痰湿壅盛。

治法：平肝潜阳，调和气血。取足厥阴、足少阳经穴为主。

针灸处方：风池、太冲、合谷、百会、曲池、三阴交、中脘、丰隆。

方义：风池可以疏调头部气机，还可平肝潜阳；太冲为肝之原穴，可疏肝理气，平降肝阳；百会居于颠顶，为诸阳之会，并与肝经相通，针之可泻诸阳之气，平降肝火；曲池、合谷清泻阳明，理气降压；三阴交为足三阴经交会穴，可调补肝脾肾，配伍应用以治其本。

操作：太冲可向涌泉透刺，以增滋阴潜阳之力；其他腧穴常规针刺；痰湿壅盛者百会可加灸。

【易错答案】诊断错误，容易诊断为眩晕。题干中出现患者的血压情况，伴随的症状均是与高血压病有关的，诊断应该为高血压病。

【答案分析】题干中患者的主诉是非常重要的，主诉往往提示着疾病的诊断。

第三节　面瘫、面肌痉挛

◎ **重点** ◎

1. 面瘫的病因、病位、基本病机、中医辨证和主穴
2. 面肌痉挛的病因、病位、基本病机、中医辨证和主穴

◎ **难点** ◎

1. 面瘫的中医辨证和主穴
2. 面肌痉挛的中医辨证和主穴

精选习题

扫码获取
同步习题

（一）A 型题

1. 面瘫面部腧穴针刺宜用（　　）

A. 补法　　B. 泻法　　C. 灸法

D. 透刺法　　E. 平补平泻法

【正确答案】E　　【易错答案】D

【答案分析】此题考查面瘫面部穴位的操作。面部腧穴均行平补平泻法。而透刺法仅限于部分穴位应用，而非全部穴位。

2. 面瘫属风热证者除选主穴外还可配用（　　）

A. 风府　　B. 风门　　C. 外关

D. 风池　　E. 阳池

【正确答案】C　　【易错答案】D

【答案分析】此题考查风热侵袭型面瘫的配穴。风热侵袭配外关、关冲。风寒外袭配风池、风府。故选 C。

3. 面瘫急性期，肢体远端穴位针刺宜（　　）

A. 泻法　　B. 补法　　C. 灸法

D. 皮肤针法　　E. 平补平泻法

【正确答案】A　　【易错答案】E

【答案分析】此题考查面瘫急性期肢体远端穴位的操作。在急性期，面部穴位手法不宜过重，肢体远端的腧穴行泻法且手法宜重；在恢复期，合谷行平补平泻法。故选 A。

4. 患者，女，31 岁。右侧面部瘫痪 2 月余，现患者口角左歪，不能做皱眉、鼓颊等动作，右眼睑闭合不全，鼻唇沟消失，肢体困倦无力，面色淡白，苔薄，脉细弱。电针治疗最佳处方是（　　）

A. 阳白、四白、颧髎、地仓、颊车、翳风、牵正、太阳、合谷、足三里、气海

B. 阳白、四白、颧髎、地仓、颊车、翳风、牵正、太阳、合谷、风池、风府

C. 阳白、四白、颧髎、地仓、颊车、翳风、牵正、太阳、合谷、外关、关冲

D. 阳白、四白、颧髎、地仓、颊车、翳风、牵正、太阳、合谷、迎香、水沟

E. 阳白、四白、颧髎、地仓、颊车、翳风、牵正、太阳、合谷

【正确答案】A　　【易错答案】E

【答案分析】此题考查面瘫的治疗。依据题干为气血不足型面瘫。在主穴的基础上配伍足三里、气海治疗。故选A。

5. 针灸治疗面瘫所选取的主要经脉应是（　　）

A. 手足阳明经　　B. 手足少阳经　　C. 手足厥阴经

D. 手足太阴经　　E. 手足太阳经

【正确答案】A　　【易错答案】B

【答案分析】此题考查面瘫的治疗。其治法为祛风通络，疏调经筋。取局部穴位和手足阳明经穴为主。故选A。

6. 治疗面瘫鼻唇沟平坦应取（　　）

A. 合谷　　B. 地仓　　C. 迎香

D. 承浆　　E. 颊车

【正确答案】C　　【易错答案】D

【答案分析】此题考查面瘫的配穴治疗。鼻唇沟平坦配伍局部穴迎香。

7. 治疗面肌痉挛远端穴位应（　　）

A. 常规针刺　　B. 行泻法　　C. 行补法

D. 平补平泻　　E. 行灸法

【正确答案】B　　【易错答案】A

【答案分析】此题考查面肌痉挛的操作。先刺太冲、合谷，重刺行泻法；余穴常规针刺。即面部穴位常规针刺，远端穴位重刺行泻法。故选B。

（二）B型题

A. 迎香　　B. 足三里　　C. 水沟

D. 太冲　　E. 曲池

1. 面瘫恢复期，除选主穴外还可配用（　　）

2. 面瘫伴人中沟歪斜者，除选主穴外还可配用（　　）

3. 面瘫伴流泪，除选主穴外还可配用（　　）

【正确答案】B、C、D　　【易错答案】B、A、D

【答案分析】此题考查面瘫的配穴治疗。味觉减退配足三里；听觉过敏配阳陵泉；抬眉困难配攒竹；鼻唇沟变浅配迎香；人中沟歪斜配水沟；颏唇沟歪斜配承浆；流泪配太冲。

（三）X 型题

1. 穴位贴敷法治疗面瘫可选择的穴位有（　　）

A. 阳白　　B. 颧髎　　C. 地仓

D. 颊车　　E. 印堂

【正确答案】ABCD　　【易错答案】E

【答案分析】此题考查面瘫的其他治疗。穴位敷贴取太阳、阳白、颧髎、地仓、颊车。

2. 面瘫的主要临床表现为（　　）

A. 一侧面肌瘫痪　　B. 耳后压痛

C. 舌前 2/3 味觉减退或消失　　D. 听觉过敏　　E. 听觉减退

【正确答案】ABCD　　【易错答案】E

【答案分析】此题考查面瘫的症状。面瘫以口眼㖞斜为主要特点。突然出现一侧面部肌肉板滞、麻木、瘫痪，额纹消失，眼裂变大，露睛流泪，鼻唇沟变浅，口角下垂歪向健侧，病侧不能皱眉、蹙额、闭目、露齿、鼓颊；部分患者初起时有耳后疼痛，还可出现患侧舌前 2/3 味觉减退或消失，听觉过敏等症。病程日久，可因瘫痪肌肉出现挛缩，口角反牵向患侧，甚则出现面肌痉挛，形成“倒错”现象。

3. 面瘫“倒错”的症状特点是（　　）

A. 口角向健侧歪斜　　B. 口角向病侧歪斜　　C. 病侧面肌挛缩

D. 病侧面肌疼痛　　E. 病侧面肌瘫痪

【正确答案】BC　　【易错答案】A

【答案分析】此题考查面瘫的症状。面瘫病程日久，可因瘫痪肌肉出现挛缩，口角反牵向患侧，甚则出现面肌痉挛，形成“倒错”现象。故选 BC。

4. 针刺治疗面瘫应采取（　　）

A. 局部取穴　　B. 循经远取　　C. 全身取穴

D. 随证取穴　　E. 原络配穴

【正确答案】AB　　【易错答案】D

【答案分析】此题考查面瘫的治疗。面瘫的主穴中阳白、四白、颧髎、地仓、颊车、牵正、太阳为局部取穴；合谷为循经取穴；翳风为近部取穴。故选 AB。

5. 针刺治疗周围性面瘫须（　　）

A. 与中枢性面瘫相区别　　B. 病初面部穴位轻刺激　　C. 病初面部穴位用电针

D. 治疗期间避免风吹受寒　　E. 防止眼部感染

【正确答案】ABDE　　【易错答案】C

【答案分析】在面瘫急性期，面部穴位手法不宜过重，肢体远端的腧穴行泻法且手法宜重。

6. 针刺治疗面肌痉挛可选择的穴位有（　　）

A. 翳风　　B. 合谷　　C. 风府

D. 太冲　　　　　　　　　　E. 风池

【正确答案】ABCDE　　　　　【易错答案】漏选

【答案分析】此题考查面肌痉挛的治疗。主穴：翳风、攒竹、风池、风府、合谷、太冲。

（四）问答题

治疗面瘫的针刺穴位有哪些？其中哪些属于近部取穴？哪些属于循经远取？并说明其意义。

【正确答案】治疗面瘫的针刺穴位有阳白、四白、颧髎、颊车、地仓、翳风、牵正、太阳、合谷。配穴依据辨证分型以及伴随的不同症状加减。主穴中近部取穴有阳白、四白、颧髎、颊车、地仓、翳风、牵正、太阳。合谷属于远部取穴。本病病位在面部，与少阳、阳明经筋相关。基本病机是气血痹阻，经筋功能失调。故取面部腧穴可疏调局部经筋气血，活血通络；合谷为循经远取，合谷善治头面诸疾，取"面口合谷收"之意。

（五）病案分析题

患者，男，39岁，2017年11月12日就诊。患者2天前因受凉后出现口眼㖞斜。检查右侧额纹消失，眼裂变大，闭目露睛，鼻唇沟变浅，右侧面颊吃饭易出现夹饭，舌淡苔薄白，脉浮紧。请写出本病的中医诊断、证型、治法、针灸处方和方义、操作。

【正确答案】

中医诊断：面瘫；辨证分型：风寒外袭。

治法：祛风通络，疏调经筋。取局部穴和手足阳明经穴为主。

针灸处方：阳白、四白、颧髎、颊车、地仓、翳风、牵正、太阳、合谷、风池、风府。

方义：面部腧穴可疏调局部经筋气血，活血通络；"面口合谷收"，合谷为循经选穴，与近部腧穴翳风相配，祛风通络。

操作：面部腧穴均行平补平泻法，翳风宜灸；在急性期，面部穴位手法不宜过重，肢体远端的腧穴行泻法且手法宜重。

【易错答案】穴位不全面、操作罗列过多。

【答案分析】面瘫的取穴以局部穴位和远端穴位为主，局部穴位容易遗漏，额部、上颌部、下颌部均有穴位应用。依据题干，患者处于面瘫急性期，只把急性期面瘫的操作罗列即可，不需要把恢复期的操作方法罗列。

第四节　痹证、痿证

◎ 重点 ◎

1. 痹证的病因、病位、基本病机、中医辨证和主穴
2. 痿证的病因、病位、基本病机、中医辨证和主穴

◎ 难点 ◎

1. 痹证的中医辨证和主穴

2. 痿证的中医辨证和主穴

精选习题

扫码获取
同步习题

（一）A 型题

1. 以痛处游走，痛无定处为特点的痹证是（　　）

A. 痛痹　　B. 着痹　　C. 热痹

D. 行痹　　E. 骨痹

【正确答案】D　　【易错答案】C

【答案分析】此题考查痹证的辨证。行痹（风痹）表现为疼痛游走，痛无定处，舌淡，苔薄白，脉浮。

2. 在治疗行痹中，配穴选用膈俞、血海，原因在于（　　）

A. 调和营卫　　B. 清血分热　　C. 养血祛瘀

D. 养血活血　　E. 祛风解表

【正确答案】D　　【易错答案】E

【答案分析】此题考查痹证的配穴。选用膈俞、血海，体现了“治风先治血、血行风自灭”的思想，原因在于养血活血。

3. 针灸治疗痹证，在局部取穴的基础上，配用膈俞、血海可以治疗（　　）

A. 寒痹　　B. 热痹　　C. 风痹

D. 湿痹　　E. 以上皆不可

【正确答案】C　　【易错答案】E

【答案分析】此题考查痹证的配穴。选用膈俞、血海，体现了“治风先治血、血行风自灭”的思想，故用来治疗行痹，也叫风痹。

4. 治疗行痹，除取主穴外，宜加用（　　）

A. 大椎、曲池　　B. 膈俞、血海　　C. 肾俞、三阴交

D. 曲池、阳陵泉　　E. 风池、风门

【正确答案】B　　【易错答案】E

【答案分析】此题考查痹证的配穴。行痹的致病因素为风邪，配伍选用膈俞、血海而没有选用风池、风门，原因是选用膈俞、血海，体现了“治风先治血、血行风自灭”的思想，故用来治疗行痹。

5. 针灸治疗痹证，在局部取穴的基础上，配用肾俞、关元可以治疗（　　）

A. 风痹　　B. 热痹　　C. 寒痹

D. 湿痹　　E. 以上皆不可

【正确答案】C　　【易错答案】E

【答案分析】此题考查痹证的配穴。肾俞、关元配伍有温肾祛寒的作用，故可治疗寒痹。

6. 患者肢体关节疼痛较剧，痛有定处，遇寒痛增，得热痛减，局部皮色不红，触之不热。舌淡，苔薄白，脉弦紧。其证候是（　　）

A. 风痹　　B. 寒痹　　C. 湿痹

D. 热痹　　E. 以上均不是

【正确答案】B　　【易错答案】C

【答案分析】此题考查痹证的辨证分型。依据题干的辨证要点“痛有定处，遇寒痛增，得热痛减，局部皮色不红，触之不热”，可以判定为寒邪为患，故为寒痹，也叫痛痹。

7. 治疗痿证属肺热津伤者，除选主穴外还可配用（　　）

A. 阴陵泉、中极　　B. 脾俞、胃俞　　C. 肾俞、肝俞

D. 尺泽、鱼际　　E. 膈俞、血海

【正确答案】D　　【易错答案】E

【答案分析】此题考查痿证的配穴。依据脏腑辨证以及穴位的主治特点配伍应用。尺泽、鱼际分别为肺经的合穴和荥穴，均可以清泄肺热。

8. 治疗痿证属湿热浸淫者，除选主穴外还可配用（　　）

A. 阴陵泉、中极　　B. 脾俞、胃俞　　C. 肾俞、肝俞

D. 尺泽、鱼际　　E. 膈俞、血海

【正确答案】A　　【易错答案】D

【答案分析】此题考查痿证的配穴。依据脏腑辨证以及穴位的主治特点配伍应用。阴陵泉、中极可以清利湿热。

9. 肢体痿软日久，食少纳呆，腹胀便溏，面浮不华，神疲乏力者，治疗时除选主穴外还可配用（　　）

A. 阴陵泉、中极　　B. 脾俞、胃俞　　C. 肾俞、肝俞

D. 尺泽、肺俞、二间　　E. 膈俞、血海

【正确答案】B　　【易错答案】C

【答案分析】此题考查痿证的配穴。依据脏腑辨证以及穴位的主治特点配伍应用，此题干辨证为脾胃虚弱，脾俞、胃俞可以补益脾胃。

10. 治疗痿证伴上肢肌肉萎缩者，除选主穴外还可配用（　　）

A. 太溪、肾俞、肝俞　　B. 尺泽、肺俞、二间　　C. 曲池、大椎

D. 手阳明经排刺　　E. 足阳明经排刺

【正确答案】D　　【易错答案】E

【答案分析】此题考查痿证的治疗。上肢肌肉萎缩可手阳明经排刺，下肢肌肉萎缩可足阳明经排刺，取“治痿独取阳明”之意。

11. 治疗痿证首选的经穴应是（　　）

A. 阳明经穴　　B. 太阴经穴　　C. 厥阴经穴

D. 少阳经穴　　E. 太阳经穴

【正确答案】A　　【易错答案】B

【答案分析】阳明经多气多血，选上、下肢阳明经穴位，可疏通经络，调理气血，取“治痿独取阳明”之意。故首选阳明经穴。

（二）B 型题

A. 膈俞、血海　　B. 阴陵泉、足三里　　C. 肾俞、关元

D. 风门　　E. 大椎

1. 治疗行痹除选主穴外还可配用（　　）

2. 治疗痛痹除选主穴外还可配用（　　）

3. 治疗着痹除选主穴外还可配用（　　）

4. 治疗热痹除选主穴外还可配用（　　）

【正确答案】A、C、B、E　　【易错答案】D、C、B、E

【答案分析】此题考查痹证的配穴。行痹的病因为风邪为患，配穴选用膈俞、血海体现了“治风先治血、血行风自灭”的理论；痛痹的病因为寒邪为患，配穴肾俞、关元温肾祛寒；着痹的病因为湿邪为患，配穴阴陵泉、足三里健脾祛湿；热痹的病因为热邪为患，配穴选用曲池、大椎清泄热邪。

A. 肺热津伤　　B. 湿热浸淫　　C. 脾胃虚弱

D. 肝肾亏虚　　E. 脉络瘀阻

5. 发热多汗，热退后突然出现痿证，伴心烦口渴，小便短黄，舌红苔黄，脉细数者，证属（　　）

6. 起病缓慢，下肢痿软无力，腰脊酸软，不能久立，或伴眩晕耳鸣，甚则步履全废，腿胫肌肉萎缩严重，舌红苔少，脉沉细数者，证属（　　）

7. 肢体逐渐痿软无力，下肢为重，或麻木而微肿，或自觉足胫有热感，小便赤，舌红苔黄腻，脉滑数者，证属（　　）

【正确答案】A、D、B　　【易错答案】A、C、B

【答案分析】此题考查痿证的脏腑辨证。依据辨证要点来辨证分型。

A. 膈俞、血海　　B. 脾俞、胃俞　　C. 肾俞、肝俞

D. 足阳明经排刺　　E. 手阳明经排刺

8. 治疗痿证属脉络瘀阻者，除选主穴外还可配用（　　）

9. 治疗痿证属肝肾亏虚者，除选主穴外还可配用（　　）

10. 治疗痿证伴下肢肌肉萎缩者，除选主穴外还可配用（　　）

【正确答案】A、C、D　　【易错答案】A、B、E

【答案分析】此题考查痿证的配穴。依据脏腑辨证以及穴位的主治特点配伍应用，脉络瘀阻

配膈俞、血海；肝肾亏虚配肝俞、肾俞；下肢肌肉萎缩可足阳明经排刺。

A. 督脉穴位为主　　B. 阳明经与相应夹脊穴　　C. 阳跷脉

D. 督脉、膀胱经背俞穴为主　　E. 局部穴位

11. 治疗痿证的选穴是（　　）

12. 治疗痹证的选穴是（　　）

【正确答案】B、E　　【易错答案】E、E

【答案分析】此题考查痹证、痿证的取穴。

（三）X 型题

1. 痿证常见于（　　）

A. 外伤性截瘫　　B. 肌营养不良症　　C. 多发性神经炎

D. 周围神经损伤　　E. 重症肌无力

【正确答案】ABCDE　　【易错答案】漏选

【答案分析】西医学中，痿证多见于运动神经元疾病、周围神经损伤、急性感染性多发性神经根炎、重症肌无力、进行性肌营养不良、外伤性截瘫等疾病。

2.《素问·痿论》中"治痿独取阳明"的道理是（　　）

A. 阳明清热化湿　　B. 阳明主润宗筋　　C. 阳明强壮筋骨

D. 阳明为多气之经　　E. 阳明为多血之经

【正确答案】BDE　　【易错答案】A、C

【答案分析】此题考查对"治痿独取阳明"的理解。

3. 针刺治疗湿痹，除主穴外还可以取（　　）

A. 足三里　　B. 肾俞　　C. 阴陵泉

D. 手三里　　E. 大椎

【正确答案】AC　　【易错答案】D

【答案分析】此题考查痹证的配穴。湿痹即着痹，致病因素为湿邪，配穴健脾祛湿，故选用阴陵泉、足三里。此处手三里是干扰项，易与足三里混淆。

（四）病案分析题

患者，男，18 岁。晨起后突然发现四肢肌肉弛缓无力，失去活动功能，同时感觉腰脊酸软，头晕乏力，记忆力减退，舌红少苔，脉细数。请写出本病的中医诊断、证型、治法、针灸处方、方义和操作。

【正确答案】

中医诊断：痿证；辨证分型：肝肾亏虚。

治法：调和气血，濡养筋肉。取手足阳明经穴和相应夹脊穴为主。

针灸处方：上肢：肩髃、曲池、合谷、颈、胸夹脊。

下肢：髀关、足三里、阳陵泉、三阴交、腰夹脊。

方义：阳明经多气多血，选上、下肢阳明经穴位，可疏通经络，调理气血，取“治痿独取阳明”之意；夹脊穴位于督脉之旁，可调脏腑阴阳，通行气血；阳陵泉乃筋之会穴，能通调诸筋；三阴交可健脾、补肝、益肾，以达强筋壮骨之目的。

操作：上肢肌肉萎缩手阳明经排刺；下肢肌肉萎缩足阳明经排刺。余穴均常规操作。

【易错答案】方义分析不全面。

【答案分析】方义主要针对主穴的分析，为什么选用穴位，故分析要全面。另外《针灸治疗学》课本中操作有“鱼际、尺泽针用泻法，或三棱针点刺出血”，是针对肺热津伤的配穴鱼际、尺泽的操作，而本病例辨证为肝肾亏虚，故应该去掉。

第五节 震颤麻痹

◎ **重点** ◎

震颤麻痹的病因、病位、基本病机、中医辨证和主穴

◎ **难点** ◎

震颤麻痹的中医辨证和主穴

精选习题

扫码获取同步习题

（一）A 型题

以下治法符合震颤麻痹的是（ ）

A. 填精益髓　B. 宁神定颤　C. 养心调神

D. 健脾化湿　E. 豁痰息风

【正确答案】B　【易错答案】A

【答案分析】此题考查震颤麻痹的治则。柔肝息风，宁神定颤为其治则，故正确答案为 B。

（二）B 型题

A. 大椎、关元　B. 丰隆、阴陵泉　C. 肝俞、三阴交

D. 气海、血海　E. 悬钟、肾俞

1. 治疗风阳内动型震颤麻痹，除主穴外还可以配伍（ ）
2. 治疗痰热风动型震颤麻痹，除主穴外还可以配伍（ ）
3. 治疗气血亏虚型震颤麻痹，除主穴外还可以配伍（ ）
4. 治疗髓海不足型震颤麻痹，除主穴外还可以配伍（ ）
5. 治疗阳气虚衰型震颤麻痹，除主穴外还可以配伍（ ）

【正确答案】C、B、D、E、A　　【易错答案】C、D、A、E、B

【答案分析】本题考查震颤麻痹各证型的配穴。依据穴位的主治特点选用。

（三）X型题

1. 以下属于震颤麻痹的症状的是（　　）

A. 姿势、步态异常　　B. 呆傻愚笨　　C. 静止性震颤

D. 肌强直　　E. 运动徐缓

【正确答案】ACDE　　【易错答案】B

【答案分析】此题考查震颤麻痹的症状。震颤麻痹以震颤、肌强直、运动徐缓为主症，同时伴有姿势、步态的异常。故正确答案为ACDE。

2. 治疗震颤麻痹的主穴有（　　）

A. 风池、阳陵泉　　B. 太冲　　C. 合谷

D. 百会　　E. 四神聪

【正确答案】ABCDE　　【易错答案】漏选

【答案分析】此题考查震颤麻痹的主穴。震颤麻痹治法为柔肝息风，宁神定颤。取督脉、足厥阴经穴为主。故正确答案为ABCDE。

第六节　痴呆

◎ 重点 ◎

痴呆的病因、病位、基本病机、中医辨证和主穴

◎ 难点 ◎

痴呆的中医辨证和主穴

精选习题

扫码获取同步习题

（一）A型题

1. 痴呆的病位在（　　）

A. 脑　　B. 心　　C. 肝

D. 脾　　E. 肾

【正确答案】A　　【易错答案】B

【答案分析】此题考查痴呆的病位。本病病位在脑。

2. 痴呆表现为神情呆滞，智力衰退，语言颠倒，善忘易惊恐，思维异常，行为怪癖，口干不欲饮，或肢体麻木不遂，肌肤甲错，皮肤晦暗，舌暗或有瘀点，脉细涩者，证属（　　）

A. 髓海不足　　B. 痰浊蒙窍　　C. 瘀血内阻
D. 脾肾两虚　　E. 以上均不是

【正确答案】C　　【易错答案】A

【答案分析】此题考查痴呆的证型。依据辨证要点进行脏腑辨证。

3. 治疗痴呆应以哪条经脉的穴位为主（　　）

A. 督脉　　B. 足少阴经　　C. 足少阳经
D. 足太阳经　　E. 足太阴经

【正确答案】A　　【易错答案】D

【答案分析】本病病位在脑，基本病机是髓海不足，神机失用。选取经脉循行入脑的督脉上的穴位，可醒脑调神。

4. 用头针治疗痴呆不可选择的穴位有（　　）

A. 顶中线　　B. 颞前线　　C. 颞后线
D. 额中线　　E. 顶颞前斜线

【正确答案】E　　【易错答案】A

【答案分析】此题考查痴呆的头针治疗。本病病位在脑，适宜头针治疗。而顶颞前斜线可治疗对侧肢体中枢性运动障碍。

（二）B 型题

A. 脾俞、肾俞　　B. 丰隆　　C. 膈俞、内关
D. 肾俞　　E. 太溪、肾俞、悬钟

1. 治疗脾肾两虚所致的痴呆，除选主穴外还可配用（　　）
2. 治疗痰浊蒙窍所致的痴呆，除选主穴外还可配用（　　）
3. 治疗瘀血内阻所致的痴呆，除选主穴外还可配用（　　）

【正确答案】A、B、C　　【易错答案】D、B、C

【答案分析】此题考查痴呆的配穴。依据脏腑辨证以及穴位的主治特点配伍应用。脾肾两虚所致的痴呆配穴背俞穴有很好的补益脾肾作用；痰浊蒙窍所致的痴呆配穴丰隆穴，可以豁痰开窍；瘀血内阻所致的痴呆配伍膈俞、内关，可以活血化瘀。

（三）X 型题

1. 可引起痴呆的因素有（　　）

A. 先天不足　　B. 老年精气不足　　C. 精神因素
D. 中毒、外伤　　E. 久病耗损

【正确答案】ABCDE　　【易错答案】漏选

【答案分析】此题考查痴呆的病因。痴呆的发生常与先天遗传、年迈体虚、七情内伤、久病耗损、中毒外伤等因素有关。

2. 中医的痴呆可见于西医学中的（　　）

A. 先天性痴呆　　B. 早老性痴呆　　C. 血管性痴呆

D. 一氧化碳中毒性痴呆　　E. 代谢性脑病

【正确答案】ABCDE　　【易错答案】漏选

【答案分析】西医学中，痴呆多见于老年性痴呆（阿尔茨海默病）、血管性痴呆、路易体痴呆、帕金森病、脑叶萎缩症、代谢性脑病、中毒性脑病等疾病中。

第七节　癫证、狂证、痫证、郁证

◎ 重点 ◎

郁证的病因、病位、基本病机、中医辨证和主穴

◎ 难点 ◎

郁证的中医辨证和主穴

精选习题

扫码获取同步习题

（一）A 型题

1. 神门穴治疗癫证主要取其（　　）

A. 益心健脾　　B. 调养心神　　C. 疏肝理气

D. 清痰降火　　E. 以上均不是

【正确答案】B　　【易错答案】A

【答案分析】此题考查癫证主穴的方义。神门为心之原穴，可调养心神，醒神开窍。

2. 治疗肝气郁结所致的郁证，除选主穴外还可配用（　　）

A. 期门　　B. 行间　　C. 丰隆、中脘

D. 心俞、少海　　E. 心俞、脾俞

【正确答案】A　　【易错答案】B

【答案分析】此题考查郁证的配穴。肝气郁结所致的郁证需要疏肝理气，可取肝的募穴期门。而行间为足厥阴肝经荥穴，用于气郁化火的证型。

3. 百会穴在郁证治疗中的作用是（　　）

A. 疏肝解郁　　B. 宁心调神　　C. 宽胸解郁

D. 调神解郁　　E. 疏理气机

【正确答案】D　　【易错答案】B

【答案分析】此题考查郁证主穴的方义。脑为元神之府，督脉入络脑，故百会配印堂可调神

解郁；肝之原穴太冲，可疏肝理气解郁；心主神明，故取心之原穴神门可宁心调神；内关为心包经的络穴，与气之会穴膻中合用，可疏理气机，宽胸解郁。

4. 内关穴在郁证治疗中的作用是（　　）

A. 益心安神　　B. 调整心率　　C. 宽胸理气

D. 和胃降逆　　E. 以上均不是

【正确答案】C　　【易错答案】B

【答案分析】此题考查郁证主穴的方义。脑为元神之府，督脉入络脑，故百会配印堂可调神解郁；肝之原穴太冲，可疏肝理气解郁；心主神明，故取心之原穴神门可宁心调神；内关为心包经的络穴，与气之会穴膻中合用，可疏理气机，宽胸解郁。调整心率是内关穴的主治作用，但不是针对郁证这一疾病。

5. 神门穴治疗狂证主要取其（　　）

A. 醒神开窍　　B. 化痰通络　　C. 和胃降逆

D. 清心宁神　　E. 以上均不是

【正确答案】D　　【易错答案】A

【答案分析】此题考查狂证主穴的方义。神门为心之原穴，能清心宁神。

6. 内关穴在痫证治疗中的作用是（　　）

A. 开窍醒神　　B. 调整心率　　C. 调畅气机，宁心安神

D. 和胃降逆　　E. 以上均不是

【正确答案】C　　【易错答案】A

【答案分析】此题考查痫证主穴的方义。内关为心包经之络穴，可调畅气机，宁心安神。

（二）B 型题

A. 神门、内关　　B. 水沟　　C. 内关

D. 太冲　　E. 太溪

1. 治疗郁证主穴中能调心神、安神志的穴位是（　　）

2. 治疗郁证主穴中能疏肝解郁的穴位是（　　）

【正确答案】A、D　　【易错答案】C、D

【答案分析】此题考查郁证主穴的方义。调心神、安神志用内关，肝之原穴太冲，以疏肝理气解郁。

A. 期门、膻中　　B. 中脘、膻中　　C. 间使、百会

D. 心俞、脾俞　　E. 足三里、三阴交

3. 癫证兼见胸胁胀满，食少纳呆，善太息，舌淡，苔薄白，脉弦。治疗除选主穴外还可配用（　　）

4. 癫证兼见表情淡漠，神志呆钝，语无伦次，或喃喃独语，不思饮食，舌淡，苔腻，脉弦滑。治疗除选主穴外还可配用（　　）

5. 癫证兼见心悸易惊，善悲欲哭，食少倦怠，舌淡，苔白，脉细无力。治疗除选主穴外还可配用（　　）

【正确答案】A、B、D　　【易错答案】A、B、E

【答案分析】此题考查癫证的辨证以及配穴。依据辨证要点进行辨证分型。癫证兼见胸胁胀满，食少纳呆，善太息，舌淡，苔薄白，脉弦，为肝郁气滞；癫证兼见表情淡漠，神志呆钝，语无伦次，或喃喃独语，不思饮食，舌淡，苔腻，脉弦滑，为痰气郁结；癫证兼见心悸易惊，善悲欲哭，食少倦怠，舌淡，苔白，脉细无力，为心脾两虚。配穴依据穴位主治特点选用。

A. 中脘　　B. 行间、太溪　　C. 中脘、膈俞

D. 膈俞、内关　　E. 曲池、行间

6. 狂证兼头痛失眠，两目怒视，面红目赤，突然出现狂乱莫制，打人毁物，逾垣上屋，高歌狂呼，不避亲疏，不食不眠，舌质红绛，苔多黄腻，脉弦大滑数。治疗除选主穴外还可配用（　　）

7. 狂证兼时而烦躁不安，时而多言善惊，恐惧不安，形瘦面红，心烦不寐，舌质红，脉细数。治疗除选主穴外还可配用（　　）

8. 狂证兼面色晦滞，躁扰不安，胸胁满闷，舌质紫暗或有瘀斑，脉弦数或细涩。治疗除选主穴外还可配用（　　）

【正确答案】A、B、C　　【易错答案】A、B、D

【答案分析】此题考查狂证的辨证以及配穴。狂证兼头痛失眠，两目怒视，面红目赤，突然出现狂乱莫制，打人毁物，逾垣上屋，高歌狂呼，不避亲疏，不食不眠，舌质红绛，苔多黄腻，脉弦大滑数，为痰火扰神；狂证兼时而烦躁不安，时而多言善惊，恐惧不安，形瘦面红，心烦不寐，舌质红，脉细数，为火盛伤阴；兼面色晦滞，躁扰不安，胸胁满闷，舌质紫暗或有瘀斑，脉弦数或细涩，为痰热瘀结。配穴依据穴位主治特点选用。

A. 心俞、脾俞、足三里　　B. 行间、神门　　C. 丰隆、风池

D. 肝俞、肾俞、太溪、三阴交　　E. 膈俞

9. 治疗痰火扰神所致的痫证发作期，除选主穴外还可配用（　　）

10. 治疗风痰闭阻所致的痫证发作期，除选主穴外还可配用（　　）

11. 治疗瘀阻脑络所致的痫证发作期，除选主穴外还可配用（　　）

【正确答案】B、C、E　　【易错答案】C、B、E

【答案分析】此题考查痫证发作期。

（三）X 型题

1. 治疗郁证时应以哪条经脉的穴位为主（　　）

A. 督脉　　B. 手厥阴经　　C. 足厥阴经

D. 手少阴经　　E. 足少阴

【正确答案】ABCD　　【易错答案】E

【答案分析】此题考查郁证的治法。本病病位在脑，主穴为百会、印堂、太冲、神门、内关、膻中。故取穴以督脉、手足厥阴经和手少阴经为主。

2. 治疗郁证的主穴是（　　）

A. 百会　　B. 内关　　C. 神门

D. 太冲　　E. 巨阙

【正确答案】ABCD　　【易错答案】E

【答案分析】此题考查郁证的主穴。本病病位在脑，主穴为百会、印堂、太冲、神门、内关、膻中。

3. 用耳针治疗郁证可选择的穴位有（　　）

A. 神门　　B. 肾　　C. 肝

D. 脾　　E. 心

【正确答案】ABCDE　　【易错答案】漏选

【答案分析】此题考查郁证的耳针治疗。因其病位在脑，涉及肝、心、胆、脾、肾，故全选。

4. 治疗癫证的主穴为（　　）

A. 内关　　B. 太冲　　C. 丰隆

D. 神门　　E. 百会、印堂

【正确答案】ABCDE　　【易错答案】漏选

【答案分析】此题考查癫证的主穴。

5. 癫证的治疗应以何经穴位为主（　　）

A. 手厥阴经　　B. 督脉　　C. 足厥阴经

D. 任脉　　E. 手少阴经

【正确答案】ABCE　　【易错答案】D

【答案分析】此题考查癫证的治法。癫证的治法为理气化痰，调神开窍。取督脉、手足厥阴、手少阴经穴为主。

6. 狂证的治疗应以何经穴位为主（　　）

A. 手厥阴经　　B. 手少阴经　　C. 足厥阴经

D. 督脉　　E. 足阳明经

【正确答案】ABD　　【易错答案】C、E

【答案分析】此题考查狂证的治法。狂证的治法为涤痰泻火，清心开窍。取督脉、手厥阴、手少阴经穴为主。

7. 治疗狂证的主穴为（　　）

A. 内关　　B. 丰隆　　C. 劳宫

D. 神门　　E. 水沟

【正确答案】ABCDE　　　　　　【易错答案】漏选

【答案分析】此题考查狂证的主穴。

（四）病案分析题

患者，女，32岁。因妯娌不和，长期情志刺激，近1个月经常无故悲泣，忧郁不畅，失眠多梦，时有语无伦次，胸闷善太息，胸胁胀痛，严重时双上肢麻木，振动，舌淡，苔薄白，脉弦。请写出本病的中医诊断、证型、治法、针灸处方和方义。

【正确答案】

中医诊断：郁证；辨证分型：肝气郁结。

治法：疏肝解郁，养心调神。取督脉和手足厥阴、手少阴经穴为主。

针灸处方：百会、印堂、太冲、神门、内关、膻中、期门。

方义：脑为元神之府，督脉入络脑，故百会配印堂可调神解郁；肝之原穴太冲，可疏肝理气解郁；心主神明，故取心之原穴神门可宁心调神；内关为心包经的络穴，与气之会穴膻中合用，可疏理气机，宽胸解郁。

【易错答案】诊断错误。

【答案分析】依据辨证要点"忧郁不畅，失眠多梦，时有语无伦次，胸闷善太息，胸胁胀痛，舌淡，苔薄白，脉弦"，可诊断为郁证，证型为肝气郁结。

第八节　不寐

◎ 重点 ◎

不寐的病因、病位、基本病机、中医辨证和主穴

◎ 难点 ◎

不寐的中医辨证和主穴

精选习题

扫码获取
同步习题

（一）A型题

1. 患者，女，30岁。失眠3天，兼见急躁易怒，头晕头痛，苔黄，脉数。用子母补泻法应首选（　　）

A. 少冲　　　　B. 灵道　　　　C. 神门
D. 侠溪　　　　E. 涌泉

【正确答案】C　　　　　　【易错答案】A

【答案分析】此题考查五输穴的子母补泻法。此证型为肝火扰心，心经的实证，本经取穴为神门，异经取穴为太白。

2. 患者，女，46 岁。失眠 1 年余，伴头痛头晕，烦躁易怒，目赤耳鸣，舌苔薄黄，脉弦数。此病例的中医证型是（　　）

A. 阴虚火旺　　B. 肝郁气滞　　C. 气血虚弱

D. 痰浊内阻　　E. 肝火扰心

【正确答案】E　　【易错答案】B

【答案分析】此题考查不寐的辨证分型。依据辨证要点来判断。

3. 针灸治疗失眠，宜取阴、阳跷脉及哪经的腧穴来治疗（　　）

A. 手厥阴心包经　　B. 手少阴心经　　C. 手太阳小肠经

D. 手少阳三焦经　　E. 任脉

【正确答案】B　　【易错答案】A

【答案分析】此题考查不寐的治法。本病病位在心，基本病机是心神不宁。故选用手少阴心经的穴位治疗。

患者，女，67 岁。近 6 年来入睡困难且寐而易醒，醒后不寐，平素服用安定勉强维持正常睡眠。近期因劳累症状加重，现患者兼见心悸健忘，头晕目眩，神疲乏力，面色不华，纳呆便溏。舌淡，苔白，脉细弱。

4. 其证候是（　　）

A. 肝火扰心　　B. 痰热扰心　　C. 心脾两虚

D. 心肾不交　　E. 心胆气虚

5. 其主穴是（　　）

A. 太溪、涌泉、神门、三阴交、安眠、四神聪

B. 照海、申脉、神门、三阴交、安眠、四神聪

C. 照海、申脉、神门、三阴交、太溪、大椎

D. 照海、申脉、神门、三阴交、太冲、内庭

E. 照海、申脉、神门、三阴交、足三里、阴陵泉

6. 其配穴是（　　）

A. 行间　　B. 丰隆、劳宫　　C. 心俞、胆俞

D. 心俞、肾俞　　E. 心俞、脾俞

【正确答案】C、B、E　　【易错答案】题干辨证错误

【答案分析】此题考查不寐的辨证分型以及针对性的治疗。题干的脏腑辨证需要根据辨证要点辨证准确。此题依据兼症心悸健忘，头晕目眩，神疲乏力，面色不华，纳呆便溏，舌淡，苔白，脉细弱，可辨证为心脾两虚。相应的配穴需要补益心脾，故选用背俞穴脾俞、心俞。

（二）B 型题

A. 肝火扰心　　B. 心脾两虚　　C. 心肾不交

D. 心胆气虚　　E. 痰热扰心

1. 不寐兼心悸多梦，善惊恐，多疑善虑，舌淡，脉弦细者，证属（　　）
2. 不寐兼手足心热，头晕耳鸣，腰膝酸软，舌红苔少，脉细数者，证属（　　）
3. 不寐兼心悸健忘，面色无华，易出汗，纳差倦怠，舌淡，脉细弱者，证属（　　）

【正确答案】D、C、B　　　　【易错答案】C、D、B

【答案分析】此题考查不寐的辨证分型。依据辨证要点来判断。

A. 补法　　B. 平补平泻法　　C. 灸法
D. 拔罐法　　E. 泻法

4. 治疗不寐照海的操作是（　　）
5. 治疗不寐申脉的操作是（　　）

【正确答案】A、E　　　　【易错答案】顺序颠倒

【答案分析】此题考查不寐的操作。不寐的治法需要补阴泻阳，阴、阳跷脉主司人体寤寐，不寐的治法需要补阴跷，泻阳跷；阴跷脉气所发穴照海，阳跷脉气所发穴申脉，即补照海、泻申脉治疗不寐。

（三）X型题

1. 治疗不寐的主穴是（　　）

A. 申脉、照海　　B. 神门　　C. 四神聪
D. 安眠　　E. 三阴交

【正确答案】ABCDE　　　　【易错答案】漏选

【答案分析】此题考查不寐的主穴。

2. 采用耳穴压豆治疗失眠，常用的耳穴有（　　）

A. 神门　　B. 心　　C. 脾
D. 皮质下　　E. 交感

【正确答案】ABCDE　　　　【易错答案】漏选

【答案分析】此题考查不寐的耳针治疗。本病病位在心，与肾、肝、脾、胆密切相关。

3. 针刺治疗不寐除主穴外，痰热扰心型宜配（　　）

A. 内关　　B. 丰隆　　C. 心俞
D. 劳宫　　E. 行间

【正确答案】BD　　　　【易错答案】E

【答案分析】此题考查不寐的配穴。干扰项行间为肝火扰心的配穴。

4. 与失眠有关的脏腑是（　　）

A. 心　　B. 肝　　C. 肺
D. 脾　　E. 肾

【正确答案】ABDE　　　　【易错答案】C

【答案分析】此题考查不寐的病位。本病病位在心，与肾、肝、脾、胆密切相关。

（四）病案分析题

患者，男，60 岁。患者平素经常头晕，测血压 120/80 mmHg，腰酸，体倦乏力。近年来难以入睡，时寐时醒，寐而不稳，多梦，心烦，急躁易怒，舌淡红，脉细数。请写出本病的中医诊断、证型、治法、针灸处方、方义和操作。

【正确答案】

中医诊断：不寐；辨证分型：心肾不交。

治法：交通阴阳，宁心安神。取阴、阳跷脉及手少阴经穴为主。

针灸处方：照海、申脉、神门、三阴交、安眠、四神聪、心俞、肾俞。

方义：跷脉主寤寐，司眼睑开阖，照海通阴跷脉，申脉通阳跷脉，可通过调节阴、阳跷脉以安神；神门为心之原穴，可宁心安神；三阴交为肝、脾、肾经的交会穴，可益气养血安神；安眠为治疗失眠的经验效穴；四神聪位于颠顶，入络于脑，可安神定志。

操作：泻申脉，补照海；背俞穴注意针刺的方向、角度和深度；余穴常规针刺。

【易错答案】辨证分型错误，方义不全面。

【答案分析】依据辨证要点“腰酸，体倦乏力。近年来难以入睡，时寐时醒，寐而不稳，多梦，心烦，急躁急怒，舌淡红，脉细数”，可辨证为心肾不交。方义分析中容易遗漏阴、阳跷脉的功能。

第九节　心悸

◎ 重点 ◎

心悸的病因、病位、基本病机、中医辨证和主穴

◎ 难点 ◎

心悸的中医辨证和主穴

精选习题

扫码获取
同步习题

（一）A 型题

1. 患者自觉心中悸动、惊惕不安，甚则不能自主。兼见胸闷不舒，胸痛时作，唇甲青紫，舌紫暗有瘀斑，脉结代。其证候是（　　）

A. 水气凌心　　B. 心血瘀阻　　C. 心阳不振

D. 心虚胆怯　　E. 阴虚火旺

【正确答案】B　　【易错答案】C

【答案分析】此题考查心悸的辨证分型。依据辨证要点来判断，如唇甲青紫，舌紫暗有瘀斑，脉结代。

2. 患者，男，67岁。心悸10余年，且日渐加重，伴阵发性胸痛，动则气喘，唇舌紫暗，脉细涩结代。此病例的中医证型是（　　）

A. 瘀血　　B. 气滞　　C. 阳虚

D. 气虚　　E. 痰郁

【正确答案】A　　【易错答案】B

【答案分析】此题考查心悸的辨证分型。依据辨证要点来判断，“唇舌紫暗，脉细涩结代”为瘀血的辨证要点。

3. 心悸兼见胸闷气短，面色苍白，形寒肢冷，舌淡，苔白，脉沉细或结代者，证属（　　）

A. 心胆虚怯　　B. 心脾两虚　　C. 心脉瘀阻

D. 水气凌心　　E. 心阳不振

【正确答案】E　　【易错答案】D

【答案分析】此题考查心悸的辨证分型。依据辨证要点来判断，而水气凌心兼见眩晕脘痞，形寒肢冷，或下肢浮肿，渴不欲饮，恶心吐涎，小便短少。

4. 患者，男，60岁。心悸不安，善惊易恐，神倦短气，乏力，少寐多梦，舌苔薄白，脉弦细。其证候是（　　）

A. 心血不足　　B. 心虚胆怯　　C. 心阳不振

D. 水气凌心　　E. 心血瘀阻

【正确答案】B　　【易错答案】A

【答案分析】此题考查心悸的辨证分型。依据辨证要点来判断，干扰项心血不足兼见头晕，失眠健忘，面色不华，舌淡，苔薄白，脉细弱。

（二）B型题

A. 胆俞、日月　　B. 水分、阴陵泉　　C. 膈俞

D. 足三里、脾俞　　E. 太溪、三阴交　　F. 至阳、关元

1. 治疗心胆虚怯所致的心悸，除选主穴外还可配用（　　）

2. 治疗水气凌心所致的心悸，除选主穴外还可配用（　　）

3. 治疗心血不足所致的心悸，除选主穴外还可配用（　　）

4. 治疗阴虚火旺所致的心悸，除选主穴外还可配用（　　）

5. 治疗心阳不振所致的心悸，除选主穴外还可配用（　　）

6. 治疗心血瘀阻所致的心悸，除选主穴外还可配用（　　）

【正确答案】A、B、D、E、F、C　　【易错答案】顺序颠倒

【答案分析】此题考查心悸的配穴，配穴的选择需要考虑证型以及穴位的主治特点。

（三）X 型题

1. 治疗心悸的主穴是（　　）

A. 内关　　B. 神门　　C. 心俞
D. 厥阴俞　　E. 巨阙、膻中

【正确答案】ABCDE　　【易错答案】漏选

【答案分析】此题考查心悸的主穴。体现了脏腑病多用背俞穴、募穴及原穴配伍的规律。

2. 用耳针治疗心悸可选择的穴位有（　　）

A. 心、神门　　B. 胆　　C. 交感
D. 肾　　E. 脾

【正确答案】ABCDE　　【易错答案】漏选

【答案分析】此题考查心悸的耳针治疗。

（四）病案分析题

患者，男，46 岁。经常感觉心慌，心跳，失眠，多梦易醒，有时易惊恐，坐卧不安，头晕，失眠健忘，面色苍白，时感头晕，舌淡，苔薄白，脉细弱。请写出本病的中医诊断、证型、治法、针灸处方和方义。

【正确答案】

中医诊断：心悸；辨证分型：心血不足。

治法：宁心定悸。取心、心包的背俞穴、募穴为主。

针灸处方：心俞、厥阴俞、巨阙、膻中、神门、内关、脾俞、足三里。

方义：心俞、厥阴俞、巨阙、膻中分别为心和心包的背俞穴、募穴，属俞募配穴法，可调心气以定悸，不论何种心悸皆可用之；神门为心之原穴，可宁心定悸；内关为心包经的络穴，功在宁心通络，安神定悸。

【易错答案】诊断错误，证型错误。

【答案分析】依据题干，“心慌，心跳”为主要症状，根据辨证要点“头晕，失眠健忘，面色苍白，时感头晕，舌淡，苔薄白，脉细弱”，可诊断为心悸之心血不足型。

第十节　感冒

◎ **重点** ◎

感冒的病因、病位、基本病机、中医辨证和主穴

◎ **难点** ◎

感冒的中医辨证和主穴

精选习题

扫码获取同步习题

（一）A型题

1. 感冒时温灸大椎可（　　）

A. 清热　　B. 解表　　C. 发汗

D. 散寒　　E. 解毒

【正确答案】D　　【易错答案】B

【答案分析】此题考查感冒主穴的方义。督脉主一身之阳气，温灸大椎可通阳散寒。

2. 治疗感冒兼见全身酸楚者，除选主穴外还可配用（　　）

A. 迎香　　B. 身柱　　C. 少商

D. 大杼　　E. 大椎

【正确答案】B　　【易错答案】D

【答案分析】此题考查感冒的配穴。全身酸痛配身柱。

3. 治疗风热感冒操作时宜（　　）

A. 深刺久留针　　B. 刺络拔罐　　C. 灸法

D. 浅刺补法　　E. 深刺补法

【正确答案】B　　【易错答案】D

【答案分析】此题考查感冒的操作。诸穴均宜浅刺。风热证大椎可行刺络拔罐。D项中补法不正确。

4. 具有预防感冒作用的穴位是（　　）

A. 关元　　B. 列缺　　C. 鱼际

D. 合谷　　E. 足三里

【正确答案】E　　【易错答案】A

【答案分析】此题考查感冒的预防操作。感冒流行期间可灸大椎、足三里等穴进行预防。关元为保健穴位，但预防感冒的作用不如大椎、足三里。

5. 治疗感冒具有通利三焦，疏风解表作用的穴位是（　　）

A. 大椎　　B. 列缺　　C. 风池

D. 合谷　　E. 外关

【正确答案】E　　【易错答案】C

【答案分析】此题考查感冒的方义。外关为手少阳三焦经的络穴，又为八脉交会穴，通于阳维脉，“阳维为病苦寒热”，取之可通利三焦，疏风解表。而风池可以疏散风邪，清利头目，无通利三焦作用。

（二）B 型题

A. 风门、肺俞　　B. 曲池、尺泽　　C. 足三里、中脘
D. 足三里、气海　　E. 迎香

1. 治疗风寒感冒，除选主穴外还可配用（　　）
2. 治疗风热感冒，除选主穴外还可配用（　　）
3. 治疗暑湿证，除选主穴外还可配用（　　）

【正确答案】A、B、C　　【易错答案】A、B、D

【答案分析】此题考查感冒的配穴。足三里、气海为素体气虚的配伍。

A. 少商、商阳　　B. 曲池、尺泽、鱼际　　C. 阴陵泉
D. 委中　　E. 足三里、气海

4. 治疗体虚感冒，除选主穴外还可配用（　　）
5. 治疗感冒兼见咽喉疼痛者，除选主穴外还可配用（　　）

【正确答案】E、A　　【易错答案】E、B

【答案分析】此题考查感冒的配穴。曲池、尺泽、鱼际用于风热感冒。咽喉疼痛，少商、商阳用点刺放血法。

（三）X 型题

1. 治疗感冒的主穴是（　　）

A. 列缺　　B. 大椎　　C. 风池
D. 外关　　E. 合谷

【正确答案】ABCDE　　【易错答案】漏选

【答案分析】此题考查感冒的主穴。

2. 用拔火罐法治疗感冒可选择的穴位有（　　）

A. 百会、风池　　B. 大椎　　C. 肺俞
D. 风门　　E. 身柱

【正确答案】BCDE　　【易错答案】A

【答案分析】此题考查感冒的其他治疗。拔罐：取大椎、风门、肺俞、身柱。每次选用 2~3 穴，留罐法，或背部膀胱经走罐法。

3. 用耳针治疗感冒，可选择的穴位有（　　）

A. 肺　　B. 内鼻　　C. 三焦
D. 额　　E. 咽喉

【正确答案】ABCDE　　【易错答案】漏选

【答案分析】此题考查感冒的其他治疗。耳针：取肺、内鼻、气管、咽喉、额、三焦。每次选用 2~3 穴，毫针刺法，或压丸法。

4. 治疗感冒首取的经穴是（　　）

A. 手太阴经穴　　B. 手阳明经穴　　C. 督脉穴

D. 肺的背俞穴　　E. 肺的募穴

【正确答案】ABC　　【易错答案】D、E

【答案分析】此题考查感冒的治法。感冒的治法为祛风解表。取手太阴经、手阳明经、督脉穴为主。D、E 用于病位在肺脏者，感冒病位在肺卫。

（四）病案分析题

患者，男，22 岁。因冒雨受寒，出现头痛，鼻塞流清涕，喷嚏，咽痒咳嗽，咯痰清稀，周身酸痛，恶寒，体温 36.7℃，双肺呼吸音粗糙，未闻及干、湿性啰音，舌苔薄白，脉浮紧。请写出本病的中医诊断、证型、治法、针灸处方和方义。

【正确答案】

中医诊断：感冒；辨证分型：风寒证。

治法：祛风解表。取手太阴经、手阳明经、督脉穴为主。

针灸处方：列缺、合谷、风池、大椎、外关、风门、肺俞。

方义：本病病位在肺卫，太阴、阳明互为表里，故取手太阴、手阳明经列缺、合谷原络配穴以祛风解表；风池为治风要穴，取之既可疏散风邪，又可与列缺、合谷相配清利头目，宣肺利咽止咳。督脉主一身之阳气，温灸大椎可通阳散寒，刺络拔罐可清泄热邪；外关为手少阳三焦经的络穴，又为八脉交会穴，通于阳维脉，“阳维为病苦寒热”，取之可通利三焦，疏风解表。

【易错答案】方义不全面。

【答案分析】方义分析中，外关穴分析容易遗漏阳维脉的功能。

第十一节　咳嗽、哮喘

◎ 重点 ◎

1. 咳嗽的病因、病位、基本病机、中医辨证和主穴

2. 哮喘的病因、病位、基本病机、中医辨证和主穴

◎ 难点 ◎

1. 咳嗽的中医辨证和主穴

2. 哮喘的中医辨证和主穴

精选习题

扫码获取
同步习题

（一）A 型题

1. 治疗外感咳嗽选合谷配列缺的作用是（　　）

A. 化痰止咳　　B. 清热解表　　C. 补益肺气
D. 宣肺止咳　　E. 滋阴润肺

【正确答案】D　　【易错答案】B

【答案分析】此题考查咳嗽的方义。列缺为手太阴经络穴，合谷为手阳明经原穴，两穴原络相配，表里相应，可疏风祛邪，宣肺止咳。

2. 咳嗽起病缓慢，病程较长，兼气逆咳嗽，引胁作痛，口苦目赤，症状可随情绪波动而增减。舌红或舌边红，苔薄黄少津，脉弦数。其证候是（　　）

A. 风寒束肺　　B. 风热犯肺　　C. 痰湿蕴肺
D. 肝火犯肺　　E. 肺阴亏耗

【正确答案】D　　【易错答案】B

【答案分析】此题考查咳嗽的脏腑辨证。依据辨证要点来判断，而风热犯肺多兼见痰黏稠或黄，咯吐不爽，鼻流黄涕，口干，咽喉肿痛，头胀痛，或恶风身热，舌尖红，苔薄黄，脉浮数。

3. 患者咳嗽痰多，质黏腻或稠厚成块，晨起或食后则咳甚痰多，胸闷脘痞，呕恶纳呆，舌淡，苔白腻，脉濡滑。其证候是（　　）。

A. 风热犯肺　　B. 风寒束肺　　C. 痰湿蕴肺
D. 肝火犯肺　　E. 以上均不是

【正确答案】C　　【易错答案】E

【答案分析】此题考查咳嗽的脏腑辨证。依据辨证要点来判断。

4. 下列不属于内伤咳嗽的主穴是（　　）

A. 肺俞　　B. 列缺　　C. 中府
D. 太渊　　E. 三阴交

【正确答案】B　　【易错答案】E

【答案分析】此题考查内伤咳嗽的主穴。内伤主穴：肺俞、中府、太渊、三阴交。三阴交为肝脾肾三经之交会穴，可疏肝健脾，使肝脾共调，肺气肃降，痰清咳平。

5. 下列不适合针刺治疗哮喘实证的穴位是（　　）

A. 膻中　　B. 章门　　C. 肺俞
D. 中府　　E. 尺泽

【正确答案】B　　【易错答案】C

【答案分析】此题考查哮喘实证的穴位。肺俞、中府、太渊、定喘、膻中、尺泽、鱼际为哮喘实证的穴位。章门为脾的募穴。

6. 取膏肓、肾俞二穴治疗哮喘虚证的机制是（　　）

A. 补益肺肾真原之气　　B. 宣肺理气　　C. 滋阴降火

D. 化痰止咳　　E. 调理三焦之气

【正确答案】A　　【易错答案】B

【答案分析】此题考查虚证哮喘主穴的方义。

7. 穴位药物贴敷治疗哮喘的最佳时间是（　　）

A. 夏季　　B. 冬季　　C. 秋季

D. 春季　　E. 以上均可

【正确答案】A　　【易错答案】E

【答案分析】此题考查哮喘的其他治疗。穴位敷贴以三伏天贴敷为佳，故选A。

（二）B型题

A. 风门、外关　　B. 大椎、尺泽　　C. 丰隆、阴陵泉

D. 行间　　E. 膏肓、太溪

1. 治疗风热犯肺所致的咳嗽，除选主穴外还可配用（　　）

2. 治疗痰湿蕴肺所致的咳嗽，除选主穴外还可配用（　　）

3. 治疗肺阴亏耗所致的咳嗽，除选主穴外还可配用（　　）

【正确答案】B、C、E　　【易错答案】A、C、E

【答案分析】此题考查咳嗽的配穴。依据脏腑辨证以及穴位的主治特点选用穴位。风寒束肺咳嗽多配风门、外关。

A. 外感咳嗽　　B. 内伤咳嗽

C. 两者均是　　D. 两者均非

4. 咳嗽病程较短，起病急骤，或兼有表证者，应为（　　）

5. 起病缓慢，病程较长，兼脏腑功能失调症状者，应为（　　）

【正确答案】A、B　　【易错答案】顺序颠倒

【答案分析】此题考查咳嗽的主症。出错的原因为外感咳嗽、内伤咳嗽概念混淆。

A. 风寒束肺　　B. 风热犯肺

C. 两者均是　　D. 两者均非

6. 咳嗽病程较短，起病急骤，兼咳嗽声重，咽喉作痒，咯痰稀白，头痛发热，鼻塞流涕，形寒无汗，肢体酸楚，苔薄白，脉浮紧者，证属（　　）

7. 咳嗽病程较短，起病急骤，兼咯痰黄稠，身热头痛，汗出恶风，苔薄黄，脉浮数者，证属（　　）

【正确答案】A、B　　【易错答案】顺序颠倒

【答案分析】此题考查风寒束肺、风热犯肺咳嗽的主症。出错的原因为辨证要点混淆。

A. 膏肓、肾俞　　B. 丰隆、中脘　　C. 足三里

D. 尺泽、鱼际　　　　E. 天突、孔最

8. 哮喘发作期，哮喘声高气粗，呼吸深长有余，以深呼为快，体质较强，胸闷或胀，气粗声高，咯痰稀薄或黏稠，可伴寒热表证，苔薄，脉浮。治疗除选主穴外还可配用（　　）

9. 哮喘间歇期，哮喘声低气怯，动则喘甚，呼吸短促难续，以深吸为快，体质虚弱，气怯声低，汗出肢冷，形瘦神疲，舌淡，脉沉细或细数。治疗除选主穴外还可配用（　　）

10. 哮喘喘甚，治疗除选主穴外还可配用（　　）

11. 哮喘痰多，治疗除选主穴外还可配用（　　）

【正确答案】D、A、E、B　　　　【易错答案】D、C、E、B

【答案分析】此题考查治疗哮喘的配穴。依据脏腑辨证以及穴位主治特点选用。哮喘发作期，哮喘声高气粗，呼吸深长有余，以深呼为快，体质较强，胸闷或胀，气粗声高，咯痰稀薄或黏稠，可伴寒热表证，苔薄，脉浮，为实证；哮喘间歇期，哮喘声低气怯，动则喘甚，呼吸短促难续，以深吸为快，体质虚弱，气怯声低，汗出肢冷，形瘦神疲，舌淡，脉沉细或细数，为虚证。而足三里补益脾胃，虚证哮喘需补益肺肾真原之气。

（三）X 型题

1. 治疗内伤咳嗽的主穴是（　　）

A. 太渊　　　　B. 三阴交　　　　C. 肺俞

D. 中府　　　　E. 肾俞

【正确答案】ABCD　　　　【易错答案】E

【答案分析】此题考查治疗内伤咳嗽的主穴。

2. 治疗外感咳嗽的主穴是（　　）

A. 合谷　　　　B. 列缺　　　　C. 大椎

D. 肺俞　　　　E. 风门

【正确答案】ABD　　　　【易错答案】C、E

【答案分析】此题考查治疗外感咳嗽的主穴。大椎、风门为脏腑配穴应用。

3. 用穴位贴敷法治疗咳嗽可选择的穴位有（　　）

A. 肺俞　　　　B. 大椎　　　　C. 定喘

D. 膻中　　　　E. 中府

【正确答案】ABDE　　　　【易错答案】C

【答案分析】此题考查咳嗽的穴位贴敷疗法。定喘为治疗哮喘选择的穴位。

4. 可治疗哮喘实证的穴位是（　　）

A. 中府　　　　B. 膻中　　　　C. 定喘

D. 肺俞　　　　E. 尺泽

【正确答案】ABCDE　　　　【易错答案】漏选

【答案分析】此题考查治疗实证哮喘的穴位。穴位：肺俞、中府、太渊、定喘、膻中、尺泽、

鱼际。

5. 治疗哮喘虚证的穴位是（　　）

A. 肺俞、定喘　　B. 肾俞、膏肓　　C. 膻中

D. 太渊　　E. 中府

【正确答案】ABCDE　　【易错答案】漏选

【答案分析】此题考查治疗虚证哮喘的穴位，即肺俞、中府、太渊、定喘、膻中、肾俞、膏肓。

6. 用穴位埋线法治疗哮喘可选择的穴位是（　　）

A. 膻中　　B. 定喘　　C. 脾俞

D. 肺俞　　E. 肾俞

【正确答案】ABD　　【易错答案】C、E

【答案分析】此题考查哮喘的其他治疗。穴位埋线以局部穴位为主，故选用肺俞、定喘、膻中。

7. 哮喘的主症为（　　）

A. 汗出肢冷　　B. 鼻翼扇动　　C. 喉中哮鸣

D. 张口抬肩　　E. 呼吸急促

【正确答案】BCDE　　【易错答案】A

【答案分析】此题考查哮喘的主症。哮喘的主症为呼吸急促，喉中哮鸣，甚则张口抬肩，鼻翼扇动，不能平卧。而 A 项汗出肢冷为虚证哮喘的症状。

（四）问答题

请回答针灸治疗哮喘的基本治法、基本处方及辨证加减。

【正确答案】

基本治法：止哮平喘。取肺的背俞穴、募穴、原穴为主。

基本处方：肺俞、中府、太渊、定喘、膻中。

辨证配穴：实证配尺泽、鱼际；虚证配膏肓、肾俞；喘甚配天突、孔最；痰多配中脘、丰隆。

【易错答案】配穴有误。

【答案分析】配穴依据穴位主治特点选用。实证需要配伍清泄肺热的穴位，尺泽为手太阴肺经的合穴，根据本经子母取穴法，肺经实证用尺泽；鱼际为手太阴肺经荥穴，依据“荥主身热”可以清泄肺热。虚证配伍补益肺气的穴位，膏肓补益肺气，肾俞纳气平喘。喘甚用局部天突穴增加平喘的作用；孔最为手太阴肺经的郄穴，郄穴可以治疗急症，哮喘急性发作可以用郄穴治疗。痰多须配伍化痰的穴位，中脘、丰隆为祛痰的要穴。

（五）病案分析题

患者，女、16 岁。盛夏季节，气候炎热，加之学习紧张，经常失眠，近日出现咳嗽，咯痰色黄稠，咽喉肿痛，头痛，发热，体温 37.8℃，双肺呼吸音粗糙，未闻及干、湿性啰音，舌红苔薄黄，脉浮数。请写出本病的中医诊断、证型、治法、针灸处方和方义。

【正确答案】

中医诊断：咳嗽；辨证分型：风热犯肺。

治法：理肺止咳。取肺的背俞穴、募穴及手太阴经穴为主。

针灸处方：肺俞、列缺、合谷、大椎、尺泽。

方义：咳嗽的病位主要在肺，肺俞为肺气所注之处，位邻肺脏，可调理肺脏气机，使其清肃有权，该穴泻之宣肺、补之益肺，无论虚实及外感内伤的咳嗽，均可使用；列缺为手太阴经络穴，合谷为手阳明经原穴，两穴原络相配，表里相应，可疏风祛邪，宣肺止咳。

【易错答案】穴位错误，方义分析有误。

【答案分析】依据题干，本病为外感咳嗽，而非内伤咳嗽。故主穴以治疗外感咳嗽的穴位为主。方义分析也仅仅针对肺俞、列缺、合谷分析。不需要罗列内伤咳嗽的穴位分析。

第十二节　胃痛、呕吐、呃逆

◎ **重点** ◎

1. 胃痛的病因、病位、基本病机、中医辨证和主穴
2. 呕吐的病因、病位、基本病机、中医辨证和主穴
3. 呃逆的病因、病位、基本病机、中医辨证和主穴

◎ **难点** ◎

1. 胃痛的中医辨证和主穴
2. 呕吐的中医辨证和主穴
3. 呃逆的中医辨证和主穴

精选习题

扫码获取
同步习题

（一）A 型题

患者，女，67 岁，胃痛 6 年。近期因与他人争吵突然出现胃脘部胀痛，且脘痛连胁，嗳气频频，吞酸，大便不畅，每因情志不畅而诱发，心烦易怒，喜太息。苔薄白，脉弦。

1. 其证候是（　　）

A. 肝气犯胃　　B. 寒邪犯胃　　C. 瘀血停胃

D. 胃阴不足　　E. 饮食停胃

2. 其主穴是（　　）

A. 中脘、足三里、内关、公孙　　B. 中脘、足三里、下脘

C. 中脘、足三里、内关　D. 中脘、足三里、内关、膻中、膈俞

E. 中脘、足三里、天枢、膻中

3. 其配穴是（　　）

A. 行间、太冲　B. 梁门、下脘　C. 胃俞、脾俞

D. 太冲、期门　E. 心俞、胆俞

【正确答案】A、A、D　【易错答案】E、A、B

【答案分析】此题考查胃痛的辨证分型以及治疗。依据辨证要点进行脏腑辨证，依据穴位主治特点选用相应的配穴。

4. 针刺治疗胃痛的治则是（　　）

A. 健脾和胃　B. 行气止痛　C. 温胃建中

D. 和胃止痛　E. 疏肝和胃

【正确答案】D　【易错答案】A

【答案分析】此题考查胃痛的治则。胃痛的治法为和胃止痛。

5. 患者，女，50 岁。胃脘部隐痛 1 个月，伴灼热不适，嘈杂吞酸，食少，口干，大便干，舌红少津，脉细数，以俞募穴为主治疗应取（　　）

A. 胃俞、章门　B. 脾俞、期门　C. 胃俞、中脘

D. 心俞、鸠尾　E. 胃俞、中极

【正确答案】C　【易错答案】A

【答案分析】此题考查疾病的诊断及俞募配穴治疗。根据症状诊断为胃痛，俞募配穴为胃俞和中脘。干扰项 A 中募穴错误。

6. 体现“冲脉为病，逆气里急”，具有调理脾胃、平逆止痛的首选穴是（　　）

A. 足三里　B. 胃俞　C. 中脘

D. 梁丘　E. 公孙

【正确答案】E　【易错答案】A

【答案分析】此题考查胃痛的主穴方义。公孙为足太阴脾经的络穴，也为八脉交会穴，通于冲脉。

7. 治疗呕吐时具有宽胸理气、和胃降逆、止呕的作用的是（　　）

A. 中脘　B. 内关　C. 足三里

D. 公孙　E. 以上均不是

【正确答案】B　【易错答案】A

【答案分析】此题考查呕吐的主穴方义。内关为手厥阴经络穴，又为八脉交会穴，通于阴维脉，可宽胸理气，和胃降逆，为止呕要穴。

8. 外邪犯胃型呕吐可配（　　）

A. 下脘、梁门　B. 丰隆、公孙　C. 太冲、期门

D. 外关、合谷　　E. 脾俞、胃俞

【正确答案】D　　【易错答案】A

【答案分析】此题考查呕吐的配穴。干扰项 A 为食滞内停的配穴。

9. 采用针灸治疗呃逆的经验穴是（　　）

A. 内关　　B. 足三里　　C. 中脘

D. 膈俞　　E. 上巨虚

【正确答案】D　　【易错答案】B

【答案分析】此题考查呃逆的主穴。本病病位在膈，故不论何种呃逆，均可用膈俞利膈止呃。

10. 呃声洪亮有力，口臭烦渴，多喜冷饮，脘腹满闷，大便秘结，小便短赤，舌红苔黄燥，脉滑数，证属（　　）

A. 胃火上逆　　B. 胃阴不足　　C. 脾胃虚弱

D. 胃寒积滞　　E. 气机郁滞

【正确答案】A　　【易错答案】C

【答案分析】此题考查呃逆的辨证分型。依据辨证要点进行脏腑辨证。

（二）B 型题

A. 胃俞、梁丘　　B. 下脘、梁门　　C. 太冲、期门

D. 胃俞、内庭　　E. 三阴交、膈俞

1. 治疗肝气犯胃所致的胃痛，除选主穴外还可配用（　　）
2. 治疗寒邪犯胃所致的胃痛，除选主穴外还可配用（　　）
3. 治疗瘀血停胃所致的胃痛，除选主穴外还可配用（　　）
4. 治疗胃阴不足所致的胃痛，除选主穴外还可配用（　　）
5. 治疗饮食伤胃所致的胃痛，除选主穴外还可配用（　　）

【正确答案】C、A、E、D、B　　【易错答案】C、A、D、E、B

【答案分析】此题考查胃痛的辨证配穴。依据穴位主治特点选用相应的配穴。

A. 脾俞、胃俞　　B. 合谷、外关　　C. 梁门、下脘

D. 公孙、丰隆　　E. 太冲、期门

6. 治疗肝气犯胃所致的呕吐，除选主穴外还可配用（　　）
7. 治疗痰饮所致的呕吐，除选主穴外还可配用（　　）
8. 治疗食滞所致的呕吐，除选主穴外还可配用（　　）
9. 治疗脾胃虚寒所致的呕吐，除选主穴外还可配用（　　）

【正确答案】E、D、C、A　　【易错答案】E、D、B、A

【答案分析】此题考查呕吐的辨证配穴。依据穴位主治特点选用相应的配穴。

A. 脾俞、胃俞　　B. 胃俞、建里　　C. 梁门、下脘

D. 内庭、天枢　　E. 太冲、期门

10. 治疗气机郁滞所致的呃逆，除选主穴外还可配用（　　）

11. 治疗胃寒积滞所致的呃逆，除选主穴外还可配用（　　）

12. 治疗胃火上逆所致的呃逆，除选主穴外还可配用（　　）

13. 治疗脾胃虚弱所致的呃逆，除选主穴外还可配用（　　）

【正确答案】E、B、D、A　　【易错答案】E、C、D、A

【答案分析】此题考查呃逆的辨证配穴。依据穴位主治特点选用相应的配穴。

（三）X 型题

1. 耳针治疗胃痛可选（　　）

A. 胃　　B. 肝　　C. 神门、交感

D. 十二指肠　　E. 脾

【正确答案】ABCDE　　【易错答案】漏选

【答案分析】此题考查胃痛的耳针治疗。耳针：取胃、十二指肠、脾、肝、神门、交感。每次选用 3~5 穴，毫针刺法或压丸法。

2. 治疗胃痛的主穴是（　　）

A. 胃俞　　B. 内关　　C. 足三里

D. 中脘　　E. 公孙

【正确答案】BCDE　　【易错答案】A

【答案分析】此题考查胃痛的主穴。

3. 胃痛取中脘、胃俞属（　　）

A. 原络配穴　　B. 俞募配穴　　C. 表里配穴

D. 前后配穴　　E. 远近配穴

【正确答案】BD　　【易错答案】E

【答案分析】此题考查中脘、胃俞的定位、特定穴及俞募配穴。

4. 脾胃虚寒型胃痛的治法是（　　）

A. 补法　　B. 泻法　　C. 平补平泻

D. 灸法　　E. 刺络法

【正确答案】AD　　【易错答案】漏选

【答案分析】虚证用补法，寒证用灸法。故选 AD。

5. 与胃痛关系密切的脏腑是（　　）

A. 胆　　B. 肝　　C. 大肠

D. 三焦　　E. 脾

【正确答案】BE　　【易错答案】A、D

【答案分析】本病病位在胃，与肝、脾关系密切。

6. 与胃痛症状有相似之处的常见疾病有（　　）

A. 肝胆疾患　　B. 胰腺炎　　C. 阑尾炎

D. 痛经　　E. 心肌梗死

【正确答案】ABE　　【易错答案】C、D

【答案分析】此题考查胃痛的鉴别诊断。胃痛的临床表现有时可与肝胆疾患及胰腺炎相似，应注意鉴别。也要注意与心肌梗死相鉴别。

7. 胃痛患者平时忌（　　）

A. 淡食　　B. 暴饮暴食　　C. 生冷

D. 素食　　E. 刺激性食物

【正确答案】BCE　　【易错答案】D

【答案分析】此题考查胃痛的调养。平时要注意饮食规律，忌食刺激食物，还要调畅情志。

8. 治疗呕吐的主穴是（　　）

A. 中脘　　B. 内关　　C. 足三里

D. 胃俞　　E. 肝俞

【正确答案】ABC　　【易错答案】D、E

【答案分析】此题考查呕吐的主穴。

9. 耳针治疗呕吐可选（　　）

A. 胃、贲门　　B. 交感　　C. 神门

D. 脾、食道　　E. 肝

【正确答案】ABCDE　　【易错答案】漏选

【答案分析】此题考查呕吐的耳针治疗。耳针：取胃、贲门、食道、交感、神门、脾、肝。每次选用 3~4 穴，毫针刺法，或埋针法、压丸法。

10. 治疗呃逆的主穴是（　　）

A. 中脘　　B. 内关　　C. 足三里

D. 膻中　　E. 膈俞

【正确答案】ABCDE　　【易错答案】漏选

【答案分析】此题考查呃逆的主穴。

（四）病案分析题

患者，女，41 岁。平素嗜食辛辣刺激食物，1 个月前与家人发生口角，情志不舒，此后常出现腹部胀痛，过及两胁，心烦善叹息，嗳气频作，饮食欠佳，呕逆酸苦，时有胃脘部烧灼感，大便不爽，舌红苔薄白，脉沉弦。请写出本病的中医诊断、证型、治法、针灸处方和方义。

【正确答案】

中医诊断：胃痛；辨证分型：肝气犯胃。

治法：和胃止痛。取胃的募穴、下合穴为主。

针灸处方：中脘、足三里、内关、公孙、太冲、期门。

方义：本病病位在胃，中脘为胃之募、腑之会，穴居胃脘部，故可健运中州，调理胃气；足三里为胃的下合穴，可通调胃气，两穴远近相配，可通调腑气，和胃止痛，凡胃脘疼痛，不论寒热虚实，均可使用；内关为手厥阴心包经的络穴，又为八脉交会穴，通于阴维脉，“阴维为病苦心痛”，可畅达三焦气机，理气降逆，和胃止痛；公孙为足太阴脾经的络穴，也为八脉交会穴，通于冲脉，“冲脉为病，逆气里急”，可调理脾胃，平逆止痛，与内关相配，专治心、胸、胃的病症。

【易错答案】方义分析不全面，尤其是八脉交会穴的分析容易遗漏。

【答案分析】方义分析中，内关穴为八脉交会穴，通于阴维脉，“阴维为病苦心痛”；公孙通于冲脉，“冲脉为病，逆气里急”，涉及奇经八脉功能的原文，容易被选择性地忽略，造成方义分析不全面。

第十三节　泄泻

◎ **重点** ◎

泄泻的病因、病位、基本病机、中医辨证和主穴

◎ **难点** ◎

泄泻的中医辨证和主穴

精选习题

扫码获取同步习题

（一）A 型题

患者赵某，男，67 岁。因素有腹泻加重 1 周前来就诊。自述因与他人口角后胸胁胀闷，出现嗳气食少，泄泻，腹痛攻窜作痛，矢气频作。舌红，苔薄白，脉弦。

1. 其证候是（　　）

A. 肝气犯胃　　B. 寒湿内盛　　C. 肝气乘脾

D. 肾阳不足　　E. 脾胃虚弱

2. 其主穴是（　　）

A. 足三里、天枢、上巨虚、三阴交、神阙

B. 大肠俞、天枢、上巨虚、三阴交、神阙

C. 关元、天枢、上巨虚、三阴交、大肠俞
D. 期门、天枢、上巨虚、三阴交、大肠俞
E. 大肠俞、天枢、上巨虚、三阴交、阴陵泉

3. 其配穴是（　　）

A. 行间、太冲　　B. 丰隆、劳宫　　C. 期门、太冲
D. 脾俞、肾俞　　E. 脾俞、太冲

【正确答案】C、B、C　　【易错答案】C、B、E

【答案分析】此题考查泄泻的辨证分型以及治疗。依据辨证要点进行脏腑辨证，依据穴位主治特点选用相应的配穴。

4. 患者，男，因暴饮暴食后脘腹胀痛，拒按，嗳腐吞酸，恶食，得吐泻后痛减，苔厚腻，脉滑，宜配取（　　）

A. 梁丘、胃俞　　B. 太冲、期门　　C. 三阴交、膈俞
D. 胃俞、内庭　　E. 下脘、梁门

【正确答案】E　　【易错答案】D

【答案分析】此题考查泄泻的辨证分型，依据辨证要点为食滞肠胃，配穴为下脘、梁门。

5. 治疗泄泻，天枢配大肠俞、上巨虚的作用是（　　）

A. 健脾利湿　　B. 调理肝肾　　C. 疏导气机
D. 调理肠腑止泻　　E. 疏肝和胃

【正确答案】D　　【易错答案】A

【答案分析】此题考查泄泻的主穴方义。病位在肠，故取大肠的募穴天枢、背俞穴大肠俞，属俞募配穴法，与大肠之下合穴上巨虚合用，可调理肠腑而止泻。

6. 治疗寒湿内盛泄泻，除主穴外应加（　　）

A. 太白　　B. 神阙　　C. 丰隆
D. 阴陵泉　　E. 三阴交

【正确答案】D　　【易错答案】C

【答案分析】此题考查泄泻的配穴。寒湿内盛配阴陵泉、脾俞，健脾祛湿。丰隆以祛痰为主。

7. 下列腧穴具有健脾化湿作用的是（　　）

A. 大椎　　B. 隐白　　C. 合谷
D. 阴陵泉　　E. 曲泽

【正确答案】D　　【易错答案】B

【答案分析】此题考查穴位的主治特点。

8. 下列腧穴治疗泄泻病首选（　　）

A. 脾俞　　B. 上巨虚　　C. 合谷
D. 三阴交　　E. 太渊

【正确答案】B　　　　【易错答案】D

【答案分析】泄泻病位在肠，合治内腑，故首选大肠的下合穴上巨虚。

（二）B型题

A. 下脘、梁门　　B. 太冲、期门　　C. 肾俞、命门
D. 曲池、下巨虚　　E. 阴陵泉、脾俞　　F. 脾俞、足三里

1. 治疗腹痛即泻，泻下急迫，大便黄褐臭秽，肛门灼热，发热，口渴喜冷饮，小便短赤，舌红，苔黄腻，脉濡数，除主穴外可配用（　　）

2. 治疗暴饮暴食后腹满胀痛、拒按，泻后痛减，大便臭如败卵，纳呆，嗳腐吞酸，苔垢或厚腻，脉滑，除主穴外可配用（　　）

3. 治疗胸胁胀闷，嗳气食少，泄泻、腹痛、肠鸣每因情志不畅时发作或加重，攻窜作痛，矢气频作，舌红，苔薄白，脉弦，除主穴外可配用（　　）

4. 治疗晨起泄泻，泻下完谷，泻后则安，脐腹冷痛，喜暖喜按，形寒肢冷，面色㿠白，舌胖而淡，苔白，脉沉细，除主穴外可配用（　　）

5. 治疗大便清稀或如水样，腹痛肠鸣，得热则舒，脘闷食少，或兼见恶寒，发热等，苔白滑，脉濡缓，除主穴外可配用（　　）

6. 治疗大便溏薄，或完谷不化，迁延反复，稍进油腻食物则便次增多，腹部隐痛喜按，神疲乏力，面色萎黄，舌淡，苔薄白，脉细，除主穴外可配用（　　）

【正确答案】D、A、B、C、E、F　　【易错答案】D、A、B、C、F、E

【答案分析】此题考查泄泻的辨证分型以及治疗。依据辨证要点进行脏腑辨证，依据穴位主治特点选用相应的配穴。腹痛即泻，泻下急迫，大便黄褐臭秽，肛门灼热，发热，口渴喜冷饮，小便短赤，舌红，苔黄腻，脉濡数，为肠腑湿热；暴饮暴食后腹满胀痛、拒按，泻后痛减，大便臭如败卵，纳呆，嗳腐吞酸，苔垢或厚腻，脉滑，为食滞肠胃；胸胁胀闷，嗳气食少，泄泻、腹痛、肠鸣每因情志不畅时发作或加重，攻窜作痛，矢气频作，舌红，苔薄白，脉弦，为肝气乘脾；晨起泄泻，泻下完谷，泻后则安，脐腹冷痛，喜暖喜按，形寒肢冷，面色㿠白，舌胖而淡，苔白，脉沉细，为肾阳虚衰；大便清稀或如水样，腹痛肠鸣，得热则舒，脘闷食少，或兼见恶寒，发热等，苔白滑，脉濡缓，为寒湿内盛；大便溏薄，或完谷不化，迁延反复，稍进油腻食物则便次增多，腹部隐痛喜按，神疲乏力，面色萎黄，舌淡，苔薄白，脉细为脾胃虚弱。

A. 脾虚　　B. 湿盛
C. 两者均是　　D. 两者均非

7. 导致泄泻发生的重要因素是（　　）

8. 导致痢疾发生的主要因素是（　　）

【正确答案】C、D　　【易错答案】C、C

【答案分析】此题考查泄泻、痢疾的基本病机。泄泻基本病机是脾虚湿盛，肠道分清泌浊、传导功能失司。痢疾的基本病机是气血壅滞，肠道传化失司。

A. 天枢、上巨虚　　B. 下脘

C. 两者皆是　　D. 两者皆非

9. 治疗泄泻主穴宜取（　　）

10. 治疗痢疾主穴宜取（　　）

【正确答案】A、A　　【易错答案】B、B

【答案分析】此题考查治疗泄泻、痢疾的主穴。治疗泄泻的主穴：大肠俞、天枢、上巨虚、三阴交、神阙；治疗痢疾主穴：天枢、上巨虚、合谷、三阴交。

A. 寒湿内盛　　B. 肠腑湿热　　C. 肾阳虚衰

D. 脾胃虚弱　　E. 肝气乘脾

11. 患者，女，22 岁。大便溏薄，迁延反复，稍进油腻食物则便次增多，腹部隐痛喜按，兼见神疲乏力，面色萎黄，舌淡，苔薄白，脉细。证属（　　）

12. 患者，女，34 岁。大便清稀如水样，腹痛肠鸣，脘闷食少，兼见恶寒发热，苔白滑，脉濡缓。证属（　　）

13. 患者，男，40 岁。近日来大便次数增多，腹痛即泻，泻下急迫，大便黄褐臭秽，肛门灼热，伴发热，口渴喜冷饮，小便短赤，舌红，苔黄腻，脉濡数。证属（　　）

14. 患者，男，60 岁。近月余晨起泄泻，泻下完谷，泻后则安，脐腹冷痛，喜暖喜按，伴形寒肢冷，面色㿠白，舌胖而淡，苔白，脉沉细。证属（　　）

【正确答案】D、A、B、C　　【易错答案】D、B、A、C

【答案分析】此题考查泄泻的辨证分型，依据辨证要点进行脏腑辨证。

（三）X 型题

1. 耳针治疗泄泻宜选（　　）

A. 脾、胃　　B. 大肠　　C. 神门

D. 肾上腺　　E. 肝、肾

【正确答案】ABCE　　【易错答案】D

【答案分析】此题考查治疗泄泻的耳穴。泄泻病位在肠，与脾、胃、肝、肾等脏腑密切相关。

2. 泄泻病变主要涉及的脏腑是（　　）

A. 脾　　B. 胃　　C. 肝

D. 肾　　E. 大肠

【正确答案】ABCDE　　【易错答案】漏选

【答案分析】本病病位在肠，与脾、胃、肝、肾等脏腑密切相关。

3. 针灸治疗泄泻，取穴以大肠的（　　）为主

A. 郄穴　　B. 络穴　　C. 俞穴

D. 募穴　　E. 下合穴

【正确答案】CDE　　【易错答案】A、B

【答案分析】此题考查泄泻的治法。泄泻为腑病，腑病的取穴规律一般为背俞穴配合募穴以及下合穴为主，泄泻取大肠的背俞穴、募穴及下合穴为主。

第十四节　痢疾

◎ 重点 ◎

痢疾的病因、病位、基本病机、中医辨证和主穴

◎ 难点 ◎

痢疾的中医辨证和主穴

精选习题

扫码获取同步习题

（一）A 型题

针灸治疗痢疾以哪项为主（　　）

A. 募穴、原穴　　B. 募穴、背俞穴　　C. 募穴、下合穴

D. 原穴、下合穴　　E. 原穴、背俞穴

【正确答案】C　　【易错答案】B

【答案分析】此题考查痢疾的治法。痢疾的治法为通肠导滞，调气和血。取大肠的募穴、下合穴为主。

（二）B 型题

A. 大椎、十宣　　B. 脾俞、足三里　　C. 内关、中脘

D. 关元、阴陵泉　　E. 曲池、内庭

1. 下痢时发时止，日久不愈，常因饮食不慎、受凉、劳累而发，发则便中带有赤白黏冻，或伴有脱肛，舌淡，苔腻，脉细。治疗除主穴外可配用（　　）

2. 下痢赤白脓血，恶心呕吐，不能进食，苔腻，脉滑。治疗除主穴外可配用（　　）

3. 发病急骤，腹痛剧烈，痢下脓血，壮热口渴，头痛烦躁，甚则神昏、痉厥，舌红绛，苔黄燥，脉滑数。治疗除主穴外可配用（　　）

4. 下痢赤白脓血，赤多白少，肛门灼热疼痛，小便短赤，苔黄腻，脉滑数。治疗除主穴外可配用（　　）

5. 腹痛拘急，下痢赤白黏冻，白多赤少，或纯为白冻，头身困重，苔白腻，脉濡缓。治疗除主穴外可配用（　　）

【正确答案】B、C、A、E、D　　【易错答案】D、C、A、E、B

【答案分析】此题考查痢疾的辨证分型以及治疗。依据辨证要点进行脏腑辨证，依据穴位主治特点选用相应的配穴。

A. 中脘、气海　　B. 百会、气海　　C. 脾俞、足三里

D. 曲池、内庭　　E. 合谷、天枢、上巨虚、三阴交

6. 治疗休息痢的配穴是（　　）

7. 治疗久痢脱肛的配穴是（　　）

【正确答案】C、B　　【易错答案】顺序颠倒

【答案分析】此题考查痢疾的配穴治疗。依据辨证要点进行脏腑辨证，依据穴位主治特点选用相应的配穴。

（三）X 型题

治疗痢疾的主穴为（　　）

A. 三阴交　　B. 百会　　C. 下巨虚

D. 天枢　　E. 合谷

【正确答案】ADE　　【易错答案】B、C

【答案分析】此题考查治疗痢疾的主穴。治疗痢疾的主穴为合谷、天枢、上巨虚、三阴交。百会为久痢脱肛的配穴，下巨虚为小肠的下合穴，而痢疾应用大肠的下合穴上巨虚。

第十五节　便秘

◎ 重点 ◎

便秘的病因、病位、基本病机、中医辨证和主穴

◎ 难点 ◎

便秘的中医辨证和主穴

精选习题

扫码获取
同步习题

（一）A 型题

1. 便秘的基本治法是（　　）

A. 调肠通便　　B. 清热利湿，通经活络　　C. 疏肝和胃，行滞通便

D. 调理肠胃，补益脾肾　　E. 调理肠胃，通经活络

【正确答案】A　　【易错答案】E

【答案分析】此题考查便秘的基本治法。基本病机是大肠传导不利，故治法为调肠通便。

2. 下列不是治疗便秘主穴的是（　　）

A. 天枢　　B. 大肠俞　　C. 支沟

D. 大巨　　E. 照海

【正确答案】D　　【易错答案】E

【答案分析】此题考查治疗便秘的主穴。治疗便秘的主穴为天枢、大肠俞、上巨虚、支沟、照海。

3. 针灸治疗便秘的正确取穴方法是（　　）

A. 以大肠的俞、募穴及下合穴为主　B. 取三焦经以宣通三焦气机

C. 取肝经荥穴以疏肝解郁　D. 取脾、俞胃俞以扶助中气

E. 以温通下焦阳气为主

【正确答案】A　　【易错答案】B

【答案分析】此题考查便秘的治法。便秘的治法为调肠通便。取大肠的背俞穴、募穴及下合穴为主。

4. 患者，男，69 岁。症见大便秘结不通，排便艰涩难解，虽有便意，但排出不畅，便质不干硬，神疲气怯，面色无华，头晕心悸，舌淡嫩，苔薄，脉细弱。治疗除主穴外可配（　　）

A. 合谷、腹结　B. 中脘、太冲　C. 关元、神阙

D. 关元、脾俞　E. 关元、下巨虚

【正确答案】D　　【易错答案】E

【答案分析】此题考查便秘的配穴治疗。依据辨证要点进行脏腑辨证，依据穴位主治特点选用相应的配穴。此证型为虚秘，须配伍关元、脾俞。关元、下巨虚用于便秘中大便干结症状的配穴治疗。

（二）B 型题

A. 通调肠腑　B. 宣通三焦

C. 两者皆是　D. 两者皆非

1. 治疗便秘选取支沟穴的作用是（　　）

2. 治疗便秘选取天枢穴的作用是（　　）

【正确答案】C、A　　【易错答案】C、C

【答案分析】此题考查便秘的主穴的方义。天枢为大肠的募穴，可通调大肠腑气。支沟手少阳三焦经穴位，可以宣通三焦气机，通调肠腑。二者有区别。

（三）X 型题

1. 便秘的辨证分型是（　　）

A. 热秘　B. 气秘　C. 虚秘

D. 寒秘　E. 冷秘

【正确答案】ABCE　　【易错答案】D

【答案分析】此题考查便秘的辨证分型。寒秘是干扰项。

2. 针刺治疗便秘，除主穴外，热结还应配（　　）

A. 太冲　B. 腹结　C. 合谷

D. 中脘　E. 关元

【正确答案】BC　【易错答案】D、E

【答案分析】此题考查便秘的配穴。太冲、中脘为气秘的配穴，关元为虚秘的配穴。

3. 针刺治疗便秘，除主穴外，冷秘还应配伍（　　）

A. 关元　B. 神阙　C. 天枢

D. 照海　E. 脾俞

【正确答案】AB　【易错答案】C、D

【答案分析】此题考查便秘的配穴。除外关元、神阙，其余 3 项为主穴。

4. 便秘的治疗中，可以用灸法的证型是（　　）

A. 热秘　B. 冷秘　C. 气秘

D. 虚秘　E. 大便干结

【正确答案】BD　【易错答案】C

【答案分析】此题考查治疗便秘的操作。气秘为实证，不宜用灸法。

5. 针刺治疗便秘要穴是（　　）

A. 大肠俞　B. 天枢　C. 照海

D. 支沟　E. 上巨虚

【正确答案】ABCDE　【易错答案】漏选

【答案分析】此题考查治疗便秘的主穴。治疗便秘的主穴为天枢、大肠俞、上巨虚、支沟、照海。

6. 针刺治疗便秘，下列属于经验选穴的是（　　）

A. 大肠俞　B. 照海　C. 天枢

D. 支沟　E. 上巨虚

【正确答案】BD　【易错答案】C、E

【答案分析】此题考查治疗便秘的主穴。支沟宣通三焦气机，照海滋阴，取之可增液行舟，两穴均是治疗便秘的经验要穴。

（四）病案分析题

患者，女，59 岁。排便困难，2 日 1 次，大便干燥，需经常使用开塞露等药物方能排便。面色皖白，唇甲无华，头晕，神疲乏力，声音低弱，舌淡苔薄，脉细弱无力。请写出本病的中医诊断、证型、治法、针灸处方和方义。

【正确答案】

中医诊断：便秘；辨证分型：虚秘。

治法：调肠通便。取大肠的背俞穴、募穴及下合穴为主。

针灸处方：天枢、大肠俞、上巨虚、支沟、照海、关元、脾俞。

方义：天枢为大肠的募穴，与大肠俞同用为俞募配穴法，上巨虚为大肠之下合穴，三穴共用可通调大肠腑气，腑气通则大肠传导功能复常；支沟宣通三焦气机，照海滋阴，取之可增液行舟，两穴均是治疗便秘的经验效穴。

【易错答案】辨证错误。

【答案分析】依据辨证要点，“面色㿠白，唇甲无华，头晕，神疲乏力，声音低弱，舌淡苔薄，脉细弱无力”，可诊断为虚秘。

第十六节　肠易激综合征

◎ **重点** ◎

肠易激综合征的病因、病位、基本病机、中医辨证和主穴

◎ **难点** ◎

肠易激综合征的中医辨证和主穴

精选习题

扫码获取
同步习题

（一）A 型题

肠易激综合征的治法的是（　　）

A. 通调腑气，缓急止痛　　B. 健脾利湿，调肠止泻　　C. 通肠导滞，调气和血

D. 调和肝脾，理气通腑　　E. 调肠通便

【正确答案】D　　【易错答案】B

【答案分析】此题考查肠易激综合征的治法。通调腑气，缓急止痛为腹痛的治法；健脾利湿，调肠止泻为泄泻的治法；通肠导滞，调气和血为痢疾的治法；调肠通便为便秘的治法。故正确答案为D。

（二）B 型题

A. 太冲、公孙　　B. 脾俞、章门　　C. 肾俞、关元

D. 内庭、曲池　　E. 肝俞、行间　　F. 合谷、曲池

1. 肠易激综合征患者，症见腹痛泄泻，泄下急迫或不爽，肛门灼热，烦渴欲饮，口干口苦，舌红，苔黄腻，脉滑数。治疗除外主穴还可以配伍（　　）

2. 肠易激综合征患者，症见腹痛隐隐，大便时溏时泻，劳累后或受凉后发作或加重，神疲纳呆，四肢倦怠，舌淡有齿痕，苔白腻，脉虚弱。治疗除外主穴还可以配伍（　　）

3. 肠易激综合征患者，症见大便秘结难下，少腹胀痛，口干口臭，舌红，苔黄燥少津，脉数。

治疗除外主穴还可以配伍（　　）

4. 肠易激综合征患者，症见晨起腹痛即泻，腹部冷痛，得温痛减，腰膝酸软，纳差，舌淡，苔白滑，脉沉细。治疗除外主穴还可以配伍（　　）

5. 肠易激综合征患者，症见大便干结，腹痛腹胀，每遇情志不舒时加重，善太息，嗳气频作，舌淡红，苔薄白或黄，脉弦。治疗除外主穴还可以配伍（　　）

6. 肠易激综合征患者，症见腹痛则泻，泻后痛减，发作多与情绪相关，平素急躁易怒，善叹息，或两肋胀满，舌淡胖有齿痕，脉弦细。治疗除外主穴还可以配伍（　　）

【正确答案】D、B、F、C、E、A　　【易错答案】顺序颠倒

【答案分析】此题考查肠易激综合征的辨证以及配穴。依据辨证要点进行脏腑辨证，腹痛泄泻，泄下急迫或不爽，肛门灼热，烦渴欲饮，口干口苦，舌红，苔黄腻，脉滑数，为脾胃湿热；腹痛隐隐，大便时溏时泻，劳累后或受凉后发作或加重，神疲纳呆，四肢倦怠，舌淡有齿痕，苔白腻，脉虚弱，为脾虚湿滞；大便秘结难下，少腹胀痛，口干口臭，舌红，苔黄燥少津，脉数，为肠道燥热；晨起腹痛即泻，腹部冷痛，得温痛减，腰膝酸软，纳差，舌淡，苔白滑，脉沉细，为脾肾阳虚；大便干结，腹痛腹胀，每遇情志不舒时加重，善太息，嗳气频作，舌淡红，苔薄白或黄，脉弦，为肝郁气滞；腹痛则泻，泻后痛减，发作多与情绪相关，平素急躁易怒，善叹息，或两肋胀满，为肝郁脾虚。依据穴位主治特点选用相应的配穴。

A. 神庭、神门　　B. 中脘、内关　　C. 关元、神阙
D. 支沟、照海　　E. 丰隆、阴陵泉

7. 治疗肠易激综合征伴腹胀明显者可配伍（　　）

8. 治疗肠易激综合征伴腹泻明显者可配伍（　　）

9. 治疗肠易激综合征伴便秘明显者可配伍（　　）

10. 治疗肠易激综合征伴情绪症状明显者可配伍（　　）

【正确答案】B、C、D、A　　【易错答案】顺序颠倒

【答案分析】此题考查肠易激综合征的配穴。依据伴随的症状以及穴位主治特点选用相应的配穴。

（三）X 型题

1. 针刺治疗肠易激综合征以什么穴位为主（　　）

A. 大肠的合穴　　B. 大肠的下合穴　　C. 大肠的募穴
D. 大肠的背俞穴　　E. 大肠经的募穴

【正确答案】BCD　　【易错答案】A、E

【答案分析】此题考查肠易激综合征的取穴。“合治内腑”指的大肠的下合穴，不是指手阳明大肠经的合穴，故 A 错误；募穴是脏腑之气深聚于胸腹部的腧穴，是脏腑的募穴，不是经脉的募穴，故 E 错误。肠易激综合征的病变部位在肠，为腑病，故一般规律是用下合穴、募穴、背俞穴取穴为主。

2. 治疗肠易激综合征的主穴是（　　）

A. 大肠俞　　B. 上巨虚　　C. 天枢

D. 足三里　　E. 下巨虚

【正确答案】ABCD　　【易错答案】E

【答案分析】此题考查肠易激综合征的主穴。下巨虚为小肠的下合穴，上巨虚为大肠的下合穴，很容易混淆。此处应该为大肠的下合穴，故 E 错误。

3. 取穴以大肠的下合穴、募穴、背俞穴为主的疾病是（　　）

A. 肠易激综合征　　B. 便秘　　C. 痢疾

D. 泄泻　　E. 腹痛

【正确答案】ABD　　【易错答案】C、E

【答案分析】此题考查疾病的取穴。腹痛以相应的募穴、下合穴为主；痢疾以大肠的募穴、下合穴为主。肠易激综合征、便秘、泄泻均以大肠的下合穴、募穴、背俞穴为主。故选 ABD。

第十七节　胁痛

◎ **重点** ◎

胁痛的病因、病位、基本病机、中医辨证和主穴

◎ **难点** ◎

胁痛的中医辨证和主穴

精选习题

扫码获取同步习题

（一）A 型题

1. 与形成胁痛关系最密切的脏腑是（　　）

A. 肝肾　　B. 肝胆　　C. 脾肾

D. 肺肾　　E. 肝脾

【正确答案】B　　【易错答案】C

【答案分析】胁痛病位在胁肋，病变脏腑主要在肝、胆，与脾、胃、肾有关。依据题干，应该选择肝胆。

2. 下列不是治疗胁痛主穴的是（　　）

A. 期门　　B. 支沟　　C. 阳陵泉

D. 肝俞　　E. 太冲

【正确答案】D　　【易错答案】A

【答案分析】此题考查胁痛的治疗。

（二）B型题

A. 膈俞、血海　　B. 行间、阴陵泉　　C. 脾俞、足三里
D. 肝俞、肾俞　　E. 太冲、内关

1. 治疗肝郁气滞型胁痛，除主穴外可配用（　　）
2. 治疗肝胆湿热型胁痛，除主穴外可配用（　　）
3. 治疗瘀血阻络型胁痛，除主穴外可配用（　　）
4. 治疗肝阴不足型胁痛，除主穴外可配用（　　）

【正确答案】E、B、A、D　　【易错答案】B、E、A、D

【答案分析】此题考查胁痛的配穴治疗。依据辨证要点进行脏腑辨证，依据穴位主治特点选用相应的配穴。

（三）X型题

1. 治疗胁痛的主穴为（　　）

A. 足三里　　B. 支沟　　C. 阳陵泉
D. 期门　　E. 丘墟

【正确答案】BCDE　　【易错答案】A

【答案分析】此题考查治疗胁痛的主穴。治疗胁痛的主穴为期门、阳陵泉、支沟、丘墟。

2. 治疗胁痛可取耳穴（　　）

A. 枕　　B. 神门　　C. 肝
D. 胸　　E. 胆

【正确答案】BCDE　　【易错答案】A

【答案分析】此题考查胁痛的耳针治疗。耳针：取肝、胆、胸、神门。毫针刺法或压丸法。

（四）病案分析题

患者，女，51岁。因转身搬动物体之后，感觉右侧胁肋部刺痛，咳嗽、喷嚏或活动时疼痛加重，舌质紫暗，脉涩。请写出本病的中医诊断、证型、治法、针灸处方和方义。

【正确答案】

中医诊断：胁痛；辨证分型：瘀血阻络。

治法：疏肝利胆，活络止痛。取足厥阴、足少阳经穴为主。

针灸处方：期门、阳陵泉、支沟、丘墟、膈俞、血海。

方义：肝胆两经布于胁肋，期门为肝的募穴，位居胁肋部，取之既可疏泄肝胆气机，又可直接疏通胁肋部经络而止痛；阳陵泉为胆的下合穴，支沟为三焦经经穴，二穴均为治胁痛之验穴，一上一下和解少阳，疏泄肝胆；丘墟为胆的原穴，与阳陵泉相配，可疏肝利胆，活络止痛。

【易错答案】主穴不全面。

【答案分析】治疗胁痛主穴的选取方法包括近部选穴、远部选穴和对症选穴。期门为近部选穴，阳陵泉、丘墟为循经远取，支沟为对症取穴。

第十八节 水肿

◎ 重点 ◎

水肿的病因、病位、基本病机、中医辨证和主穴

◎ 难点 ◎

水肿的中医辨证和主穴

精选习题

扫码获取同步习题

(一) A 型题

1. 患者，男。全身水肿，自诉昨日面目微肿，继而水肿遍及全身，查体见水肿遍及全身，以腰上为主，皮肤光亮，按之凹陷易复，心烦，小便短少发黄，舌淡苔厚，脉滑。治疗时在辨证的基础上选取主穴后，配穴可用（　　）

A. 三焦俞、委阳　　B. 水分、水道　　C. 阴陵泉、水突

D. 三阴交、关元　　E. 肺俞、列缺

【正确答案】E　　【易错答案】D

【答案分析】此题考查水肿的脏腑辨证及配穴。依据辨证要点，此为阳水，配穴为肺俞、列缺。三阴交、关元为阴水的配穴。

2. 患者，男。起病较缓，初起足跗微肿，继则腹、背、面部等逐渐浮肿，肿势时起时消，按之凹陷难复，气色晦暗，小便清利或短涩，舌淡，苔白，脉沉细或迟。治疗时在辨证的基础上选取主穴后，配穴可用（　　）

A. 三焦俞、委阳　　B. 水分、水道　　C. 阴陵泉、水突

D. 三阴交、关元　　E. 肺俞、列缺

【正确答案】D　　【易错答案】E

【答案分析】此题考查水肿的脏腑辨证及配穴。依据辨证要点，此为阴水，配穴为三阴交、关元。肺俞、列缺为阳水的配穴。

(二) B 型题

A. 利水渗湿　　B. 通调三焦气机、利水消肿　　C. 利尿行水效穴

D. 清利下焦湿热　　E. 以上均不是

1. 治疗水肿的主穴中，取三焦俞配委阳的方义（　　）

2. 治疗水肿的主穴中，取水分和水道的方义（　　）

3. 治疗水肿的主穴中，取阴陵泉的方义（　　）

【正确答案】B、C、A　　【易错答案】B、C、D

【答案分析】此题考查水肿的方义。三焦俞配三焦的下合穴委阳，可通调三焦气机，利水消肿；水分、水道为利尿行水效穴；阴陵泉利水渗湿。

（三）X 型题

1. 以下为水肿主穴的是（　　）

A. 三焦俞　　B. 委阳　　C. 水分

D. 水道　　E. 阴陵泉

【正确答案】ABCDE　　【易错答案】漏选

【答案分析】此题考查治疗水肿的主穴。

2. 水肿的取穴以什么为主（　　）

A. 三焦的募穴　　B. 三焦的背俞穴　　C. 三焦经的背俞穴

D. 三焦的下合穴　　E. 三焦经的下合穴

【正确答案】BD　　【易错答案】A、C、E

【答案分析】概念要清楚，背俞穴、募穴及下合穴为脏腑的背俞穴、募穴及下合穴，而不是经脉的。治疗水肿以取三焦的背俞穴、下合穴为主。故正确答案为 BD。

第十九节　癃闭

◎ 重点 ◎

癃闭的病因、病位、基本病机、中医辨证和主穴

◎ 难点 ◎

癃闭的中医辨证和主穴

精选习题

扫码获取同步习题

（一）A 型题

癃闭的病变位置在（　　）

A. 肾　　B. 膀胱　　C. 肺

D. 脾　　E. 肝

【正确答案】B　　【易错答案】A

【答案分析】此题考查癃闭的病变位置。癃闭的病位在膀胱。

(二) B 型题

A. 委中、行间　B. 尺泽、肺俞　C. 太冲、蠡沟
D. 大敦　E. 膈俞、血海

1. 治疗实证癃闭，小便点滴不通，或量少而短赤灼热，小腹胀满，口苦口黏，或口渴不欲饮，舌红，苔黄腻，脉数。其配穴为（　）

2. 治疗实证癃闭，小便滴沥不畅，甚至阻塞不通，小腹胀满疼痛，舌紫暗或有瘀点，脉涩。其配穴为（　）

3. 治疗实证癃闭，小便不通，或通而不畅，胁腹胀满，多烦善怒，舌红，苔薄黄，脉弦。其配穴为（　）

4. 治疗实证癃闭，小便不畅或点滴不通，咽干，烦渴欲饮，呼吸急促，或有咳嗽，舌红，苔薄黄，脉数。其配穴为（　）

【正确答案】A、E、C、B　【易错答案】A、E、D、B

【答案分析】此题考查实证癃闭的辨证分型以及配穴治疗。依据题干的辨证要点，小便点滴不通，或量少而短赤灼热，小腹胀满，口苦口黏，或口渴不欲饮，舌红，苔黄腻，脉数，为膀胱湿热。小便不通，或通而不畅，胁腹胀满，多烦善怒，舌红，苔薄黄，脉弦，为肝郁气滞。小便滴沥不畅，甚至阻塞不通，小腹胀满疼痛，舌紫暗或有瘀点，脉涩，为浊瘀阻塞。小便不畅或点滴不通，咽干，烦渴欲饮，呼吸急促，或有咳嗽，舌红，苔薄黄，脉数，为肺热壅盛。依据穴位主治特点选用相应的配穴。易出错的是肝郁气滞者，用太冲、蠡沟可以疏肝理气，调理膀胱、行气通闭。

A. 委中、行间　B. 脾俞、足三里　C. 太冲、蠡沟
D. 肾俞、大钟　E. 膈俞、血海

5. 治疗虚证癃闭，小便不通或点滴不爽，排出无力，腰膝酸软，精神不振，舌淡，苔薄，脉沉细。其配穴为（　）

6. 治疗虚证癃闭，少腹坠胀，时欲小便而不得出，或量少不畅，气短，语声低微，食欲不振，舌淡，苔白，脉细弱。其配穴为（　）

【正确答案】D、B　【易错答案】C、E

【答案分析】此题考查虚证癃闭的辨证和配穴治疗。依据题干的辨证要点，小便不通或点滴不爽，排出无力，腰膝酸软，精神不振，舌淡，苔薄，脉沉细，为肾气亏虚。少腹坠胀，时欲小便而不得出，或量少不畅，气短，语声低微，食欲不振，舌淡，苔白，脉细弱，为脾气虚弱。依据穴位主治特点选用相应的配穴。

A. 关元、中极、膀胱俞、三阴交　B. 中极、膀胱俞、委阳、三阴交、阴陵泉
C. 中极、膀胱俞、肾俞、京门、三阴交　D. 中极、膀胱俞、三阴交、阴陵泉
E. 关元、中极、三阴交、归来

7. 治疗肾绞痛应首选的主穴是（ ）
8. 治疗癃闭应首选的主穴是（ ）
9. 治疗淋证应首选的主穴是（ ）

【正确答案】C、B、D 【易错答案】D、C、B

【答案分析】此题对比考查治疗肾绞痛、癃闭、淋证的主穴。癃闭和淋证主穴的区别为委阳。三焦水道的通利与否，不仅影响水液运行的迟速，而且也必然影响有关脏腑对水液的输布与排泄功能。故癃闭主穴中的下合穴为手少阳三焦经的委阳。肾绞痛病位在肾、膀胱。京门、肾俞、中极、膀胱俞分别是肾与膀胱的俞募穴，为俞募配穴法。

（三）X 型题

1. 治疗脾气虚弱型的癃闭，除主穴外加（ ）

A. 中极 B. 脾俞 C. 膀胱俞
D. 复溜 E. 足三里

【正确答案】BE 【易错答案】A、D

【答案分析】此题考查癃闭的配穴治疗。依据穴位主治特点选用相应的配穴。

2. 治疗癃闭的虚证以何穴位为主（ ）

A. 募穴 B. 合穴 C. 背俞穴
D. 原穴 E. 下合穴

【正确答案】ACE 【易错答案】B

【答案分析】此题考查癃闭的治疗。癃闭的病位在膀胱，腑病一般的取穴规律是背俞穴、募穴、下合穴。“合治内腑”，故应用下合穴治疗六腑病，而非五输穴中的合穴。B 项为干扰项。

3. 治疗癃闭的主穴有（ ）

A. 委阳 B. 阴陵泉 C. 三阴交
D. 中极 E. 膀胱俞

【正确答案】ABCDE 【易错答案】漏选

【答案分析】此题考查治疗癃闭的主穴。治疗癃闭，取膀胱的背俞穴、募穴、下合穴为主。中极为膀胱的募穴，与膀胱的背俞穴膀胱俞相配，属俞募配穴法，可调理膀胱气化功能，通利小便；委阳为三焦的下合穴，可通调三焦气机，三阴交为足三阴经的交会穴，可调理肝、脾、肾，二穴合用，共助膀胱气化；阴陵泉清利下焦湿热，通利小便。

4. 治疗肾气亏虚型癃闭的配穴所属的经脉是（ ）

A. 足少阴肾经 B. 足太阴脾经 C. 足太阳膀胱经
D. 手少阳三焦经 E. 督脉

【正确答案】AC 【易错答案】B

【答案分析】此题考查治疗癃闭的配穴。依据肾气亏虚的辨证，配穴为肾俞、大钟，分别位于足太阳膀胱经、足少阴肾经上。

5. 治疗膀胱湿热型癃闭的主穴是（　　）

A. 阴陵泉　　B. 肾俞　　C. 中极

D. 三阴交　　E. 膀胱俞

【正确答案】ACDE　　【易错答案】B

【答案分析】此题考查治疗癃闭的主穴。治疗癃闭的主穴为中极、膀胱俞、委阳、三阴交、阴陵泉。不管什么证型，主穴均是这5个穴位。

（四）问答题

1. 解释癃和闭。

【正确答案】癃闭是以小便量少，点滴而出，甚则小便闭塞不通为主要临床表现的病证。“癃”是指小便不利，点滴而短少，病势较缓。“闭”是指小便闭塞，点滴不通，病势较急。癃与闭都是指排尿困难，只是程度上的不同，故常合称“癃闭”。

【易错答案】癃和闭的解释相反。

【答案分析】概念一定要准确。

2. 肾气亏虚型癃闭和水肿阴水都有小便不利的症状，其取穴中相同的是哪几个穴，治疗上有何区别？

【正确答案】治疗肾气亏虚型癃闭的穴位为中极、膀胱俞、委阳、三阴交、阴陵泉、肾俞、大钟；治疗水肿阴水的穴位为三焦俞、委阳、水分、水道、阴陵泉、三阴交、关元。故取穴相同的有三阴交、委阳、阴陵泉。癃闭的治疗以膀胱的背俞穴、募穴、下合穴为主，肾气亏虚可温针灸。水肿阴水的治疗以三焦的背俞穴、下合穴为主，阴水可加灸。

【易错答案】阴水的答案不完全。

【答案分析】同为小便不利，虽然证型相似，但基本病机不同，治疗有差异。水肿的基本病机是肺失通调，脾失转输，肾失开阖，三焦气化不利。癃闭的基本病机是膀胱气化功能失常。

（五）病案分析题

患者，男，32岁。自述近日小便量少，热赤，淋沥不爽，排尿困难，小腹作胀，舌质红苔黄，脉数。请写出本病的中医诊断、证型、治法、针灸处方和方义。

【正确答案】

中医诊断：癃闭；辨证分型：膀胱湿热。

治法：调理膀胱，行气通闭。取膀胱的背俞穴、募穴、下合穴为主。

针灸处方：中极、膀胱俞、委阳、三阴交、阴陵泉、委中、行间。

方义：中极为膀胱的募穴，与膀胱的背俞穴膀胱俞相配，属俞募配穴法，可调理膀胱气化功能，通利小便；委阳为三焦的下合穴，可通调三焦气机，三阴交为足三阴经的交会穴，可调理肝、脾、肾，二穴合用，共助膀胱气化；阴陵泉清利下焦湿热，通利小便。

【易错答案】错将主穴中委阳换成委中。

【答案分析】癃闭的治法取膀胱的背俞穴、募穴、下合穴为主。但实际主穴中并没有用到膀胱的下合穴，而是用三焦的下合穴委阳，可通调三焦气机，气机通畅，小便得利。

第二十节　淋证

◎ **重点** ◎

淋证的病因、病位、基本病机、中医辨证和主穴

◎ **难点** ◎

淋证的中医辨证和主穴

精选习题

扫码获取
同步习题

（一）A 型题

1. 患者，男，60 岁。小便短数，灼热刺痛 3 天，伴小腹胀痛，大便干，小便黄，舌红苔黄腻。其证候为（　　）

A. 石淋　　B. 热淋　　C. 膏淋

D. 劳淋　　E. 气淋

【正确答案】B　　【易错答案】A

【答案分析】此题考查淋证的辨证。依据辨证要点进行辨证分型。

2. 患者，女，30 岁。尿频、尿急、尿痛、尿色深红，夹有血块 1 天，兼有发热，苔黄，脉细数。针刺首选处方为（　　）

A. 肾俞、脾俞、命门、关元、阴陵泉、三阴交、血海

B. 阴陵泉、血海、三阴交、中极、膀胱俞、膈俞

C. 膀胱俞、中极、血海、三阴交

D. 膀胱俞、中极、委阳、然谷、行间、太溪

E. 阴陵泉、三阴交、关元、中极、行间、太溪

【正确答案】B　　【易错答案】C

【答案分析】此题考查淋证的辨证及治疗。依据辨证要点进行辨证分型，依据穴位的主治选择合适的配穴。依据题干，辨证为血淋，主穴为中极、膀胱俞、三阴交、阴陵泉，配穴膈俞、血海。故选 C 项为干扰项，穴位不全。

（二）B 型题

A. 脾俞、肾俞　　B. 委中、行间　　C. 秩边透水道
D. 蠡沟、太冲　　E. 关元、下巨虚

1. 治疗热淋除主穴外需配穴（　　）
2. 治疗石淋除主穴外需配穴（　　）
3. 治疗劳淋除主穴外需配穴（　　）
4. 治疗气淋除主穴外需配穴（　　）
5. 治疗膏淋除主穴外需配穴（　　）

【正确答案】B、C、A、D、E　　【易错答案】错选

【答案分析】此题考查各种淋证的配穴。热淋配委中、行间；石淋配秩边透水道、委阳；血淋配膈俞、血海；气淋配蠡沟、太冲；膏淋配关元、下巨虚；劳淋配脾俞、肾俞。错选原因是对各证型辨识不准。

（三）X 型题

下面属于淋证症状的是（　　）

A. 小便频数短涩，滴沥刺痛，欲出未尽　　B. 小腹拘急，或痛引腰腹
C. 便浑浊如米泔水，置之沉淀如絮状　　D. 尿中时夹砂石，小便艰涩
E. 小便热涩刺痛，尿色深红或夹有血块

【正确答案】ABCDE　　【易错答案】漏选

【答案分析】此题考查淋证的临床表现。淋证的主症是尿频，尿急，尿痛，常伴有排尿不畅、小腹拘急或痛引腰腹等症状。A、B 为淋证的主要临床表现。淋证根据症状分为 6 种，即热淋、石淋、血淋、气淋、膏淋、劳淋。C 为膏淋的症状，D 为石淋的症状，E 为血淋的症状。

第二十一节　遗精、阳痿、早泄

◎ 重点 ◎

1. 遗精的病因、病位、基本病机、中医辨证和主穴
2. 阳痿的病因、病位、基本病机、中医辨证和主穴
3. 早泄的病因、病位、基本病机、中医辨证和主穴

◎ 难点 ◎

1. 遗精的中医辨证和主穴
2. 阳痿的中医辨证和主穴
3. 早泄的中医辨证和主穴

精选习题

扫码获取
同步习题

（一）A 型题

1. 遗精的治法是（　　）

A. 补益肾气　　B. 养阴生津　　C. 疏肝益肾
D. 调肾固摄　　E. 健脾益肾

【正确答案】D　　【易错答案】A

【答案分析】此题考查遗精的治法。本病病位在肾，基本病机是肾失封藏，精关不固，故治法是调肾固摄。

2. 早泄的治法是（　　）

A. 补益肾气　　B. 养阴生津　　C. 疏肝益肾
D. 调肾固精　　E. 健脾益肾

【正确答案】D　　【易错答案】A

【答案分析】此题考查早泄的治法。本病病位在肾、肝，基本病机是肾失封藏，精关不固，故治法是调肾固精。

（二）B 型题

A. 百会　　B. 肾俞、太溪　　C. 心俞、脾俞
D. 复溜、气海　　E. 神门、厉兑

1. 治疗遗精心脾两虚者，配穴宜加（　　）
2. 治疗遗精肾气不固者，配穴宜加（　　）

【正确答案】C、D　　【易错答案】C、B

【答案分析】此题考查遗精的配穴。肾俞、太溪为主穴中的穴位。

A. 百会　　B. 神门、然谷　　C. 心俞、脾俞
D. 复溜、气海　　E. 中极、阴陵泉

3. 治疗遗精阴虚火旺者，配穴宜加（　　）
4. 治疗遗精湿热下注者，配穴宜加（　　）

【正确答案】B、E　　【易错答案】B、A

【答案分析】此题考查遗精的配穴。百会为主穴中的穴位。

A. 任脉穴　　B. 肾的背俞穴、原穴
C. 二者皆是　　D. 二者皆非

5. 治疗阳痿宜取（　　）
6. 治疗遗精宜取（　　）

【正确答案】C、C　　【易错答案】A、A

【答案分析】此题考查遗精、阳痿的治法。阳痿的基本病机为宗筋失养，弛缓不振。遗精的基本病机是肾失封藏，精关不固。二者均取任脉穴及肾的背俞穴、原穴为主。

A. 太溪　B. 复溜　C. 命门
D. 志室　E. 心俞、脾俞

7. 治疗阳痿命门火衰者，配穴宜加（　　）

8. 治疗阳痿心脾两虚者，配穴宜加（　　）

【正确答案】C、E　【易错答案】A、E

【答案分析】此题考查阳痿的配穴。依据穴位的主治选择合适的配穴。命门火衰需要温补肾阳，太溪为肾之原穴，可滋阴补肾，命门可温补肾阳，故应该选择命门。

（三）X 型题

1. 针刺治疗阳痿的治法是（　　）

A. 补益中焦　B. 补益肾气　C. 补益肾阳
D. 补益心脾　E. 荣养宗筋

【正确答案】BE　【易错答案】A、C、D

【答案分析】此题考查阳痿的治法。本病病位在宗筋，基本病机是宗筋失养，弛缓不振，故治法是补益肾气，荣养宗筋。而其他干扰选项是针对不同证型阳痿的治法。

2. 针刺治疗遗精的主穴是（　　）

A. 太溪　B. 神门　C. 志室
D. 关元　E. 大赫

【正确答案】ACD　【易错答案】B

【答案分析】此题考查治疗遗精的主穴。治疗遗精的主穴为关元、肾俞、太溪、志室、三阴交。遗精的基本病机是肾失封藏、精关不固。治法调肾固精，取任脉穴及肾的背俞穴、原穴为主。关元为任脉与足三阴经的交会穴，可补益下元虚损，振奋肾气，肾俞为肾的背俞穴，太溪为肾之原穴，配志室可补肾固精；三阴交为足三阴经交会穴，善调肝、脾、肾之经气而固摄精关。

3. 针刺治疗早泄的主穴是（　　）

A. 太溪　B. 肾俞　C. 志室
D. 关元　E. 三阴交

【正确答案】ABCDE　【易错答案】漏选

【答案分析】此题考查治疗早泄的主穴。早泄的基本病机是肾失封藏，精关不固，故取任脉穴及肾的背俞穴、原穴。治疗早泄的主穴为关元、肾俞、太溪、志室、三阴交。

4. 针刺治疗阳痿的主穴是（　　）

A. 太溪　B. 肾俞　C. 志室
D. 关元　E. 三阴交

【正确答案】ABDE　　【易错答案】C

【答案分析】此题考查治疗阳痿的主穴。阳痿的治法为补益肾气，荣养宗筋。取任脉穴及肾的背俞穴、原穴为主。任脉穴关元，肾的背俞穴、原穴分别为肾俞和太溪，三阴交是肝、脾、肾三经的交会穴。故其主穴为关元、肾俞、太溪、三阴交。

5. 阳痿的辨证分型有（　　）

A. 命门火衰　　B. 惊恐伤肾　　C. 心脾两虚

D. 湿热下注　　E. 肝郁气滞

【正确答案】ABCDE　　【易错答案】漏选

【答案分析】此题考查阳痿的辨证分型。

第二十二节　不育症

◎ **重点** ◎

不育症的病因、病位、基本病机、中医辨证和主穴

◎ **难点** ◎

不育症的中医辨证和主穴

精选习题

扫码获取同步习题

（一）A 型题

不育症是指男子婚后多久，性生活正常，未行避孕，不能使女方怀孕（　　）

A. 半年　　B. 1 年　　C. 1 年半

D. 2 年　　E. 3 年

【正确答案】B　　【易错答案】D

【答案分析】此题考查不育症的诊断。男性不育症是指育龄夫妇同居 1 年以上，性生活正常、未采取任何避孕措施，由于男方原因使女方不能受孕的病证。

（二）B 型题

A. 秩边、中极　　B. 脾俞、胃俞　　C. 太冲、膈俞

D. 命门、大赫　　E. 天枢、上巨虚

1. 治疗不育，兼精液量少，或死精过高，或精液黏稠不化，精神疲惫，腰膝酸软，头晕耳鸣，舌淡，脉细弱。除主穴外，还可配伍（　　）

2. 治疗不育，兼面色萎黄，懒言乏力，心悸失眠，头晕目眩，纳呆便溏，舌淡，脉细弱。除主穴外，还可配伍（　　）

3. 治疗不育，兼睾丸坠胀，胸闷不舒，舌质暗，脉沉弦。除主穴外，还可配伍（　　）

4. 治疗不育，兼死精过多，或伴遗精，小便短少，尿后滴白，口苦咽干，舌红，苔黄腻，脉滑数。除主穴外，还可配伍（　　）

【正确答案】D、B、C、A　　【易错答案】顺序错误

【答案分析】此题考查不育症的辨证分型以及配穴治疗。依据辨证要点，精液量少，或死精过高，或精液黏稠不化，精神疲惫，腰膝酸软，头晕耳鸣，舌淡，脉细弱，为肾精亏虚。面色萎黄，懒言乏力，心悸失眠，头晕目眩，纳呆便溏，舌淡，脉细弱，为气血虚弱。睾丸坠胀，胸闷不舒，舌质暗，脉沉弦，为气滞血瘀。死精过多，或伴遗精，小便短少，尿后滴白，口苦咽干，舌红，苔黄腻，脉滑数，为湿热下注。配穴治疗依据穴位的主治特点选用。

（三）X 型题

1. 不育症主要见于（　　）

A. 精子减少症　　B. 无精子症　　C. 死精子症

D. 精液不化症　　E. 不射精症

【正确答案】ABCDE　　【易错答案】漏选

【答案分析】此题考查不育症的常见疾病。不育症多见于精子减少症、无精子症、死精子症、精液不化症、不射精症、逆行射精症等。

2. 不育症的主要病因有（　　）

A. 禀赋不足　　B. 恣情纵欲　　C. 劳伤久病

D. 饮食不节　　E. 情志失调

【正确答案】ABC　　【易错答案】D、E

【答案分析】此题考查不育症的病因。不育症属中医学“无子”“无嗣”范畴，其发生常与禀赋不足、恣情纵欲、劳伤久病等因素有关。D、E 不是造成不育症的主因。

3. 针刺治疗不育症的主穴有（　　）

A. 气海、关元　　B. 肾俞、太溪　　C. 三阴交、足三里

D. 脾俞、胃俞　　E. 秩边、中极

【正确答案】ABC　　【易错答案】D、E

【答案分析】此题考查不育症的取穴。治疗不育症的主穴为气海、关元、肾俞、太溪、三阴交、足三里。病位在精宫，且与肾、肝、脾关系密切，任脉起于胞中（男子为精宫），任脉之气海、关元又为任脉与足三阴之交会穴，故取之可调理精宫和肝、脾、肾三脏；肾主生殖，故取肾的背俞穴肾俞、原穴太溪以补肾精、益生殖；三阴交为足三阴交会穴，既可滋补肝肾、健脾益气，又可理气活血、清利湿热，故不论虚实用之皆宜；足三里为胃之下合穴，可补益后天之气，以旺精血生化之源。D、E 为不育症的配穴。气血虚弱配脾俞、胃俞；湿热下注配秩边、中极。

第二十三节　消渴

◎ **重点** ◎

消渴的病因、病位、基本病机、中医辨证和主穴

◎ **难点** ◎

消渴的中医辨证和主穴

扫码获取
同步习题

精选习题

（一）A 型题

1. 消渴的关键病位是（　　）

A. 胃　　B. 肝　　C. 脾

D. 肺　　E. 肾

【正确答案】E　　【易错答案】A

【答案分析】此题考查消渴的病位。消渴的病变脏腑主要在肺、胃、肾，又以肾为关键。故选 E。

2. 不属消渴主症的是（　　）

A. 多饮　　B. 多食　　C. 多尿

D. 烦躁　　E. 形体消瘦

【正确答案】D　　【易错答案】E

【答案分析】此题考查消渴的主症。消渴的主症为多饮、多食、多尿、形体消瘦，或尿有甜味。

3. 属于治疗消渴的经验穴的是（　　）

A. 肺俞　　B. 胃俞　　C. 肾俞

D. 胃脘下俞　　E. 三阴交

【正确答案】D　　【易错答案】E

【答案分析】此题考查治疗消渴的经验穴。治疗消渴的主穴中只有胃脘下俞是经外奇穴，是治疗消渴的经验穴。故正确答案为 D。

（二）B 型题

A. 丰隆、中脘　　B. 内庭、地机　　C. 太渊、少府

D. 复溜、太冲　　E. 复溜、关元

1. 治疗消渴，口渴多饮，口干舌燥，尿频量多，舌边尖红，苔薄黄，脉洪数。宜加（　　）

2. 治疗消渴，多食易饥，形体消瘦，大便干燥，舌苔黄，脉滑实有力。宜加（　　）

3. 治疗消渴，尿频量多，浑浊如脂膏，或尿甜，口干舌燥，舌红，脉细数。宜加（　　）

【正确答案】C、B、D　　　　　　【易错答案】C、B、E

【答案分析】此题考查消渴的配穴。口渴多饮，口干舌燥，尿频量多，舌边尖红，苔薄黄，脉洪数，为上消属肺燥；多食易饥，形体消瘦，大便干燥，舌苔黄，脉滑实有力，为中消属胃热；尿频量多，浑浊如脂膏，或尿甜，口干舌燥，舌红，脉细数，为下消属肾虚。依据上、中、下三消的症状特点及穴位主治特点配伍相应穴位。

（三）X 型题

治疗消渴的主穴为（　　）

A. 胃脘下俞、脾俞　　B. 肾俞　　C. 三阴交

D. 太溪　　E. 肺俞

【正确答案】ABCDE　　　　　　【易错答案】漏选

【答案分析】此题考查治疗消渴的主穴。治疗消渴以取相应的背俞穴为主。消渴因肺燥、胃热、肾虚等所致，故取肺俞以清热润肺、生津止咳，取胃俞、三阴交清胃泻火、和中养阴，取肾俞、太溪以益肾滋阴、增液润燥，胃脘下俞为治疗消渴的经验穴。

（四）问答题

简述治疗消渴主穴的方义。

【正确答案】消渴因肺燥、胃热、肾虚等所致，故取肺俞以清热润肺，生津止渴；取胃俞、三阴交清胃泻火，和中养阴；取肾俞、太溪以益肾滋阴，增液润燥；胃脘下俞为治疗消渴的经验穴。

【易错答案】胃脘下俞位于背部，第 8 胸椎棘突下，后正中线旁开 1.5 寸。容易理解成近部取穴，清胃泻火。

【答案分析】胃脘下俞虽然位于后背部，但属经外奇穴，为治疗消渴的经验穴。

第二十四节　瘿病

◎ 重点 ◎

瘿病的病因、病位、基本病机、中医辨证和主穴

◎ 难点 ◎

瘿病的中医辨证和主穴

精选习题

扫码获取
同步习题

（一）A 型题

瘿病的治疗原则是（　　）

A. 理气化痰，化瘀散结　　B. 清热润燥，养阴生津　　C. 活血化瘀，散结止痛

D. 温阳散寒，行气止痛　　E. 疏肝理气，解郁散结

【正确答案】A　　　　　　　　【易错答案】C

【答案分析】此题考查瘿病的治疗原则。瘿病的发生常与情志内伤、饮食及水土失宜等因素有关。其基本病机是气（火）、痰、瘀互结于颈部，故治疗原则为理气化痰，化瘀散结。

（二）B 型题

A. 太溪、照海　　　　B. 期门、行间　　　　C. 太冲、内关

D. 中脘、血海　　　　E. 足三里、脾俞

1. 颈前喉结两侧肿大结块，兼见结块较硬，胸闷不舒，情志不畅，舌质暗或紫，苔薄白，脉弦或涩。治疗除外主穴外，可配伍的穴位是（　　）

2. 颈前喉结两侧肿大结块，兼见胸闷气短，善太息，病情常随情志波动，苔薄白，脉弦。治疗除外主穴外，可配伍的穴位是（　　）

3. 颈前喉结两侧肿大结块，兼见急躁易怒，眼球突出，面红目赤，口苦咽干，手指颤抖，小便色黄，舌质红，苔薄黄，脉弦数。治疗除外主穴外，可配伍的穴位是（　　）

4. 颈前喉结两侧肿大结块，兼见心烦少寐，手指颤动，眼干目眩，倦怠乏力，舌质红，苔少，脉细数。治疗除外主穴外，可配伍的穴位是（　　）

【正确答案】D、C、B、A　　　　【易错答案】B、C、D、A

【答案分析】此题考查瘿病的辨证分型以及配穴。瘿病兼见胸闷气短，善太息，病情常随情志波动，苔薄白，脉弦，为气郁痰阻。兼见结块较硬，胸闷不舒，情志不畅，舌质暗或紫，苔薄白，脉弦或涩，为痰结血瘀。兼见急躁易怒，眼球突出，面红目赤，口苦咽干，手指颤抖，小便色黄，舌质红，苔薄黄，脉弦数，为肝火上炎。兼见心烦少寐，手指颤动，眼干目眩，倦怠乏力，舌质红，苔少，脉细数，为阴虚火旺。配穴依据穴位主治特点选用。

（三）X 型题

1. 治疗瘿病的主穴有（　　）

A. 阿是穴　　　　B. 天突　　　　C. 膻中

D. 足三里　　　　E. 丰隆

【正确答案】ABCDE　　　　【易错答案】漏选

【答案分析】此题考查瘿病的取穴。本病取阿是穴和足阳明经穴为主，主穴为阿是穴、天突、膻中、足三里、丰隆。瘿结肿于喉部，故取天突、局部阿是穴以疏通气血；膻中为气之会穴，可行气活血，化痰消肿；瘿肿局部为足阳明胃经所过之处，足三里、丰隆为足阳明经穴位，可通经散结、化痰消瘀。

2. 瘿病的别称是（　　）

A. 瘿气　　　　B. 瘿瘤　　　　C. 瘿囊

D. 大脖子病　　　　E. 瘰疬

【正确答案】ABCD　　　　【易错答案】E

【答案分析】此题考查瘿病的别称，A、B、C、D 均是指瘿病。瘿病的肿块在颈部正前方，

肿块一般较大，而瘰疬的患病部位是在颈项的两侧，肿块一般较小，每个约胡豆大，个数多少不等。

（四）问答题

瘿病的针刺操作。

【正确答案】毫针常规刺，天突穴先直刺 0.2~0.3 寸，然后将针柄竖起，针尖向下，沿胸骨后缘刺入 1~1.5 寸；瘿肿局部阿是穴用 1 寸毫针以 45° 围刺，再用 1 根针从囊肿顶部刺入，直达底部，小幅提插捻转，注意勿伤及颈总动脉及喉返神经。

【易错答案】瘿病的针刺操作不全面。

【答案分析】熟练掌握瘿病局部以及天突穴的操作。

第八章　妇儿科病证

◎ **重点** ◎

1. 月经不调的病因、病位、中医辨证和主穴
2. 痛经的病因、病位、中医辨证和主穴
3. 经前期紧张综合征的病因、病位、中医辨证和主穴
4. 经闭的病因、病位、中医辨证和主穴
5. 崩漏的病因、病位、中医辨证和主穴
6. 绝经前后诸症的病因、病位、中医辨证和主穴
7. 带下病的基本病机、中医辨证和主穴
8. 胎位不正的基本病机、中医辨证和主穴
9. 缺乳的基本病机、中医辨证和主穴
10. 阴挺的基本病机、中医辨证和主穴
11. 小儿惊风的基本病机、中医辨证和主穴
12. 疳证的基本病机、中医辨证和主穴
13. 遗尿的基本病机、中医辨证和主穴
14. 小儿脑性瘫痪的基本病机、中医辨证和主穴
15. 注意力缺陷多动症的基本病机、中医辨证和主穴
16. 孤独症的基本病机、中医辨证和主穴

精选习题

扫码获取
同步习题

（一）A 型题

1. 治疗月经先期的主穴是（　　）

A. 关元、三阴交、肾俞、脾俞　B. 关元、三阴交、血海、行间

C. 关元、三阴交、交信、足三里　D. 关元、三阴交、血海

E. 关元、三阴交、血海、足三里

【正确答案】D　　**【易错答案】**E

【答案分析】此题考查治疗月经先期的主穴。其主穴为关元、三阴交、血海。冲任失调是月经先期的主要病机。关元为任脉与足三阴经的交会穴，可益肝肾、调冲任；三阴交为足三阴的交

会穴，可调理肝、脾、肾三脏，养血调经，为治疗月经病的要穴；血海为足太阴经穴，具有和气血、调冲任的作用。实热配行间，虚热配太溪，气虚配足三里、脾俞。

2. 中极、次髎、地机、三阴交、十七椎同用，多用于治疗（　　）

A. 月经先期　　B. 月经后期　　C. 月经先后无定期

D. 痛经　　E. 气滞血瘀经闭

【正确答案】D　　【易错答案】E

【答案分析】此题考查治疗痛经的主穴。中极为任脉穴，与足三阴经交会，可活血化瘀、通络止痛；三阴交为足三阴经的交会穴，可调理肝、脾、肾；地机为足太阴脾经郄穴，足太阴经循行于少腹部，阴经郄穴治疗血证，可调血通经止痛；十七椎、次髎是治疗痛经的经验效穴，单用即效。

3. 治疗气血虚弱的经闭一般选用（　　）

A. 中极、关元、三阴交、归来、血海、足三里

B. 中极、关元、三阴交、归来

C. 中极、关元、三阴交、归来、肾俞、太溪

D. 中极、关元、三阴交、归来、合谷、太冲

E. 中极、关元、三阴交、归来、中脘、丰隆

【正确答案】A　　【易错答案】B

【答案分析】此题考查气血虚弱型经闭的穴位。经闭的治法为调理冲任，活血通经。取任脉及足太阴、足阳明经穴为主。关元、中极为任脉与足三阴经交会穴，位近胞宫，均是治疗月经病的要穴；三阴交可调理肝、脾、肾及冲任二脉；归来位于下腹部，具有活血调经作用，以上诸穴是治疗经闭的主穴。气血虚弱配足三里、血海以补血活血。

4. 用中极、关元、三阴交、归来、合谷、太冲诸穴组成处方，可用于治疗（　　）

A. 痛经实证　　B. 月经先期　　C. 气血虚弱经闭

D. 气滞血瘀经闭　　E. 月经后期

【正确答案】D　　【易错答案】C

【答案分析】此题考查气滞血瘀型经闭的穴位。由中极、关元、三阴交、归来推断为治疗经闭的主穴。气滞血瘀型配伍合谷、太冲。故答案为D。

5. 治疗脾虚型崩漏，除针刺主穴外，还应加用（　　）

A. 气海、胃俞　　B. 脾俞、足三里　　C. 膻中、内关

D. 百会、中极　　E. 脾俞、中极

【正确答案】B　　【易错答案】A

【答案分析】此题考查脾虚型崩漏的配穴。应配伍健脾益气的穴位，即脾俞和足三里。

6. 治疗脾虚湿盛带下病，除用主穴外，还应加用（　　）

A. 阴陵泉、行间　　B. 中极、三阴交　　C. 脾俞、足三里

D. 肾俞、三阴交　　E. 阴陵泉、中极

【正确答案】C　　【易错答案】E

【答案分析】此题考查脾虚湿盛带下病的配穴。崩漏的治法为调理冲任，固崩止漏。取任脉及足太阴经穴为主。关元为任脉与足三阴经的交会穴，有益元气、固脾肾、调冲任、理经血的作用；三阴交为足三阴经交会穴，可健脾调肝固肾；隐白为足太阴井穴，可健脾统血，为治疗崩漏的经验效穴。脾虚型崩漏配脾之背俞脾俞、足三里。

7. 用艾灸矫正胎位，成功率最高的妊娠月份是（　　）

A. 8 个月　　B. 7 个月　　C. 6 个月

D. 5 个月　　E. 4 个月

【正确答案】B　　【易错答案】A

【答案分析】艾灸矫正胎位不正疗效确切，对孕妇、胎儿均无不良影响。但应掌握最佳的治疗时机，妊娠 28~32 周期间成功率较高。若针灸治疗数次无效，应查明原因。

8. 治疗乳汁不通、乳房胀痛，应选用的处方是（　　）

A. 膻中、乳根、少泽　　B. 膻中、乳根、少冲

C. 膻中、乳根、至阴　　D. 膻中、乳根、内关、少泽、太冲

E. 膻中、乳根、至阴、期门

【正确答案】D　　【易错答案】A

【答案分析】此题考查肝气郁结型缺乳的针灸处方。缺乳的基本病机为乳络不通，或乳汁生化不足。主穴取膻中、乳根、少泽。乳中位于两乳之间，为气会，虚证补之能益气养血生乳，实证泻之能理气开郁通乳；少泽为手太阳经井穴，小肠经主液所生病，且配五行属金，能疏泄肝木之郁，善通乳络，为生乳、通乳之经验效穴。肝气郁结配内关、太冲以疏肝理气。A 项为缺乳的主穴，没有配穴。少冲、至阴不是治疗缺乳的穴位。故选 D。

9. 在针灸治疗方法中，对于脱肛、子宫脱垂等证最好用（　　）

A. 平补平泻针法　　B. 针用泻法　　C. 灸用泻法

D. 只针不灸　　E. 针灸同施

【正确答案】E　　【易错答案】A

【答案分析】此题考查脱肛、子宫脱垂的操作。脱肛的基本病机为中气下陷或湿热下注，主穴取百会、长强、大肠俞、承山，百会可用灸法，余穴常规针刺。子宫脱垂的基本病机为气虚下陷，主穴取百会、气海、大赫、子宫、维道，百会沿前后方向平刺，先针后灸或针灸同施，维道向会阴方向针刺，余穴常规针刺。因此操作需要针灸同施。

10. 治疗月经不调，主要取（　　）

A. 督脉、任脉穴　　B. 任脉、足少阴经穴　　C. 足太阴、足少阴经穴

D. 任脉、足太阴经穴　　E. 督脉、足太阴经穴

【正确答案】D　　【易错答案】B

【答案分析】此题考查月经不调的治法。月经先期、月经先后不定期以取任脉及足太阴经穴为主。月经后期取任脉及足阳明、太阴经穴为主。故选D。

11. 临床上治疗胎位不正，常选（　　）

A. 气海　　B. 关元　　C. 足三里

D. 至阴　　E. 百会

【正确答案】D　　【易错答案】C

【答案分析】此题考查胎位不正的治疗。至阴为足太阳膀胱经井穴，配五行属金，足太阳经气由此交入足少阴肾经，能助肾水，调肾气，且按全息理论，至阴穴所在位置对应于骶部正中线，为矫正胎位之经验效穴。

12. 小儿急惊风，其脉象除弦滑外，还可见（　　）

A. 洪大　　B. 浮数　　C. 浮细

D. 细数　　E. 促脉

【正确答案】B　　【易错答案】A

【答案分析】此题考查小儿急惊风的症状。外感惊风脉浮数；痰热生风，脉浮数或弦滑。惊恐惊风，脉律不整。故选B。

13. 治疗小儿遗尿，除选用关元、三阴交、膀胱俞外，还应加用（　　）

A. 中极　　B. 阴陵泉　　C. 气海

D. 足三里　　E. 神阙

【正确答案】A　　【易错答案】C

【答案分析】此题考查小儿遗尿的主穴。中极乃膀胱之募穴，配背俞穴膀胱俞，为俞募配穴法，可调理膀胱气化功能。故选A。

14. 治疗疳证，常选（　　）

A. 中脘、足三里、三阴交、商丘　　B. 下脘、足三里、关元、公孙

C. 中脘、足三里、四缝、脾俞　　D. 上脘、足三里、四缝、脾俞

E. 下脘、足三里、三阴交、公孙

【正确答案】C　　【易错答案】D

【答案分析】此题考查疳证的主穴。疳积的基本病机是脾胃受损，气血津液亏耗。治法为健脾益胃，消积导滞，取胃的募穴、下合穴为主。本病病位在脾胃，中脘乃胃募、腑会穴，足三里是胃之下合穴，合脾之背俞穴，共奏健运脾胃、化滞消疳之效；四缝为经外奇穴，是治疗疳积的经验效穴。而D项中上脘穴的健运脾胃、化滞消疳之效不如中脘。故选C。

15. 治疗疳疾的经验效穴是（　　）

A. 神阙　　B. 足三里　　C. 关元

D. 中极　　E. 四缝

【正确答案】E　　【易错答案】B

【答案分析】此题考查疳证的主穴。其中四缝为经外奇穴，是治疗疳积的经验效穴。

16. 肝、脾、肾三经交会，可健脾摄血、补肝益肾，为治疗妇科疾病要穴的是（　　）

A. 膻中　　B. 关元　　C. 期门

D. 曲泉　　E. 三阴交

【正确答案】E　　【易错答案】B

【答案分析】根据题干，肝、脾、肾三经交会为三阴交；月经不调、痛经、经闭、绝经前后诸症、带下病共同的主穴是三阴交，提示三阴交为治疗妇科疾病的要穴。

17. 小儿积滞，若伴呕吐，除选用主穴外，还应加用（　　）

A. 中脘　　B. 天枢　　C. 内关

D. 足三里　　E. 三阴交

【正确答案】C　　【易错答案】A

【答案分析】此题考查小儿积滞的配穴。呕吐配内关。

18. 治疗小儿脑性瘫痪的针灸处方是（　　）

A. 百会、风府、四神聪、悬钟、足三里

B. 百会、大椎、四神聪、足三里、关元、太冲

C. 百会、大椎、神门、关元、悬钟、三阴交

D. 百会、气海、四神聪、关元、悬钟、合谷

E. 百会、气海、四神聪、悬钟、足三里

【正确答案】A　　【易错答案】E

【答案分析】此题考查小儿脑性瘫痪的主穴。本病的基本病机是脑髓失充，五脏不足。治法为健脑益智，调补五脏，取督脉穴为主。主穴取百会、风府、四神聪、悬钟、足三里。脑为髓海，其输上在百会，下在风府，故取百会、风府以补髓健脑、开窍益智；四神聪为经外奇穴，有宁神醒脑益智之功；悬钟为髓之会穴，可益髓充脑、强壮筋骨；足三里为胃的下合穴，可培补后天之本，化生气血，滋养筋骨、脑髓、五脏。

19. 小儿脑性瘫痪，治疗除选用主穴外，若伴语言障碍，常加用（　　）

A. 脾俞、百会　　B. 肝俞、肾俞　　C. 哑门、通里

D. 环跳、阳陵泉　　E. 耳门、听宫

【正确答案】C　　【易错答案】E

【答案分析】此题考查小儿脑性瘫痪的配穴。哑门、通里是治疗语言障碍的要穴。耳门、听宫是治疗耳部疾病的穴位。故选 C。

20. 患者月经期推迟，经色淡晦，小腹冷痛，畏寒喜热，脉沉，应选用的穴位是（　　）

A. 气海、三阴交、太冲、血海、足三里　　B. 气海、三阴交、关元、归来、命门

C. 气海、三阴交、归来、脾俞、肾俞　　D. 气海、三阴交、归来、太冲

E. 气海、三阴交、归来、肾俞、太溪

【正确答案】B　　　　　　　　【易错答案】E

【答案分析】此题考查月经后期的主穴与配穴。治法为温经散寒，补血调经，取任脉及足阳明、太阴经穴为主。主穴取气海、归来、三阴交。气海为任脉经穴，可和气血、调冲任；归来为胃经穴位，穴近胞宫，具有调经活血的作用；三阴交为足三阴经的交会穴，可调理脾、肝、肾三脏，养血调经，为治疗月经病的要穴。通过题干，可辨证为血寒型，配伍关元、命门。

21. 与月经不调关系密切的脏腑是（　　）

A. 心、肝、肾　　B. 肝、脾、肾　　C. 心、脾、肾

D. 肺、脾、肾　　E. 心、肝、肺

【正确答案】B　　　　　　　　【易错答案】C

【答案分析】月经不调的发生常与房劳多产、饮食伤脾、感受寒邪、情志不畅等因素有关。本病病位在胞宫，与冲、任二脉及肾、肝、脾关系密切。

22. 患者从未月经来潮，而诊断为"闭经"的最低年龄是（　　）

A. 16 周岁　　B. 17 周岁　　C. 18 周岁

D. 19 周岁　　E. 20 周岁

【正确答案】A　　　　　　　　【易错答案】C

【答案分析】经闭指年逾 16 周岁月经尚未来潮，或已行经又中断 6 个月经周期以上的病证。故选 A。

23. 治疗血热型崩漏，最适宜选用（　　）

A. 关元、三阴交、隐白、内关、足三里　　B. 关元、三阴交、隐白、内关、太溪

C. 关元、三阴交、隐白、脾俞、足三里　　D. 关元、三阴交、隐白、血海、地机

E. 关元、三阴交、隐白、百会、水泉

【正确答案】D　　　　　　　　【易错答案】A

【答案分析】此题考查崩漏的针灸处方。主穴：关元、三阴交、隐白。关元为任脉与足三阴经的交会穴，有益元气、固脾肾、调冲任、理经血的作用；三阴交为足三阴的交会穴，可健脾、调肝、固肾；隐白为足太阴井穴，可健脾统血，为治疗崩漏经验效穴。血热型配伍血海、地机。

24. 患者，女，22 岁。症见行经期间少腹疼痛，腹痛下坠，经色淡，头晕，心悸，舌淡，脉细，辨证为（　　）

A. 气滞血瘀　　B. 寒凝血瘀　　C. 气血虚弱

D. 肾气亏损　　E. 肝肾阴虚

【正确答案】C　　　　　　　　【易错答案】D

【答案分析】根据题干的辨证要点"行经期间少腹疼痛，腹痛下坠，经色淡，头晕，心悸，舌淡，脉细"，可诊断为痛经，证型为气血虚弱。

25. 预防痛经可在月经来潮前几日开始针灸（　　）

A. 3~6 日　　B. 3~7 日　　C. 3~8 日

D. 3~9 日　　E. 3~10 日

【正确答案】B　　【易错答案】C

【答案分析】针灸对原发性痛经有较好的疗效。预防痛经则多在经前 3~7 日开始，连续治疗 3 个月经周期为 1 个疗程。

26. 治疗缺乳，少泽的操作宜（　　）

A. 针用补法　　B. 针用泻法　　C. 针用平补平泻法

D. 浅刺　　E. 针上加灸

【正确答案】D　　【易错答案】C

【答案分析】此题考查少泽的操作。少泽为手太阳经井穴，操作宜浅刺。

27. 阴挺治疗处方中，所取经穴所属经脉是（　　）

A. 任脉　　B. 督脉　　C. 任、督脉

D. 足少阴　　E. 足少阳

【正确答案】C　　【易错答案】B

【答案分析】取任脉、督脉穴为主。督、任、冲三脉同起于胞宫，百会属于督脉，位于颠顶，可升阳举陷、固摄胞宫；气海属于任脉，邻近胞宫，可调理冲任、益气固胞。故选 C。

28. 治疗小儿急惊风口噤者，最宜选用（　　）

A. 水沟、印堂、十宣、合谷、太冲、列缺、丰隆

B. 水沟、印堂、大椎、十宣、合谷、太冲、曲池

C. 水沟、印堂、太冲、合谷、颊车

D. 水沟、印堂、大椎、合谷、曲池、列缺

E. 水沟、印堂、大椎、合谷、太冲、十宣

【正确答案】C　　【易错答案】B

【答案分析】小儿急惊风多因外感时邪、痰热内蕴、暴受惊恐引起。本病的基本病机为热极生风或肝风内动，治法为醒脑开窍，息风镇惊，取督脉穴及足厥阴经穴为主。主穴取水沟、印堂、合谷、太冲。水沟、印堂位居督脉，有醒脑开窍、醒神镇惊之功；合谷、太冲相配谓开“四关”，擅长息风镇惊，为治疗惊厥的常用效穴。口噤配颊车。

29. 治疗疳证大便下虫，除选主穴外，还宜加用（　　）

A. 四缝　　B. 百虫窝　　C. 中脘

D. 上脘　　E. 足三里

【正确答案】B　　【易错答案】A

【答案分析】此题考查疳证大便下虫的配穴。大便下虫配百虫窝和天枢穴。

30. 不孕症是指育龄妇女婚后正常性生活，未避孕而几年以上不怀孕者（　　）

A. 半年　　B. 1 年　　C. 1 年半

D. 2 年　　E. 3 年

【正确答案】B　　　　　　　　【易错答案】D

【答案分析】不孕症是指女子婚后未避孕，有正常性生活，配偶生殖功能正常，同居1年以上而未受孕者；或曾有过孕育史，而后未避孕，又连续2年未再受孕者。

31. 治疗胎位不正的主要方法是（　　）

A. 针刺　　B. 艾灸　　C. 穴位注射

D. 三棱针放血　　E. 皮肤针叩刺

【正确答案】B　　　　　　　　【易错答案】A

【答案分析】嘱孕妇排空小便，解松腰带，坐于靠背椅上或半仰卧于床上，将艾条点燃后对准至阴穴进行温和灸或雀啄灸，每次15~20分钟，每日1~2次，灸至胎位转正。也可用针刺法，但手法要轻。故主要方法是灸法，选B。

（二）B型题

A. 关元、三阴交、血海、太冲　　B. 关元、三阴交、血海

C. 关元、三阴交、足三里、太冲　　D. 气海、三阴交、归来

E. 关元、三阴交

1. 治疗月经先期选用（　　）

2. 治疗月经后期选用（　　）

3. 治疗月经先后不定期选用（　　）

【正确答案】B、D、E　　　　　　【易错答案】A、C、E

【答案分析】此题考查治疗月经不调的主穴。月经先期的治法为清热益气调经，取任脉及足太阴经穴为主，主穴为关元、三阴交、血海。月经后期的治法为温经散寒，补血调经，取任脉及足阳明、太阴经穴为主，主穴为气海、归来、三阴交。月经先后无定期的治法为疏肝益肾，调理冲任，取任脉及足太阴经穴为主，主穴为关元、三阴交。

A. 太溪、肾俞、中极、关元、归来、三阴交

B. 太溪、肾俞、中极、三阴交、地机、十七椎、次髎

C. 中极、次髎、地机

D. 中极、关元、归来、三阴交、中脘、丰隆

E. 中极、合谷、足三里、地机、血海

4. 治疗痛经，兼绵绵作痛，腰酸，耳鸣，月经量少质稀，舌淡，脉沉细。选用（　　）

5. 治疗经闭，兼见形体肥胖，胸满痰多，苔腻，脉滑。选用（　　）

6. 治疗经闭，兼见腰膝酸软，头晕耳鸣，舌淡，苔白，脉沉细。选用（　　）

【正确答案】B、D、A　　　　　　【易错答案】C、E、A

【答案分析】此题考查不同证型痛经及经闭的针灸处方。痛经，兼绵绵作痛，腰酸，耳鸣，月经量少质稀，舌淡，脉沉细，为肾气亏损型痛经。经闭，兼见形体肥胖，胸满痰多，苔腻，脉滑，为痰湿阻滞型经闭。经闭，兼见腰膝酸软，头晕耳鸣，舌淡，苔白，脉沉细，为肾气亏虚型经闭。

痛经主穴为中极、三阴交、地机、十七椎、次髎，肾气亏损型配伍太溪、肾俞。经闭主穴为中极、关元、归来、三阴交，痰湿阻滞型配伍中脘、丰隆；肾气亏虚型配伍太溪、肾俞。

A. 关元、三阴交、隐白、血海、水泉　　B. 关元、三阴交、隐白、内关、足三里
C. 关元、三阴交、隐白、血海、地机　　D. 关元、三阴交、隐白、肾俞、太溪
E. 关元、三阴交、隐白、脾俞、足三里

7. 治疗崩漏见血色鲜红，兼有心烦口渴，舌红，苔黄，脉弦。选用（　　）

8. 治疗崩漏久不止，兼腰膝肢冷，夜尿频多，舌淡、苔薄，脉沉细。选用（　　）

9. 治疗崩漏见血色淡，兼头晕心悸，舌淡，苔薄，脉细。选用（　　）

【正确答案】C、D、E　　【易错答案】C、D、B

【答案分析】此题考查崩漏的配穴。崩漏见血色鲜红，兼有心烦口渴，舌红苔黄，脉弦，辨证为血热，在主穴基础上选用血海、地机。崩漏久不止，兼腰膝肢冷，夜尿频多，舌淡苔薄，脉沉细，辨证为肾虚，在主穴基础上选用肾俞、太溪。崩漏见血色淡，兼头晕心悸，舌淡苔薄，脉细，辨证为脾虚，在主穴基础上选用脾俞、足三里。

A. 太冲、期门　　B. 阴陵泉、内关、膈俞　　C. 中脘、丰隆
D. 太溪、命门　　E. 内关、膻中

10. 治疗实证不孕除主穴外，兼月经后期或经期先后不定，月经量少，乳房胀痛，烦躁易怒，善太息，舌红，苔薄白，脉弦。宜加（　　）

11. 治疗实证不孕除主穴外，兼经行延后，甚或闭经，带下量多，形体肥胖，胸闷泛恶，舌淡胖，苔白腻，脉滑。宜加（　　）

【正确答案】A、C　　【易错答案】顺序颠倒

【答案分析】此题考查实证不孕的辨证分型及配穴治疗。依据辨证要点进行辨证分型。不孕兼月经后期或经期先后不定，月经量少，乳房胀痛，烦躁易怒，善太息，舌红，苔薄白，脉弦，为肝气郁结。不孕兼经行延后，甚或闭经，带下量多，形体肥胖，胸闷泛恶，舌淡胖，苔白腻，脉滑，为痰湿阻滞。配穴依据腧穴主治特点配伍应用。

A. 太溪、太冲　　B. 中极　　C. 丰隆
D. 照海　　E. 心俞、脾俞

12. 治疗小儿注意力缺陷多动症，兼见急躁易怒，难以静坐，或有遗尿、腰酸乏力，五心烦热，盗汗，大便秘结，舌红，苔薄，脉细弦。配（　　）

13. 治疗小儿注意力缺陷多动症，兼见神疲乏力，多动而不暴躁，食少便溏，面色无华，舌淡，苔薄白，脉虚弱。配（　　）

【正确答案】A、E　　【易错答案】顺序颠倒

【答案分析】此题考查小儿注意力缺陷多动症的辨证分型及配穴的治疗。小儿注意力缺陷多动症兼见急躁易怒，难以静坐，或有遗尿、腰酸乏力，五心烦热，盗汗，大便秘结，舌红，苔薄，脉细弦，为肾虚肝亢；兼见神疲乏力，多动而不暴躁，食少便溏，面色无华，舌淡，苔薄白，

脉虚弱，为心脾两虚。配穴依据腧穴的主治特点选用。

A. 取足阳明经穴为主　　B. 取手阳明和足太阴经穴为主

C. 取足太阳经穴为主　　D. 取手阳明和足太阳经穴为主

E. 取足太阳和足太阴经穴为主

14. 治疗缺乳取穴应以（　　）

15. 治疗胎位不正取穴应以（　　）

【正确答案】A、C　　【易错答案】B、D

【答案分析】缺乳分虚、实两端，基本病机或乳络不通，或乳汁生化不足。故选用足阳明经穴为主，足阳明经上的乳根既能补益气血，化生乳汁，又能行气活血，通畅乳络。胎位不正的主穴是至阴，故取足太阳膀胱经的穴位为主。

A. 水沟、印堂、合谷、太冲、神门、内关

B. 水沟、印堂、合谷、太冲、大椎、十宣

C. 水沟、印堂、合谷、太冲、中脘、丰隆

D. 水沟、印堂、合谷、太冲、大椎、丰隆

E. 水沟、印堂、合谷、太冲、颊车

16. 治疗小儿急惊风伴痰热，选用（　　）

17. 治疗小儿急惊风伴口噤，选用（　　）

18. 治疗小儿急惊风伴外感，选用（　　）

19. 治疗小儿急惊风伴惊恐，选用（　　）

【正确答案】C、E、B、A　　【易错答案】D、E、A、B

【答案分析】此题考查小儿急惊风不同证型的配伍。伴痰热，配伍中脘、丰隆；伴口噤，配伍颊车；伴外感，配伍大椎、十宣；伴惊恐，配伍神门、内关。

A. 中极　　B. 足三里　　C. 太冲

D. 曲池　　E. 神阙

20. 小儿遗尿的针灸处方中有（　　）

21. 小儿脑瘫的针灸处方中有（　　）

22. 小儿疳证的针灸处方中有（　　）

【正确答案】A、B、B　　【易错答案】A、C、E

【答案分析】此题考查小儿遗尿、小儿脑瘫、小儿疳证的主穴。治疗小儿遗尿的主穴为关元、中极、膀胱俞、三阴交；治疗小儿脑瘫的主穴为百会、风府、四神聪、悬钟、足三里；治疗小儿疳证的主穴为中脘、足三里、脾俞、四缝。

A. 中脘、足三里、脾俞、四缝、百虫窝、天枢

B. 中脘、足三里、脾俞、四缝、章门、脾俞

C. 中脘、足三里、脾俞、四缝

D. 下脘、足三里、百虫窝、大椎

E. 中脘、足三里、脾俞、四缝、神阙、膏肓

23. 治疗疳疾疳气的针灸处方是（　　）

24. 治疗疳疾干疳的针灸处方是（　　）

【正确答案】B、E　　【易错答案】C、B

【答案分析】此题考查小儿疳证的配穴。形体略瘦，面色少华，乏力，纳呆，性急易怒，大便干稀不调，舌淡，脉细无力，为疳气，依据症状配伍章门、脾俞。极度消瘦，皮肤干瘪，毛发干枯，啼哭无力，腹凹如舟，舌淡，苔花剥或无苔，脉细，为干疳，依据症状配伍神阙、膏肓。

A. 乳根、膻中、少泽　　B. 膻中、乳根、期门

C. 膻中、乳根、少泽、脾俞、足三里　　D. 膻中、乳根、少泽、内关、太冲

E. 乳根、膻中、少泽、合谷

25. 治疗乳汁不足，甚至全无，乳房不胀，兼见面色苍白，纳少，气短等症，宜选用（　　）

26. 治疗缺乳应选用（　　）

27. 治疗乳汁不行，乳房胀痛，胸胁胀满，应选用（　　）

【正确答案】C、A、D　　【易错答案】E、A、B

【答案分析】此题考查缺乳的治疗。乳汁不足，甚至全无，乳房不胀，兼见面色苍白，纳少，气短等症，证属气血不足，配伍脾俞、足三里补益气血；乳汁不行，乳房胀痛，胸胁胀满证属肝气郁结，配伍内关、太冲疏肝理气。

A. 肾俞、关元　　B. 复溜、命门　　C. 照海

D. 肾俞、太溪　　E. 命门

28. 治疗肾虚型月经后期，在主穴的基础上配伍穴位为（　　）

29. 治疗肾虚型月经先后不定期，在主穴的基础上配伍穴位为（　　）

30. 治疗肾气亏损型痛经，在主穴的基础上配伍穴位为（　　）

31. 治疗肾气亏虚型经闭，在主穴的基础上配伍穴位为（　　）

32. 治疗肾虚型崩漏，在主穴的基础上配伍穴位为（　　）

33. 治疗肾虚不固的带下病，在主穴的基础上配伍穴位为（　　）

34. 治疗肾虚胞寒的不孕症，在主穴的基础上配伍穴位为（　　）

35. 治疗肾阴虚的绝经前后诸症，在主穴的基础上配伍穴位为（　　）

【正确答案】D、D、D、D、D、A、B、C　　【易错答案】A、A、A、A、A、D、B、C

【答案分析】此题考查不同疾病，证型类似的情况下的配穴。肾虚型月经后期、肾虚型月经先后不定期、肾气亏损型痛经、肾气亏虚型经闭、肾虚型崩漏，其病机均为肾气不足，故配伍肾的背俞穴肾俞以及肾经的原穴太溪。肾虚不固的带下病，应用任脉穴位关元，有固任化湿、益肾的作用；肾虚胞寒的不孕症用复溜、命门温补肾阳；肾阴虚的绝经前后诸症，用照海滋养肾阴。

A. 肾俞、太溪　　B. 中脘　　C. 内关
D. 足三里、血海　　E. 肝俞

36. 治疗血枯经闭除主穴外，气血虚弱者加（　　）
37. 治疗血枯经闭除主穴外，肾气亏虚者加（　　）

【正确答案】D、A　　【易错答案】顺序颠倒

【答案分析】此题考查血枯经闭不同证型的配穴。依据腧穴的主治特点选用。

A. 中脘、丰隆　　B. 命门　　C. 腰阳关
D. 合谷、太冲　　E. 内关

38. 治疗血滞经闭除主穴外，气滞血瘀者加（　　）
39. 治疗血滞经闭除主穴外，痰湿阻滞者加（　　）

【正确答案】D、A　　【易错答案】顺序颠倒

【答案分析】此题考查血滞经闭不同证型的配穴。依据腧穴的主治特点选用。

（三）X 型题

1. 治疗月经先期，主穴应取（　　）

A. 血海　　B. 三阴交　　C. 太冲
D. 关元　　E. 足三里

【正确答案】ABD　　【易错答案】漏选

【答案分析】此题考查治疗月经先期的主穴。其主穴为关元、三阴交、血海。月经先期治法为清热益气调经，取任脉及足太阴经穴为主。冲任失调是本病的主要病机。关元为任脉与足三阴经的交会穴，可益肝肾、调冲任；三阴交为足三阴经的交会穴，可调理脾、肝、肾三脏，养血调经，为治疗月经病的要穴；血海为足太阴经穴，具有和气血、调冲任的作用。

2. 月经先期的病因病机是（　　）

A. 阴虚血衰　　B. 忧思久郁　　C. 寒邪留滞胞宫
D. 热蕴胞宫　　E. 脾胃虚弱

【正确答案】DE　　【易错答案】B

【答案分析】此题考查月经先期的病因病机。简单来说，月经先期的病因是脾不统血及热迫血妄行。故答案为 DE。

3. 均用足太阴经穴治疗的是（　　）

A. 痛经实证　　B. 痛经虚证　　C. 血枯经闭
D. 血滞经闭　　E. 缺乳实证

【正确答案】ABCD　　【易错答案】E

【答案分析】此题考查痛经、经闭以及缺乳的取穴。痛经实证、虚证均以任脉及足太阴经穴为主；血枯经闭和血滞经闭均以任脉及足太阴、足阳明经穴为主；缺乳以足阳明经穴为主。

4. 月经闭阻，少腹作胀或兼疼痛，伴有烦热、胸闷等症，治疗选用（　　）

A. 任脉穴　　B. 足阳明经穴　　C. 足太阴经穴

D. 督脉穴　　E. 足太阳经穴

【正确答案】ABC　　【易错答案】漏选

【答案分析】根据题干诊断为经闭，证型为气滞血瘀。经闭不论虚证、实证，主穴均取任脉及足太阴、足阳明经穴为主，血枯经闭和血滞经闭治疗的差异体现在配穴以及操作的不同。

5. 均用关元、三阴交治疗的病证有（　　）

A. 气血虚弱经闭　　B. 脾虚型崩漏　　C. 肾虚型崩漏

D. 脾虚湿盛型带下　　E. 肾虚型月经先后不定期

【正确答案】ABCE　　【易错答案】D

【答案分析】治疗气血虚弱经闭取关元、中极、三阴交、归来、足三里、气海；治疗脾虚型崩漏取关元、三阴交、隐白、脾俞、足三里；治疗肾虚型崩漏取关元、三阴交、隐白、肾俞、太溪；治疗脾虚湿盛型带下取中极、三阴交、带脉、白环俞、脾俞、足三里；治疗肾虚型月经先后不定期取关元、三阴交、肾俞、太溪。妇科疾病这章节除了纵向记忆主穴配穴之外，还需要横向总结。

6. 治疗乳汁不足，甚至全无，乳房柔软无涨感，除选用主穴，还常加用（　　）

A. 内关　　B. 太冲　　C. 脾俞

D. 肾俞　　E. 足三里

【正确答案】CE　　【易错答案】A、B

【答案分析】依据题干，诊断为缺乳，证型为气血不足。配伍脾俞、足三里补益气血。内关、太冲为肝气郁结的配穴。故选 CE。

7. 治疗久病带下，带下清冷，伴有腰重酸痛、肢冷、尿频、舌淡、苔薄、脉沉细等症，除选用主穴外，还应加用（　　）

A. 气海　　B. 关元　　C. 肾俞

D. 足三里　　E. 阴陵泉

【正确答案】BC　　【易错答案】A

【答案分析】此题考查肾虚不固型带下的配穴。依据题干的辨证要点，诊断为带下病，辨证分型为肾气不固，配穴关元、肾俞起到固肾止带的作用。故正确答案为 BC。

8. 下列不宜针灸调整胎位的是（　　）

A. 子宫畸形　　B. 骨盆狭窄　　C. 肿瘤

D. 习惯性早产　　E. 脐绕颈

【正确答案】ABCDE　　【易错答案】漏选

【答案分析】因子宫畸形、骨盆狭窄、盆腔肿瘤或胎儿本身因素引起的胎位不正，或习惯性早产、妊娠毒血症，不适宜针灸治疗。

9. 治疗小儿积滞的主穴有（　　）

A. 中脘　　B. 天枢　　C. 足三里

D. 上巨虚　　E. 下巨虚

【正确答案】ABCD　　【易错答案】E

【答案分析】小儿积滞取胃、大肠的募穴、下合穴为主。下巨虚为小肠的下合穴，上巨虚为大肠的下合穴，特定穴属性容易混淆。

10. 治疗子宫脱垂，所取经穴主要属（　　）

A. 任脉　　B. 足太阴经　　C. 督脉

D. 足阳明经　　E. 足太阳经

【正确答案】AC　　【易错答案】B

【答案分析】此题考查子宫脱垂主穴的主要归经。子宫脱垂的治法为补气益肾，固摄胞宫。取任脉、督脉穴为主。

11. 治疗小儿遗尿，所取经穴主要属（　　）

A. 任脉　　B. 督脉　　C. 背俞穴

D. 募穴　　E. 足阳明经

【正确答案】ACD　　【易错答案】B

【答案分析】小儿遗尿取任脉穴及膀胱的背俞穴、募穴为主。故正确答案为 ACD。

12. 治疗小儿惊风夹痰热，除选用主穴外，常加用（　　）

A. 中脘　　B. 三阴交　　C. 内关

D. 神门　　E. 丰隆

【正确答案】AE　　【易错答案】B

【答案分析】此题考查痰热惊风的配穴。中脘、丰隆为祛痰的要穴，故选 AE。

13. 治疗脾肾阳虚小儿惊风，除选用主穴外，常加用（　　）

A. 中脘　　B. 三阴交　　C. 关元

D. 神阙　　E. 丰隆

【正确答案】CD　　【易错答案】B

【答案分析】此题考查脾肾阳虚小儿惊风的配穴。灸关元、神阙可以温补脾肾，故选 CD。

14. 治疗疳证和小儿积滞属乳食内积型，均可选用（　　）

A. 四缝　　B. 中脘　　C. 商丘

D. 足三里　　E. 胃俞

【正确答案】BD　　【易错答案】A

【答案分析】此题考查疳证和小儿积滞的主穴。治疗小儿积滞的主穴为中脘、天枢、足三里、上巨虚；治疗疳证的主穴为中脘、足三里、脾俞、四缝。故正确答案为 BD。

15. 选用经外奇穴组方治疗的病证有（　　）

A. 小儿遗尿　　B. 疳证　　C. 小儿积滞

D. 小儿脑性瘫痪　　E. 乳少实证

【正确答案】BD　　　　【易错答案】A

【答案分析】此题考查疾病的主穴。治疗疳证的经外奇穴是四缝，治疗小儿脑性瘫痪的经外奇穴是四神聪，其他选项没有选用经外奇穴组方治疗。故正确答案为 BD。

16. 百会穴可用于治疗（　　）

A. 小儿脑性瘫痪　　B. 小儿急惊风　　C. 小儿遗尿

D. 阴挺　　E. 脾虚湿盛带下

【正确答案】AD　　　　【易错答案】E

【答案分析】此题考查疾病的主穴。治疗小儿脑性瘫痪的主穴为百会、风府、四神聪、悬钟、足三里；治疗小儿急惊风的主穴为水沟、印堂、合谷太冲；治疗小儿遗尿的主穴为关元、中极、膀胱俞、三阴交；治疗阴挺的主穴为百会、气海、大赫、维道、子宫；治疗脾虚湿盛带下的主穴为中极、三阴交、带脉、白环俞、脾俞、足三里。故正确答案为 AD。

17. 小儿积滞的治则是（　　）

A. 健脾益气　　B. 驱虫消滞　　C. 健脾和胃

D. 化积驱虫　　E. 消食化积

【正确答案】CE　　　　【易错答案】A

【答案分析】此题考查小儿积滞的治则。小儿积滞的基本病机是脾胃运化失调，气机升降失常。故治则是健脾和胃，消食化积。

18. 治疗小儿积滞应取（　　）

A. 中脘　　B. 足三里　　C. 天枢

D. 合谷　　E. 上脘

【正确答案】ABC　　　　【易错答案】漏选

【答案分析】此题考查小儿积滞的取穴。其主穴为中脘、天枢、足三里、上巨虚。故正确答案为 ABC。

19. 针灸治疗小儿脑性瘫痪，选用督脉的穴位是（　　）

A. 神庭　　B. 百会　　C. 身柱

D. 风府　　E. 脑户

【正确答案】BD　　　　【易错答案】A

【答案分析】此题考查针灸治疗小儿脑性瘫痪取穴中位于督脉上的穴位。治疗小儿脑性瘫痪的主穴为百会、风府、四神聪、悬钟、足三里。百会、风府位于督脉上。故正确答案为 BD。

20. 治疗小儿脑性瘫痪，除选用主穴外，若伴下肢瘫痪宜加用（　　）

A. 颊车　　B. 环跳　　C. 阳陵泉

D. 下关　　E. 印堂

【正确答案】BC　　　　【易错答案】A

【答案分析】此题考查小儿脑瘫的配穴。伴有下肢症状须配伍下肢穴位疏通下肢经络，故选用下肢的环跳、阳陵泉。

21. 针灸治疗小儿遗尿，取用膀胱经的（　　）

A. 原穴　　B. 下合穴　　C. 俞穴

D. 络穴　　E. 募穴

【正确答案】CE　　【易错答案】B

【答案分析】主穴中中极为膀胱的募穴，膀胱俞为膀胱的背俞穴。故正确答案为 CE。

22. 治疗经乱的常用穴为（　　）

A. 太冲、肝俞　　B. 血海、归来　　C. 关元、三阴交

D. 肾俞、太溪　　E. 脾俞、足三里

【正确答案】ACD　　【易错答案】E

【答案分析】此题考查经乱的治疗。其主穴为关元、三阴交；肝郁配肝俞、太冲；肾虚配肾俞、太溪。注意题干中为治疗经乱的常用穴而非主穴，所以配穴也应该都选上。故选 ACD。

23. 治疗月经先期，主穴宜取（　　）

A. 任脉穴　　B. 足少阴经穴　　C. 足太阴经穴

D. 足厥阴经穴　　E. 足太阳经穴

【正确答案】AC　　【易错答案】D

【答案分析】此题考查治疗月经先期的主穴，即关元、三阴交、血海，其中关元为任脉穴，三阴交、血海为足太阴脾经穴。

24. 治疗痛经可取（　　）

A. 中极　　B. 大赫　　C. 足三里

D. 次髎　　E. 地机

【正确答案】ABDE　　【易错答案】C

【答案分析】此题考查治疗痛经的主穴。其主穴中极、三阴交、地机、十七椎、次髎。本病的基本病机是不通则痛或不荣则痛。实者为冲任瘀阻，气血运行不畅，胞宫经血流通受阻；虚者为冲任虚损，胞宫、经脉失却濡养。治法为调理冲任，温经止痛，取任脉及足太阴经穴为主。中极为任脉经穴，与足三阴经交会，可活血化瘀、通络止痛；三阴交为足三阴经的交会穴，可调理肝、脾、肾；地机为足太阴脾经郄穴，足太阴经循于少腹部，阴经郄穴治血证，可调血通经止痛；十七椎、次髎是治疗痛经的经验效穴，单用即效。

25. 治疗气血瘀滞痛经，宜选取（　　）

A. 任脉穴　　B. 足太阴脾经穴　　C. 足阳明胃经穴

D. 足太阳膀胱经穴　　E. 足厥阴肝经穴

【正确答案】ABE　　【易错答案】C、D

【答案分析】此题考查气血瘀滞痛经的取穴。其主穴是中极、三阴交、地机、十七椎、次髎，配穴加太冲、血海。故正确答案为 ABE。

26. 治疗气血虚弱型经闭、经乱，取穴均有（　　）

A. 关元　B. 脾俞　C. 肾俞

D. 三阴交　E. 足三里

【正确答案】AD　【易错答案】B

【答案分析】治疗经乱的取穴为关元、三阴交。治疗气血虚弱经闭的取穴为关元、中极、三阴交、归来、足三里、血海。共有的穴位是关元、三阴交。

27. 崩漏的临床辨证分型有（　　）

A. 血热　B. 脾虚　C. 肾虚

D. 气虚　E. 血瘀

【正确答案】ABCE　【易错答案】D

【答案分析】此题考查崩漏的临床辨证分型。经血色淡质稀，头晕心悸，舌淡，苔薄，脉细，为脾虚。经血色淡质清，腰酸肢冷，夜尿频多，舌淡，苔薄，脉沉细，为肾虚。经血色红质稠，心烦口渴，舌红，苔黄，脉弦，为血热。经血紫暗有块，行经日久又突然崩中漏下，舌紫暗，脉涩，为血瘀。

28. 主穴为三阴交的处方主要用于治疗（　　）

A. 带下病　B. 崩漏　C. 血滞经闭

D. 虚证痛经　E. 月经不调

【正确答案】ABCDE　【易错答案】漏选

【答案分析】治疗带下病的主穴为中极、三阴交、带脉、白环俞；治疗崩漏的主穴为关元、三阴交、隐白；治疗经闭的主穴为关元、中极、三阴交、归来；治疗痛经的主穴为中极、三阴交、地机、十七椎、次髎；治疗月经不调中月经先期、月经后期、月经先后不定期的主穴均有三阴交。三阴交为治疗妇科疾病的要穴，经带病中均应用三阴交。

29. 治疗新病带下，黏腻色黄，其气秽臭，大便干结，小便短赤，脉象濡数，舌苔黄腻。选用（　　）

A. 任脉穴　B. 足厥阴肝经穴　C. 足太阴经穴

D. 足太阳经穴　E. 足少阳经穴

【正确答案】ABCDE　【易错答案】漏选

【答案分析】依据题干，可诊断为湿热带下。治疗取中极、三阴交、带脉、白环俞、阴陵泉、行间穴。中极为任脉穴；三阴交、阴陵泉为足太阴脾经穴；带脉为足少阳胆经穴；白环俞为足太阳膀胱经穴；行间为足厥阴肝经穴。

30. 治疗乳汁不足可针刺（　　）

A. 太冲　B. 乳根　C. 少泽

D. 膻中　E. 日月

【正确答案】BCD　【易错答案】漏选

【答案分析】此题考查治疗缺乳的主穴。膻中位于两乳之间，为气之会穴，虚证补之能益气养血生乳，实证泻之能理气开郁通乳；乳根属多气多血的足阳明经穴，位于乳下，既能补益气血，化生乳汁，又能行气活血，通畅乳络；少泽为手太阳经井穴，小肠经主液所生病，且配五行属金，能疏泄肝木之郁，善通乳络，为生乳、通乳之经验效穴。

31. 针灸治疗子宫脱垂的常用穴是（　　）

A. 百会、气海　　B. 中极、关元　　C. 关元、维道

D. 大赫、维道　　E. 子宫

【正确答案】ADE　　【易错答案】C

【答案分析】此题考查治疗子宫脱垂的主穴。此题容易错选 C 项，即关元和大赫的选用。选用大赫多因其为足少阴肾经和冲脉的交会穴，位于小腹，可固肾调冲维胞。故应选 ADE。

32. 治疗小儿急惊风，可采用的刺灸方法是（　　）

A. 点刺出血　　B. 毫针常规刺　　C. 水沟强刺激

D. 灸法　　E. 施以泻法

【正确答案】ABCE　　【易错答案】D

【答案分析】此题考查小儿急惊风的操作。毫针常规刺，泻法。水沟刺向鼻中隔，强刺激；大椎、十宣或十二井点刺出血。

33. 治疗小儿急惊风，宜针刺（　　）

A. 督脉穴　　B. 手阳明经穴　　C. 足厥阴经穴

D. 手少阳经穴　　E. 足太阳经穴

【正确答案】ABC　　【易错答案】D、E

【答案分析】此题考查小儿急惊风的主穴，即水沟、印堂、合谷、太冲。水沟、印堂为任脉穴位，合谷手阳明大肠经穴位，太冲足厥阴肝经穴位。故正确答案为 ABC。

34. 治疗小儿遗尿，宜针刺（　　）

A. 督脉穴　　B. 任脉穴　　C. 足太阳经背俞穴

D. 足太阴经穴　　E. 足少阴经穴

【正确答案】BCD　　【易错答案】A

【答案分析】此题考查小儿遗尿的主穴，即关元、中极、膀胱俞、三阴交。关元、中极为任脉穴位，膀胱俞为足太阳膀胱经上的背俞穴，三阴交为足太阴脾经穴。故正确答案为 BCD。

35. 治疗小儿疳疾，可选用的治疗方法有（　　）

A. 毫针浅刺　　B. 疾出针、不留针　　C. 灸法

D. 鱼际部位割治　　E. 皮肤针叩刺

【正确答案】ABDE　　【易错答案】C

【答案分析】此题考查小儿疳积的治疗方法。除外针刺治疗，还可以大鱼际部位割治，以及皮肤针叩刺脾俞、胃俞、夹脊穴。本病的基本病机为气血津液亏耗，不适宜用灸法治疗。

36. 小儿食积的临床特征是（　　）

A. 不思饮食　　B. 食而不化　　C. 腹满胀痛

D. 嗳气呕吐　　E. 大便酸臭或溏薄

【正确答案】ABCDE　　【易错答案】漏选

【答案分析】此题考查小儿食积的症状。

37. 治疗脾胃虚弱型小儿食积，最宜选用（　　）

A. 足三里　　B. 天枢　　C. 中脘

D. 胃俞　　E. 内关

【正确答案】ABCD　　【易错答案】E

【答案分析】此题考查脾胃虚弱型小儿食积的治疗。其主穴为中脘、天枢、足三里、上巨虚；脾胃虚弱配伍脾俞、胃俞。内关是小儿食积伴呕吐时配伍的穴位。

38. 小儿脑性瘫痪，针灸治疗主穴选用的是（　　）

A. 督脉穴　　B. 足太阳经背俞穴　　C. 足少阳经穴

D. 手阳明经穴　　E. 足阳明经穴

【正确答案】ACE　　【易错答案】B、D

【答案分析】此题考查小儿脑性瘫痪的主穴，即百会、风府、四神聪、悬钟、足三里。百会、风府为督脉穴位；悬钟为足少阳胆经穴位；足三里为足阳明胃经穴位。四神聪为经外奇穴。

39. 治疗小儿脑性瘫痪伴语言障碍者，除选用主方外，还宜加用（　　）

A. 通里　　B. 下关　　C. 哑门

D. 颊车　　E. 合谷

【正确答案】AC　　【易错答案】B、E

【答案分析】此题考查小儿脑性瘫痪伴语言障碍的配穴。治疗语言障碍常用的穴位是通里、廉泉、哑门。故选 AC。

40. 针灸治疗气血虚弱型痛经，在主方的基础上加用（　　）

A. 心俞　　B. 血海　　C. 脾俞

D. 气海　　E. 天枢

【正确答案】BD　　【易错答案】C

【答案分析】此题考查气血虚弱型痛经的配穴。应用气海、血海补益气血。脾俞也有健脾益气的作用，此处应用气海而没有选用脾俞，原因是气海位于下腹部，任脉穴，益气的同时可以调和气血，调冲任而止痛。故选择 BD。

（四）问答题

试举出两种针灸治疗原发性痛经的方法。

【正确答案】

（1）耳针：取内分泌、内生殖器、肝、肾、皮质下、神门。每次选用 3~5 穴，毫针刺法、埋针法或压丸法。

（2）皮肤针：取背、腰、骶部的督脉、膀胱经，下腹部的任脉、带脉以及足三阴经循行线。循经叩刺，中等刺激，重点叩刺腰骶部、下腹部穴。隔日 1 次，于月经前 3~5 日开始治疗。

（3）穴位注射：取归来、足三里、三阴交、地机。每次选用 1~2 穴，选黄芪注射液、当归注射液、丹参注射液，每穴注射 0.5~1 ml。

（4）穴位敷贴：取神阙穴。用吴茱萸、白芍、元胡各 30 g，艾叶、乳香、没药各 15g，冰片 6 g。研细末，每用 5~10 g，用白酒调成膏状贴敷。

（5）拔罐：取十七椎、次髎、肾俞、中极、关元。常规拔罐治疗。

【易错答案】其他操作不规范。

【答案分析】根据题干任选两种操作即可。

（五）病案分析题

1. 患者，女，28 岁，未婚。平素情志抑郁，或烦躁易怒。月经中断 6 个月，无妊娠，胸胁胀满，小腹胀痛拒按，舌质紫暗，边有瘀点，脉沉弦。请写出本病的中医诊断、证型、治法、针灸处方和方义。

【正确答案】

中医诊断：经闭；辨证分型：气滞血瘀。

治法：调理冲任，活血通经。取任脉及足太阴、阳明经穴为主。

针灸处方：中极、三阴交、归来、合谷、太冲。

方义：中极为任脉与足三阴经交会穴，位近胞宫，均是治疗月经病的要穴，中极有活血化瘀、通络止痛之效，实证多用；三阴交可调理脾、肝、肾及冲、任二脉，凡月经病不论寒热虚实皆可用之；归来位于下腹部，具有活血调经作用，为治疗经闭的效穴。

【易错答案】回答不全面。

【答案分析】不同的妇科疾病中针灸治疗主穴略有差异，要分清楚。方义围绕疾病的治则进行。依据题干，此题为气滞血瘀型经闭，治则为调理冲任，活血通经。关元、中极为任脉与足三阴经交会穴，位近胞宫，均是治疗月经病的要穴，关元有补益元气、调理冲任之功，虚证多用；中极有活血化瘀、通络止痛之效，实证多用。故关元穴用在这里不合适，下腹部只选中极穴。

2. 患者，女，30 岁。自述每逢月经来潮前几天开始少腹部疼痛，正值经期腹痛加剧，腹痛拒按，血块多，血块排出后痛稍减轻，脉沉弦，舌暗淡有瘀点。请写出本病的中医诊断、证型、治法、针灸处方和方义。

【正确答案】

中医诊断：痛经；辨证分型：气滞血瘀。

治法：调理冲任，温经止痛。取任脉及足太阴经穴为主。

针灸处方：中极、三阴交、地机、十七椎、次髎、太冲、血海。

方义：中极为任脉经穴，与足三阴经交会，可活血化瘀，通络止痛；三阴交为足三阴经的交会穴，可调理肝、脾、肾；地机为足太阴脾经郄穴，足太阴经循于少腹部，阴经郄穴治血症，可调血通经止痛；十七椎、次髎是治疗痛经的经验效穴，单用即效。

【易错答案】回答不全面。

【答案分析】处方不要遗漏穴位，分清主穴和配穴。方义围绕疾病的治则进行，要回答全面。

3. 患者，男，7岁。夜梦遗尿，每周1~2次，甚则每天1次，面色㿠白，畏寒肢冷，精神不振，苔薄白脉沉细无力。请写出本病的中医诊断、证型、治法、针灸处方和方义、操作。

【正确答案】

中医诊断：遗尿；辨证分型：肾气不足。

治法：益肾固摄，调理膀胱。取任脉穴及膀胱的背俞穴、募穴为主。

针灸处方：关元、中极、膀胱俞、三阴交、肾俞、太溪。

方义：关元为任脉与足三阴经的交会穴，可培补元气，益肾固本；中极乃膀胱之募穴，配背俞穴膀胱俞，为俞募配穴法，可调理膀胱气化功能；三阴交为足三阴经的交会穴，可健脾益气，益肾固本而止遗尿。

操作：毫针常规刺。中极、关元直刺或向下斜刺，使针感下达阴部为佳；肾气不足可加用灸法。

【易错答案】回答不全面。

【答案分析】处方不要遗漏穴位，分清主穴和配穴。方义围绕疾病的治则进行，要回答全面。

4. 患者，女，52岁。阴部有物下坠，平卧则回缩，下腹部有重坠感，腰酸不适，面色㿠白，头晕耳鸣，神疲尿频，苔薄，脉沉细。请写出本病的中医诊断、证型、治法、针灸处方和方义、操作。

【正确答案】

中医诊断：阴挺；辨证分型：肾虚失固。

治法：补气益肾，固摄胞宫。取任脉、督脉穴为主。

针灸处方：百会、气海、大赫、子宫、维道、肾俞、太溪。

方义：督、任、冲三脉同起于胞宫，百会属于督脉，位于颠顶，可升阳举陷、固摄胞宫；气海属于任脉，邻近胞宫，可调理冲任、益气固胞；大赫为足少阴肾经和冲脉的交会穴，位于小腹，可固肾调冲维胞；维道位于腰腹，交会于带脉，能维系和约束任、督、冲、带诸脉，固摄胞宫；子宫穴为治疗阴挺的经验效穴。

操作：百会沿前后方向平刺，先针后灸或针灸同施；维道向会阴方向针刺；余穴常规针刺。

【易错答案】回答不全面。

【答案分析】处方不要遗漏穴位，分清主穴和配穴。方义围绕疾病的治则进行，要回答全面。此题注意维道穴，容易被遗漏。

5. 患者，女，30岁。1年来自觉带下量多如脓，夹有血块，臭秽异常，阴中时觉瘙痒，伴见口苦咽干，乳房胀痛，舌红苔黄腻，脉濡数。请写出本病的中医诊断、证型、治法、针灸处方和方义、操作。

【正确答案】

中医诊断：带下病；辨证分型：湿热下注。

治法：利湿化浊，固摄止带。取任脉穴及足太阴经穴为主。

针灸处方：中极、三阴交、带脉、白环俞、阴陵泉、行间。

方义：中极为任脉与足三阴经的交会穴，有固任化湿、健脾益肾之效；带脉穴属足少阳经，为足少阳、带脉二经交会穴，是带脉经气所过之处，可协调冲任，止带下，调经血，理下焦；三阴交调理肝、脾、肾，以治其本；白环俞属足太阳经，可调膀胱气化，利湿止带，是治疗带下病的效穴。

操作：带脉向前斜刺，不宜深刺；白环俞直刺，使骶部酸胀为佳；中极针尖向下斜刺，使针感传至耻骨联合下为佳；三阴交常规针刺。带脉、三阴交可加电针。

【易错答案】回答不全面。

【答案分析】处方不要遗漏穴位，分清主穴和配穴。方义围绕疾病的治则进行，要回答全面。

6. 患者，女，24岁，已婚。最近月经先期而至，每次提前10余日，量多，色紫，质稠有块，经前腹胀腰痛，心烦急躁。现经前1周，舌质红，苔黄，脉弦滑。请写出本病的中医诊断、证型、治法、针灸处方和方义、操作。

【正确答案】

中医诊断：月经先期；辨证分型：实热型。

治法：清热益气调经。取任脉及足太阴经穴为主。

针灸处方：关元、三阴交、血海、行间。

方义：冲任失调是本病的主要病机。关元为任脉与足三阴经的交会穴，可益肝肾、调冲任；三阴交为足三阴经的交会穴，可调理脾、肝、肾三脏，养血调经，为治疗月经病的要穴；血海为足太阴经穴，具有和气血、调冲任的作用。

操作：毫针常规刺。实热只针不灸。

【易错答案】回答不全面。

【答案分析】处方不要遗漏穴位，分清主穴和配穴。方义围绕疾病的治则进行，要回答全面。

7. 患者，女，45岁，孕5产3。月经紊乱1年余，量多时如注，量少时则点滴不净，色红，无痛，并逐渐出现头晕心悸等症。自认为属更年期症，未经治疗。本次月经经行40日不止，开始量少色红，淋漓而下。近1周来经量逐渐增多，色淡质稀，近两日来已用卫生巾4包多，无腹痛，伴见头晕，神疲懒言，舌质苔薄，脉细。请写出本病的中医诊断、证型、治法、针灸处方和方义、操作。

【正确答案】

中医诊断：崩漏；辨证分型：脾虚。

治法：调理冲任，固崩止漏。取任脉穴及足太阴经穴为主。

针灸处方：关元、三阴交、隐白、脾俞、足三里。

方义：关元为任脉与足三阴经的交会穴，有益元气、固脾肾、调冲任、理经血的作用；三阴交为足三阴的交会穴，可健脾、调肝、固肾；隐白为足太阴井穴，可健脾统血，为治疗崩漏经验效穴。

操作：关元针尖向下斜刺，使针感传至耻骨联合上下；隐白多用灸法；三阴交常规刺。

【易错答案】回答不全面。

【答案分析】处方不要遗漏穴位，分清主穴和配穴。方义围绕疾病的治则进行，要回答全面。

第九章　皮外伤科病证

◎ **重点** ◎

1. 瘾疹的病因、病位、基本病机、中医辨证和主穴
2. 湿疹的病因、病位、基本病机、中医辨证和主穴
3. 蛇串疮的病因、病位、基本病机、中医辨证和主穴
4. 痤疮的病因、病位、基本病机、中医辨证和主穴
5. 斑秃的病因、病位、基本病机、中医辨证和主穴
6. 神经性皮炎的病因、病位、基本病机、中医辨证和主穴
7. 疔疮的病因、病位、基本病机、中医辨证和主穴
8. 腱鞘囊肿的病因、病位、基本病机、中医辨证和主穴
9. 痄腮的病因、病位、基本病机、中医辨证和主穴
10. 乳痈的病因、病位、基本病机、中医辨证和主穴
11. 乳癖的病因、病位、基本病机、中医辨证和主穴
12. 肠痈的病因、病位、基本病机、中医辨证和主穴
13. 脱肛的病因、病位、基本病机、中医辨证和主穴
14. 痔疮的病因、病位、基本病机、中医辨证和主穴
15. 颈椎病的病因、病位、基本病机、中医辨证和主穴
16. 急性腰扭伤的病因、病位、基本病机、中医辨证和主穴
17. 膝骨性关节炎的病因、病位、基本病机、中医辨证和主穴
18. 急性踝关节扭伤的病因、病位、基本病机、中医辨证和主穴

精选习题

扫码获取
同步习题

（一）A 型题

1. 瘾疹又称为（　　）

A. 风疹　　B. 腰缠火丹　　C. 流火

D. 蛇丹　　E. 蜘蛛疮

【正确答案】A　　【易错答案】C

【答案分析】此题考查瘾疹的名称。瘾疹是以皮肤上出现风团，伴有瘙痒的过敏性皮肤病，

又称为“风疹”“风疹块”。蛇丹、腰缠火丹、蜘蛛疮是指带状疱疹，流火是指丹毒。

2. 瘾疹的治法为（　　）

A. 清热解毒　　B. 清利湿热　　C. 清热消肿

D. 祛风和营止痒　　E. 调和营血

【正确答案】D　　【易错答案】E

【答案分析】此题考查瘾疹的治法。瘾疹病位在肌肤腠理，基本病机是营卫失和，邪郁腠理，治法为祛风和营止痒。

3. 治疗风疹伴呼吸困难者，除选主穴外，还宜加用（　　）

A. 膻中　　B. 内关　　C. 列缺

D. 天突　　E. 廉泉

【正确答案】D　　【易错答案】E

【答案分析】本题考查风疹的取穴。风疹伴呼吸困难者，加天突为局部取穴，可治疗咳嗽气喘。

4. 蛇串疮相当于西医学的（　　）

A. 带状疱疹　　B. 急性荨麻疹　　C. 急性神经性皮炎

D. 红斑狼疮　　E. 过敏性皮炎

【正确答案】A　　【易错答案】E

【答案分析】本题考查蛇串疮的病名。蛇串疮相当于西医学的带状疱疹。

5. 下列不是蛇串疮别称的是（　　）

A. 蛇丹　　B. 丹毒　　C. 缠腰火丹

D. 火带疮　　E. 蜘蛛疮

【正确答案】B　　【易错答案】E

【答案分析】本题考查蛇串疮的别称。蛇串疮是皮肤上出现一侧簇集性水疱，呈带状分布，痛如火燎的急性疱疹性皮肤病，又称“缠腰火丹”“蛇丹”“蛇窠疮”“蜘蛛疮”“火带疮”等。丹毒是患部皮肤突然灼热疼痛，色如涂丹，游走极快的一种急性感染性皮肤病，相当于西医学的急性网状淋巴管炎。

6. 蛇串疮的治疗原则是（　　）

A. 泻火解毒，清热利湿　　B. 清热解毒，凉血祛瘀　　C. 疏风清热，调和营卫

D. 疏风清热，通络止痛　　E. 清热凉血，通络止痛

【正确答案】A　　【易错答案】E

【答案分析】本题考查蛇串疮的治疗原则。蛇串疮的发生常与情志不畅、过食辛辣厚味、感受火热时毒等因素有关，病位主要在肝、脾两经。基本病机是火毒湿热蕴蒸于肌肤、经络，故治疗原则是泻火解毒，清热利湿。

7. 患者患带状疱疹5日。现疱疹色淡红，起黄白水疱或渗水糜烂，身重腹胀，脘痞便溏，舌红，苔黄腻，脉濡数。其证候是（　　）

A. 脾经湿热　　B. 心血瘀阻　　C. 肝肾亏虚

D. 肝经郁热　　E. 阴虚火旺

【正确答案】A　　【易错答案】D

【答案分析】本题考查带状疱疹即蛇串疮的证型。从疱疹的颜色淡红及伴随症状身重腹胀、脘痞便溏，可辨证为脾经湿热型。肝经郁热型表现为疱疹色鲜红，灼热刺痛，口苦，心烦易怒，舌红，脉弦数。二者可鉴别。

8. 带状疱疹符合《内经》所言“凡治病者，必先治其病所从生者也”的穴位是（　　）

A. 阿是穴　　B. 夹脊　　C. 行间

D. 内庭　　E. 血海

【正确答案】B　　【易错答案】A

【答案分析】本题考查治疗带状疱疹的取穴。本病是疱疹病毒侵害神经根所致，取相应的夹脊穴，直针毒邪所留之处，可泻火解毒，通络止痛，正符合《内经》所言：“凡治病者，必先治其病所从生者也。”

9. 患者，男，40岁。右腰部束带状灼热刺痛5天，局部皮肤潮红，皮疹呈簇状水疱，排列如带状，疱疹色淡红，起黄白水疱，身重腹胀，脘痞便溏，舌红，苔黄腻，脉濡数。治疗除主穴外，配穴取（　　）

A. 曲池、合谷、大椎　　B. 隐白、内庭　　C. 行间、大敦

D. 风池、合谷、膈俞　　E. 曲池、合谷、支沟

【正确答案】B　　【易错答案】E

【答案分析】本题考查蛇串疮的辨证治疗。本题为脾经湿热型蛇串疮，取穴除主穴阿是穴、夹脊配隐白、内庭以清脾胃湿热。

10. 治疗冲任不调所致痤疮，除选主穴外，还应加刺（　　）

A. 中极、关元　　B. 关元、气海　　C. 血海、关元

D. 血海、三阴交　　E. 气海、三阴交

【正确答案】D　　【易错答案】E

【答案分析】本题考查痤疮的分型治疗。冲任不调配血海、三阴交以养血活血。

11. 神经性皮炎的主要临床表现是（　　）

A. 疼痛　　B. 麻木　　C. 皮肤感觉减退

D. 瘙痒　　E. 皮肤颜色变黑

【正确答案】D　　【易错答案】E

【答案分析】本题考查神经性皮炎的临床表现。神经性皮炎是一种皮肤神经功能障碍疾病，以皮肤肥厚、皮沟加深、苔藓样改变和阵发性剧烈瘙痒为特征。后期色素沉着，呈皮革样苔藓样变，

而非皮肤颜色变黑。

12. 神经性皮炎的治则是（　　）

A. 疏风清热　　B. 活血养阴　　C. 疏风止痒，清热润燥

D. 清热解毒　　E. 疏肝解郁

【正确答案】C　　【易错答案】D

【答案分析】本题考查神经性皮炎的治则。神经性皮炎的基本病机是风热外袭或郁火外窜肌肤，化燥生风，肌肤失养，故治则为疏风止痒，清热润燥。

13. 下列不是疔疮别称的是（　　）

A. 人中疔　　B. 蛇头疔　　C. 虎口疔

D. 丹毒　　E. 红丝疔

【正确答案】D　　【易错答案】A、B、C、E

【答案分析】本题考查疔疮的别称。疔疮是好发于颜面部和手足部的急性外科化脓性疾患。发病迅速，初起即有粟粒样小脓头，根深坚硬如钉，故名疔疮。因发病部位和形状不同，又有“人中疔”“承浆疔”“唇疔”“鼻疔”“托盘疔”“蛇头疔”“虎口疔”“涌泉疔”“红丝疔”等不同名称。丹毒是患部皮肤突然灼热疼痛，色如涂丹，游走极快的一种急性感染性皮肤病。相当于西医学的急性网状淋巴管炎。

14. 疔疮的治法是（　　）

A. 清热泻火　　B. 活血化瘀　　C. 通络理气

D. 泻火解毒　　E. 疏风解毒

【正确答案】D　　【易错答案】A、B、C、E

【答案分析】本题考查疔疮的治法。疔疮的基本病机是火毒蕴结肌肤，经络气血凝滞，故治法为泻火解毒。

15. 治疗疔疮以何经脉为主（　　）

A. 手太阴经　　B. 手阳明经　　C. 足太阳经

D. 督脉　　E. 任脉

【正确答案】D　　【易错答案】A、B、C、E

【答案分析】本题考查疔疮的选经。疔疮为阳热过甚、火毒蕴结之病，故治疗本病首当针泻阳气。督脉总督一身之阳，灵台、身柱属督脉，为治疗疔疮之经验效穴，可疏泄阳热火毒。

16. 养血生发所针对的病证是（　　）

A. 痤疮　　B. 扁平疣　　C. 神经性皮炎

D. 疔疮　　E. 斑秃

【正确答案】E　　【易错答案】A

【答案分析】本题考查斑秃的治则。斑秃是指头皮部毛发突然发生斑状脱落的病证，严重者头发可全部脱落，基本病机为精血亏虚或气滞血瘀，血不养发，故治则为养血生发。

17. 治疗斑秃的主穴是（　　）

A. 合谷、曲池、内庭、四白　B. 大椎、曲池、膈俞、合谷

C. 百会、风池、太渊、阿是穴　D. 百会、风池、膈俞、合谷

E. 百会、大椎、风池、太渊

【正确答案】C　【易错答案】A

【答案分析】本题考查治疗斑秃的取穴。治疗斑秃的主穴为阿是穴、百会、风池、太渊、膈俞。头为诸阳之会，百会为足太阳经与督脉交会穴，风池为足少阳经与阳维脉交会穴，且二穴皆近脱发患处，同用可祛风活血；膈俞为血会，太渊为脉之所会，且为肺之原穴，配局部阿是穴，补能益气养血，泻能活血化瘀；阿是穴用梅花针叩刺或毫针围刺，更可疏导局部经气，促进新发生长。

18. 皮肤针治疗斑秃，可取（　　）

A. 百会　B. 风池　C. 太渊

D. 阿是穴　E. 大椎

【正确答案】D　【易错答案】A

【答案分析】本题考查斑秃的皮肤针治疗。皮肤针一般用于阿是穴，叩刺以疏导局部经气，促进新发生长。

19. 腱鞘囊肿的治疗原则是（　　）

A. 活血化瘀，通经活络　B. 理气散结，疏调经筋　C. 疏风清热，解毒散结

D. 疏风清热，养血调经　E. 活血清热，通经止痛

【正确答案】B　【易错答案】A

【答案分析】本题考查腱鞘囊肿的治疗原则。腱鞘囊肿的病位在筋，属经筋病，基本病机为经筋劳伤、气津凝滞，治法为理气散结、疏调经筋。

20. 腱鞘囊肿的治疗取穴是（　　）

A. 后溪　B. 阿是穴　C. 肩三针

D. 足三里　E. 阳陵泉

【正确答案】B　【易错答案】A

【答案分析】本题考查治疗腱鞘囊肿的取穴。本病属经筋病，“在筋守筋”，故于囊肿局部取阿是穴围刺，可起到理气散结、疏调经筋的作用。

21. 用灯火灸治疗痄腮的取穴是（　　）

A. 率谷　B. 颊车　C. 角孙

D. 翳风　E. 地仓

【正确答案】C　【易错答案】A

【答案分析】本题考查痄腮的灯火灸疗法。灯火灸取患侧角孙。先将角孙处头发剪短，穴位常规消毒，取灯心草 1 根，蘸香油点燃，对准病侧角孙迅速点灸，并立即提起，可闻及“啪”

的一声响，一般灸 1 次即可。

22. 痄腮的治法是（　　）

A. 清热解毒，活血化瘀　　B. 清热解毒，消肿散结　　C. 活血化瘀，消肿散结

D. 清营凉血，疏风祛瘀　　E. 清热凉血，化瘀清热

【正确答案】B　　【易错答案】A

【答案分析】本题考查痄腮的治则。痄腮的基本病机是温毒之邪蕴结于少阳、阳明经，故治则为清热解毒，消肿散结。

23. 痄腮一般多流行于（　　）

A. 冬季　　B. 夏季　　C. 冬、春季

D. 秋、冬季　　E. 夏、秋季

【正确答案】C　　【易错答案】A

【答案分析】本题考查痄腮的发病季节。痄腮常在冬、春季节流行，以学龄前后儿童多见。

24. 治疗痄腮的主穴是（　　）

A. 颊车、地仓、支沟、侠溪　　B. 翳风、颊车、关冲、外关、合谷

C. 听宫、下关、合谷　　D. 翳明、风池、睛明、承泣、合谷

E. 风池、内关、神门、太阳

【正确答案】B　　【易错答案】A

【答案分析】本题考查治疗痄腮的取穴。治疗痄腮的主穴为翳风、颊车、外关、合谷、关冲。从患病部位来看，本病以少阳经为主，涉及阳明经，故近取手足少阳之会穴翳风、足阳明经穴颊车，宣散患部蕴结之气血，以消肿止痛；远取手少阳络穴外关、井穴关冲及手阳明经原穴合谷，以清泻少阳、阳明两经之郁热温毒。

25. 乳痈的发生最常见于（　　）

A. 产后 3~4 天　　B. 产后 1~2 周　　C. 产后 3~4 周

D. 产后 4~5 周　　E. 产后 4~6 周

【正确答案】C　　【易错答案】A

【答案分析】本题考查乳痈的发病时间。乳痈是以乳房结块肿痛、乳汁排出不畅，以致结脓成痈为主症的乳房疾病。多发生于产后 3~4 周的哺乳期妇女，尤以初产妇为多见，又称“产后乳痈”。

26. 乳痈患者可见到米粒大小的红色压之不褪色的散在斑点的部位是（　　）

A. 前胸部　　B. 少腹部　　C. 乳下

D. 肩胛区　　E. 手臂内侧

【正确答案】D　　【易错答案】A

【答案分析】本题考查乳痈的阳性反应点。乳痈在背部肩胛区出现阳性反应点。反应点为大如小米粒的红色斑点，指压不褪色，稀疏散在，数个至十几个不等。用三棱针挑刺并挤压出血，

刺血后可拔罐。

27. 治疗乳痈的经验穴是（ ）

A. 足三里　B. 梁丘　C. 期门

D. 内关　E. 肩井

【正确答案】E　【易错答案】A

【答案分析】本题考查治疗乳痈的取穴。肩井为治疗乳痈的经验效穴，系手足少阳、足阳明、阳维脉交会穴，所交会之经脉均行胸乳部，用之即可通调诸经经气，使少阳通则郁火散，阳明清则肿痛消，从而收“乳痈刺肩井而极效”之功。

28. 乳癖的症状随情志的变化而消长者属于（ ）

A. 气滞痰凝　B. 冲任失调　C. 脾胃虚弱

D. 脾经湿热　E. 脾肾两虚

【正确答案】A　【易错答案】B

【答案分析】本题考查乳癖的辨证分型。乳癖的发生常与情志内伤、忧思恼怒等因素有关。肿块和疼痛每因喜怒而消长，证型为气滞痰凝。肿块和疼痛经前加重，经后缓减，或有月经不调，经闭等证型为冲任不调。

29. 肠痈相当于西医学的（ ）

A. 急性胃炎　B. 急性肠炎　C. 阑尾炎

D. 中毒型痢疾　E. 急性阿米巴痢疾

【正确答案】C　【易错答案】B

【答案分析】本题考查肠痈的病名。肠痈是外科最常见的急腹症之一，临床以转移性右下腹持续性疼痛，和右下腹局限而固定的压痛为特征，相当于西医学的急、慢性阑尾炎。

30. 肠痈的腹痛特点是（ ）

A. 疼痛时发时止　B. 脐周疼痛　C. 脐旁疼痛

D. 右下腹持续性疼痛，间断加重　E. 左下腹持续性疼痛间断加重

【正确答案】D　【易错答案】B

【答案分析】本题考查肠痈的腹痛特点。肠痈以转移性右下腹持续性疼痛，和右下腹局限而固定的压痛为特征。

31. 针刺治疗肠痈所取主穴属于（ ）

A. 手阳明经　B. 足阳明经　C. 手足阳明经

D. 手少阳经　E. 足少阳经

【正确答案】B　【易错答案】A

【答案分析】本题考查治疗肠痈的取穴。肠痈病位在大肠，故取穴以大肠的募穴、下合穴为主，大肠的募穴为天枢，下合穴为上巨虚，这两个穴位均位于足阳明胃经上。故正确答案为B。肠痈虽然病位在大肠，但没有用手阳明大肠经的穴位。

32. 脱肛的治疗原则是（　　）

A. 健脾补肾　　B. 升提固脱　　C. 清热利湿

D. 化瘀止痛　　E. 泻火解毒

【正确答案】B　　【易错答案】C

【答案分析】本题考查脱肛的治则。脱肛的基本病机是中气下陷，或湿热下注，故治则为升提固脱。

33. 在治疗脱肛时可以用灸法的穴位是（　　）

A. 长强　　B. 大肠俞　　C. 百会

D. 承山　　E. 阴陵泉

【正确答案】C　　【易错答案】B

【答案分析】本题考查脱肛的治疗方法。脱肛的基本病机是中气下陷，百会为督脉与足太阳经的交会穴，气为阳，统于督脉，故灸百会可使阳气旺盛，有升提收摄之功。

34. 根据《玉龙歌》记载，治疗痔漏的经验穴是（　　）

A. 外关　　B. 二间　　C. 臂中

D. 二白　　E. 支沟

【正确答案】D　　【易错答案】C

【答案分析】本题考查治疗痔疮的经验穴二白。《玉龙歌》云："痔漏之疾亦可憎，表里急重最难禁，或痛或痒或下血，二白穴在掌后寻。"

35. 治疗痔疮具有清利湿热、直达病所作用的穴位是（　　）

A. 承山　　B. 次髎　　C. 长强

D. 二白　　E. 委中

【正确答案】C　　【易错答案】B

【答案分析】本题考查痔疮的方义。长强穴属督脉，位近肛门，沿尾骶骨内壁进针 1~1.5 寸，刺之直达病所，清利湿热。

36. 痔疮挑治时，寻找痔点的范围在（　　）

A. 第 5 胸椎两侧至腰骶部　　B. 第 6 胸椎两侧至腰骶部　　C. 第 7 胸椎两侧至腰骶部

D. 第 8 胸椎两侧至腰骶部　　E. 第 9 胸椎两侧至腰骶部

【正确答案】C　　【易错答案】B

【答案分析】本题考查痔疮的阳性反应点。取第 7 胸椎至腰骶部范围内痔点（紫红色或粉红色丘疹，以腰骶部接近督脉的痔点疗效较好）。每次选 1 个痔点，常规消毒，用三棱针将挑治部位的表皮纵行挑破 0.2~0.3 cm，然后再向深部挑，将皮下白色纤维样物挑断，挤出血液或黏液。每周 1 次，连续 3~4 次。

37. 治疗痔疮的最适宜处方是（　　）

A. 次髎、足三里、天枢、承山　　B. 次髎、中极、大肠俞、会阳、二白

C. 二白、长强、天枢、会阳、足三里　　D. 次髎、长强、二白、承山

E. 二白、天枢、承山、会阳、中极

【正确答案】D　　【易错答案】B

【答案分析】本题考查治疗痔疮的取穴。治疗痔疮的主穴为承山、次髎、长强、二白。承山、次髎均为膀胱经穴，足太阳经别又自腨至腘，别入肛中，故取二穴清泻肛肠湿热，疏导膀胱经气而消瘀滞；长强穴属督脉，位近肛门，刺之直达病所，清利湿热；二白为治疗痔疮的经验效穴。

38. 腰扭伤脊柱正中扭伤者，伤在（　　）

A. 足太阳经　　B. 足少阳经　　C. 足厥阴经

D. 督脉　　E. 带脉

【正确答案】D　　【易错答案】A

【答案分析】本题考查腰扭伤的经脉诊断。督脉行腰部正中，手阳明大肠经筋挟脊内，足太阳膀胱经行脊柱两侧，故痛在脊柱正中，病属督脉；痛在脊旁（督脉与膀胱经之间），属手阳明经筋病；痛在脊柱一侧或两侧膀胱经循行线上，病属足太阳经。

39. 治疗扭伤主要取穴在（　　）

A. 受伤局部　　B. 远部　　C. 近部和远部相结合

D. 同经　　E. 异经

【正确答案】A　　【易错答案】B

【答案分析】本题考查治疗扭伤的取穴。治疗扭伤取局部穴位为主，如阿是穴、腰痛点可通调局部经脉、络脉及经筋之气血，通经止痛。

（二）B 型题

A. 足三里、天枢　　B. 外关、风池　　C. 足三里、三阴交

D. 天突　　E. 内关

1. 在瘾疹治疗中，除主穴外，血虚风燥者配用（　　）

2. 在瘾疹治疗中，除主穴外，胃肠积热者配用（　　）

【正确答案】C、A　　【易错答案】B、E

【答案分析】本题考查瘾疹的辨证取穴。血虚风燥配足三里、三阴交，胃肠积热配足三里、天枢。

A. 大敦、行间　　B. 大椎、曲池、合谷　　C. 隐白、内庭

D. 足三里、气海　　E. 期门、肝俞

3. 蛇串疮治疗时，肝经郁热者加用（　　）

4. 蛇串疮治疗时，脾经湿热者加用（　　）

【正确答案】A、C　　【易错答案】E、B

【答案分析】本题考查蛇串疮的辨证取穴。肝经郁热配行间、大敦；脾经湿热配隐白、内庭。

A. 肝俞、肾俞　　B. 上星、足三里　　C. 太冲、血海
D. 足三里、血海　　E. 神门、三阴交

5. 除主穴外，治疗斑秃之血虚风燥者加（　　）
6. 除主穴外，治疗斑秃之气滞血瘀者加（　　）

【正确答案】D、C　　【易错答案】B、A

【答案分析】本题考查斑秃的辨证取穴。血虚风燥配血海、足三里；气滞血瘀配血海、太冲；肝肾不足配肝俞、肾俞。

A. 足三里、三阴交　　B. 行间、侠溪　　C. 外关、合谷
D. 肝俞、脾俞　　E. 心俞、肾俞

7. 神经性皮炎的治疗除主穴外，血虚风燥者加（　　）
8. 神经性皮炎的治疗除主穴外，肝郁化火者加（　　）

【正确答案】A、B　　【易错答案】D、C

【答案分析】本题考查神经性皮炎的辨证取穴。肝郁化火配行间、侠溪；血虚风燥配足三里、三阴交；风热侵袭配外关、合谷。

A. 大椎、商阳　　B. 十宣、人中　　C. 太冲、蠡沟
D. 内庭、太冲　　E. 十二井

9. 痄腮的治疗除主穴外，高热者加用（　　）
10. 痄腮的治疗中除主穴外，睾丸肿痛者加用（　　）

【正确答案】A、C　　【易错答案】B、D

【答案分析】本题考查痄腮的辨证取穴。高热配大椎、商阳；少腹、睾丸肿痛配蠡沟、太冲；神昏抽搐配水沟、十宣或十二井。

A. 内庭　　B. 厉兑　　C. 大敦
D. 足三里　　E. 行间

11. 乳痈的治疗除主穴外，肝郁甚者宜加用（　　）
12. 乳痈的治疗除主穴外，胃热甚者宜加用（　　）

【正确答案】E、A　　【易错答案】C、B

【答案分析】本题考查乳痈的辨证取穴。肝郁甚配行间；胃热甚配内庭；火毒盛配厉兑、大敦。

A. 中极、气海　　B. 内关、太冲　　C. 乳中、膻中
D. 关元、日月　　E. 血海、三阴交

13. 乳癖之气滞痰凝型，治疗时除主穴外可以加用（　　）
14. 乳癖之冲任失调型，治疗时除主穴外可以加用（　　）

【正确答案】B、E　　【易错答案】A、C

【答案分析】本题考查乳癖的辨证取穴。气滞痰凝配内关、太冲；冲任失调配血海、三阴交。

A. 内关　　B. 腹结　　C. 曲池

D. 丰隆　　E. 足三里

15. 肠痈的治疗除主穴外，发热者配（　　）

16. 肠痈的治疗除主穴外，便秘者配（　　）

【正确答案】C、B　　【易错答案】A、D

【答案分析】本题考查肠痈的辨证取穴。发热配曲池；便秘配腹结；呕吐配内关。

A. 肺俞　　B. 肾俞、三阴交　　C. 阴陵泉

D. 脾俞、气海　　E. 委中

17. 除主穴外，治疗中气下陷型脱肛宜配用（　　）

18. 除主穴外，治疗湿热下注型脱肛宜配用（　　）

【正确答案】D、C　　【易错答案】A、B

【答案分析】本题考查脱肛的辨证取穴。中气下陷配脾俞、气海；湿热下注配阴陵泉。

A. 大肠俞、阴陵泉　　B. 天枢、上巨虚　　C. 大肠俞、百会

D. 脾俞、百会　　E. 孔最、膈俞

19. 治疗痔疮伴便秘的患者，除主穴外宜加（　　）

20. 治疗痔疮伴气虚下陷的患者，除主穴外宜加（　　）

【正确答案】B、D　　【易错答案】A、C

【答案分析】本题考查痔疮的辨证取穴。便秘配天枢、上巨虚；气虚下陷配脾俞、百会；湿热下注配大肠俞、阴陵泉。便后出血配孔最、膈俞。

（三）X 型题

1. 治疗瘾疹的主穴为（　　）

A. 曲池、合谷　　B. 膈俞、血海　　C. 委阳

D. 阳陵泉、太冲　　E. 委中

【正确答案】ABE　　【易错答案】C、D

【答案分析】本题考查治疗瘾疹的取穴。治疗瘾疹的主穴为曲池、合谷、血海、委中、膈俞。病在阳之阳（皮肤）者，取阳之合，故取手阳明大肠经之合穴曲池，与合谷同用，善于开泄，既可疏风解表，又能清泻阳明，故凡瘾疹无论外邪侵袭还是胃肠积热者皆可用之；本病邪在营血，膈俞为血之会穴，可活血祛风；委中又名血郄，且为阳之合，与血海同用，可理血和营，取“治风先治血，血行风自灭”之意。

2. 蛇串疮的分型为（　　）

A. 肝经郁热　　B. 脾经湿热　　C. 气血不足

D. 脾经寒热　　E. 瘀血阻络

【正确答案】ABE　　【易错答案】C、D

【答案分析】本题考查蛇串疮的分型。蛇串疮可分为 3 型，即肝经郁热、脾经湿热、瘀血阻络。

3. 治疗肺经风热所致痤疮，除选主穴外，还宜加用（　　）

A. 大杼　　B. 尺泽　　C. 少商

D. 列缺　　E. 风池

【正确答案】BC　　【易错答案】A、D、E

【答案分析】本题考查痤疮的辨证选穴。肺经风热所致痤疮，除主穴外加少商、尺泽以宣肺散热。

4. 治疗脾经湿热所致痤疮，除选主穴外，还宜加用（　　）

A. 阴陵泉　　B. 三阴交　　C. 天枢

D. 中脘　　E. 足三里

【正确答案】AE　　【易错答案】B、C、D

【答案分析】本题考查痤疮的辨证选穴。脾经湿热所致痤疮，除选主穴外加足三里、阴陵泉以健脾清热祛湿。

5. 治疗斑秃常用的腧穴是（　　）

A. 阿是穴　　B. 太渊　　C. 膈俞

D. 百会　　E. 风池

【正确答案】ABCDE　　【易错答案】漏选

【答案分析】本题考查治疗斑秃的取穴。头为诸阳之会，百会为足太阳经与督脉交会穴，风池为足少阳经与阳维脉交会穴，且二穴皆近脱发患处，同用可祛风活血；血会膈俞，太渊为脉之所会，且为肺之原穴，配局部阿是穴，补能益气养血，泻能活血化瘀；阿是穴用梅花针叩刺或毫针围刺，更可疏导局部经气，促进新发生长。

6. 神经性皮炎的治疗主方中，取“治风先治血，血行风自灭”之意而选的穴位是（　　）

A. 委中　　B. 曲池　　C. 膈俞

D. 血海　　E. 足三里

【正确答案】ABCD　　【易错答案】E

【答案分析】本题考查神经性皮炎的治疗。神经性皮炎多属血虚血热之证，曲池、血海、膈俞、委中皆为调理血分之要穴，且膈俞为血会，委中为血郄，四穴合用既可祛风止痒，又可凉血解毒，取“治风先治血，血行风自灭”之意。

7. 治疗神经性皮炎兼见情志抑郁、烦躁易怒者，除取主穴外，还宜加用（　　）

A. 行间　　B. 足三里　　C. 合谷

D. 侠溪　　E. 三阴交

【正确答案】AD　　【易错答案】B、C、E

【答案分析】本题考查神经性皮炎的辨证治疗。此证型为肝郁化火，配行间、侠溪以泻肝火。

8. 治疗神经性皮炎，选用阳明经上的穴位是（　　）

A. 合谷　　B. 曲池　　C. 足三里

D. 四白　　E. 头维

【正确答案】ABC　　　　【易错答案】D、E

【答案分析】本题考查治疗神经性皮炎的取穴。其主穴取皮损局部阿是穴、风池、曲池、血海、膈俞、委中，风热侵袭配外关、合谷；肝郁化火配行间、侠溪；血虚风燥配足三里、三阴交。阳明经上的穴位是曲池、合谷、足三里。

9. 治疗带状疱疹，可选用的处方是（　　）

A. 曲池、合谷　　B. 曲池、支沟　　C. 行间、大敦

D. 血海、三阴交　　E. 隐白、内庭

【正确答案】CDE　　　　【易错答案】A、B

【答案分析】本题考查治疗带状疱疹的取穴。其主穴为阿是穴、夹脊。肝经郁热配行间、大敦；脾经湿热配隐白、内庭；瘀血阻络配血海、三阴交。

10. 治疗带状疱疹的方法正确的是（　　）

A. 毫针刺，用泻法　　B. 皮损局部阿是穴用围针法

C. 阿是穴散刺出血后加拔火罐　　D. 大敦、隐白可点刺出血

E. 局部阿是穴用艾条灸

【正确答案】ABCDE　　　　【易错答案】漏选

【答案分析】本题考查带状疱疹的操作，即毫针刺，用泻法。皮损局部阿是穴用围针法，即在疱疹带的头、尾各刺 1 针，两旁则根据疱疹带的大小选取 1~3 点，向疱疹带中央沿皮平刺，也可在阿是穴散刺出血后加拔火罐。大敦、隐白可点刺出血。取局部阿是穴，用皮肤针叩刺出血后，加艾条灸，用于疱疹后遗神经痛。选项均为治疗带状疱疹的操作方法。

11. 痤疮的辨证分型一般分为（　　）

A. 肺经风热　　B. 血虚　　C. 肠胃湿热

D. 血瘀　　E. 冲任不调

【正确答案】ACE　　　　【易错答案】B、D

【答案分析】本题考查痤疮的辨证分型。痤疮分肺经风热、肠胃湿热、冲任不调 3 个证型。

12. 治疗痤疮的主穴是（　　）

A. 合谷　　B. 曲池　　C. 内庭

D. 阳白　　E. 四白

【正确答案】ABCDE　　　　【易错答案】漏选

【答案分析】本题考查治疗痤疮的取穴。其主穴为大椎、合谷、曲池、内庭、阳白、四白。阳明经脉上循于面，且手阳明与肺经相表里，肺主皮毛，故取合谷、曲池、内庭，以清泻阳明邪热；四白、阳白为局部取穴，可疏通局部气血，使肌肤疏泄功能得以调畅。

13. 痤疮的治则是（　　）

A. 祛风止痒　　B. 散郁消痤　　C. 滋阴泻火

D. 清热解毒　　E. 健脾化湿

【正确答案】BD　　【易错答案】A、C、E

【答案分析】本题考查痤疮的治则。痤疮的基本病机是热毒郁蒸肌肤，故治则为清热解毒，散郁消痤。

14. 头发突然间脱落，显圆形、椭圆形或不规则，大小不等，边界清楚，治疗可取（　　）

A. 百会　　B. 风池　　C. 太渊

D. 膈俞　　E. 阿是穴

【正确答案】ABCDE　　【易错答案】漏选

【答案分析】本题考查治疗斑秃的取穴。其主穴是阿是穴、百会、风池、太渊、膈俞。斑秃的基本病机为精血亏虚或气滞血瘀，血不养发。治法为养血生发，取局部穴位为主。头为诸阳之会，百会为足太阳经与督脉交会穴，风池为足少阳经与阳维脉交会穴，且二穴皆近脱发患处，同用可祛风活血；血会膈俞，太渊为脉之所会，且为肺之原穴，配局部阿是穴，补能益气养血，泻能活血化瘀；阿是穴用梅花针叩刺或毫针围刺，更可疏导局部经气，促进新发生长。

15. 常见的腱鞘囊肿的内容物是（　　）

A. 无色透明的浓稠黏液　　B. 淡黄色的浓稠黏液　　C. 无色透明的稀液

D. 橙色的浓稠黏液　　E. 血性黏液

【正确答案】ABD　　【易错答案】C、E

【答案分析】本题考查腱鞘囊肿的临床表现。腱鞘囊肿是发生于关节部腱鞘内的囊性肿物，内含有无色透明或淡黄色、橙色的浓稠黏液。

16. 腱鞘囊肿好发于（　　）

A. 腕背部　　B. 足跟部　　C. 足背部

D. 手掌　　E. 脚趾

【正确答案】ACE　　【易错答案】B

【答案分析】本题考查腱鞘囊肿的好发部位。腱鞘囊肿多发于腕背和足背部及指、趾附近。其发生常与患部关节过度活动、慢性劳损、外伤等因素有关。

17. 治疗痄腮的主穴是（　　）

A. 翳风、颊车　　B. 期门　　C. 合谷、关冲

D. 梁丘、足三里　　E. 外关

【正确答案】ACE　　【易错答案】B、D

【答案分析】本题考查治疗痄腮的取穴。其主穴为翳风、颊车、外关、合谷、关冲。从患病部位来看，本病以少阳经为主，涉及阳明经，故近取手足少阳之会穴翳风、足阳明经穴颊车，宣散患部蕴结之气血，以消肿止痛；远取手少阳络穴外关、井穴关冲，及手阳明经原穴合谷，以清泻少阳、阳明两经之郁热温毒。

18. 治疗痄腮如并发睾丸肿大，除取主穴外，还可酌取（　　）

A. 行间　　B. 太冲　　C. 曲骨

D. 蠡沟　　E. 大敦

【正确答案】BD　　【易错答案】A、C、E

【答案分析】本题考查痄腮的辨证治疗。本题证型为温毒内陷，少腹、睾丸肿痛配蠡沟、太冲以清肝经温毒。

19. 耳下腮部焮热红肿，咀嚼困难，并见高热烦渴，睾丸肿大，脉象浮数或滑数，舌苔黄腻，治疗取（　　）

A. 手少阳经穴　　B. 足少阳经穴　　C. 足阳明经穴

D. 手阳明经穴　　E. 足厥阴经穴

【正确答案】ACD　　【易错答案】B、E

【答案分析】本题考查痄腮温毒蕴结证的治疗选经。少阳、阳明经脉分别循行于耳下和腮部，风热疫毒之邪从口鼻而入，阻遏少阳、阳明经脉，郁而不散，蕴结于耳下腮部而发病。本病基本病机是温毒之邪蕴结于少阳、阳明经，故取经手少阳、手足阳明经穴。因受邪未到温毒内陷，故不取足少阳经穴、足厥阴经穴。

20. 肩井为治疗乳痈的经验穴，与其交会的经脉有（　　）

A. 手少阳经　　B. 足少阳经　　C. 足阳明经

D. 阳维脉　　E. 足太阳经

【正确答案】ABCD　　【易错答案】E

【答案分析】本题考查治疗乳痈的经验效穴肩井。肩井为治疗乳痈的经验效穴，系手足少阳、足阳明、阳维脉交会穴，所交会之经脉均行胸乳部，用之即可通调诸经经气，使少阳通则郁火散，阳明清则肿痛消，从而收“乳痈刺肩井而极效”之功。

21. 治疗乳痈的主穴是（　　）

A. 足三里　　B. 肩井　　C. 内关

D. 膻中　　E. 期门

【正确答案】ABCDE　　【易错答案】漏选

【答案分析】本题考查治疗乳痈的取穴。其主穴为足三里、期门、膻中、内关、肩井。乳痈为病，多为胃热、肝郁，故取胃的下合穴足三里，以清泻阳明胃热；取肝的募穴期门，以疏通厥阴肝郁；膻中、内关远近相配，宽胸理气；肩井为治疗乳痈的经验效穴。

22. 患者自觉乳房胀痛或刺痛，兼有胸闷、嗳气等症状，一侧或两侧乳房发生多个大小不等的圆形结节，结节可以推动，治疗可取（　　）

A. 足阳明经穴　　B. 任脉穴　　C. 手太阳经穴

D. 足厥阴经穴　　E. 足太阴经穴

【正确答案】ABDE　　【易错答案】C

【答案分析】本题考查治疗乳癖的选经。乳癖病位在乳房，足阳明胃经过乳房，足厥阴肝经至乳下，足太阴脾经行乳外，任脉行于乳内。

23. 治疗乳癖的主穴是（　　）

A. 乳根　　B. 期门　　C. 人迎

D. 膻中　　E. 足三里

【正确答案】ABCDE　　【易错答案】漏选

【答案分析】本题考查治疗乳癖的取穴。其主穴为乳根、人迎、足三里、期门、膻中。乳根、人迎、足三里可疏导阳明胃经经气，疏通局部气血；膻中为气之会穴，且肝经络于膻中，期门为肝之募穴，二穴均位近乳房，故用之既可疏肝理气，且与乳根同用，又可直接通乳络消痰块。

24. 治疗急性乳腺炎，可取（　　）

A. 足阳明经穴　　B. 足太阳经穴　　C. 任脉穴

D. 足厥阴经穴　　E. 手少阳经穴

【正确答案】AD　　【易错答案】B、E

【答案分析】本题考查急性乳腺炎的选经。急性乳腺炎属于中医学乳痈的范畴。本病病位在乳房，足阳明胃经过乳房，足厥阴肝经至乳下，故本病取足阳明、足厥阴经穴为主。

25. 乳癖治疗所取主穴属（　　）

A. 手少阳经穴　　B. 足阳明经穴　　C. 手阳明经穴

D. 足厥阴经穴　　E. 任脉穴

【正确答案】BD　　【易错答案】C、E

【答案分析】本题考查治疗乳癖的取穴。乳癖的发生常与情志内伤、忧思恼怒等因素有关。本病病位在乳房，足阳明胃经过乳房，足厥阴肝经至乳下，故所取穴以足阳明、足厥阴经穴为主。

26. 针刺治疗乳癖，可选用的处方有（　　）

A. 肝俞、膻中、太冲　　B. 屋翳、膻中、太冲

C. 乳根、膻中、足三里、人迎　　D. 血海、天宗、三阴交

E. 期门、血海、三阴交

【正确答案】CE　　【易错答案】D

【答案分析】本题考查治疗乳癖的取穴。其主穴是乳根、人迎、足三里、期门、膻中，冲任失调配血海、三阴交。

27. 针刺治疗乳癖，针刺方法正确的有（　　）

A. 毫针常规刺，泻法或平补平泻法　　B. 乳根、膻中均可向乳房肿块方向斜刺或平刺

C. 针人迎时应避开颈动脉，不宜深刺　　D. 针刺可配合乳房按摩，以促进疗效

E. 针刺可配合耳针

【正确答案】ABCDE　　【易错答案】漏选

【答案分析】本题考查乳癖的针刺治疗及操作，即毫针常规刺，泻法或平补平泻法。乳根、膻中均可向乳房肿块方向斜刺或平刺，针人迎时应避开颈动脉，不宜深刺。针灸对本病有良好的疗效，可使肿块缩小或消失，但疗程较长，可配合乳房按摩，以促进疗效。取内分泌、胸、

内生殖器、交感、皮质下、胃、肝、脾，每次选用 3~5 穴，毫针刺法，或埋针法、压丸法。故选 ABCDE。

28. 针灸对于哪种性质的阑尾炎效果较好（　　）

A. 化脓性阑尾炎　　B. 慢性阑尾炎　　C. 单纯性阑尾炎

D. 穿孔性阑尾炎　　E. 坏死性阑尾炎

【正确答案】BC　　【易错答案】漏选

【答案分析】本题考查阑尾炎的针刺治疗。中医学的肠痈相当于西医学的急、慢性阑尾炎。针灸对肠痈初起未化脓者效果良好。对急性阑尾炎症状严重，已化脓有穿孔或坏死倾向者，宜及时转外科处理，采取综合疗法进行治疗。

29. 患者腹部或绕脐作痛，旋即转移至右下腹，以手按之，其痛加剧，痛处固定不移，右腿屈而难伸，并有发热恶寒，恶心呕吐，便秘，尿黄，舌苔薄腻而黄，脉数有力，治疗取（　　）

A. 上巨虚　　B. 阑尾　　C. 曲池

D. 天枢　　E. 内关

【正确答案】ABCDE　　【易错答案】漏选

【答案分析】本题考查肠痈的治疗。本题诊断为肠痈肠腑气结型，主穴为天枢、上巨虚、阑尾穴、阿是穴，发热配曲池，呕吐配内关，便秘配腹结。

30. 治疗脱肛主要的选经是（　　）

A. 足阳明经　　B. 足少阳经　　C. 足太阳经

D. 督脉　　E. 足少阴经

【正确答案】CD　　【易错答案】A、B、E

【答案分析】本题考查脱肛的选经。脱肛病位在大肠，督脉过直肠，膀胱经别入肛中，故本病与督脉、膀胱经关系密切，取足太阳经、督脉穴为主。

31. 治疗中气下陷的脱肛，除了主穴，还应配伍（　　）

A. 脾俞　　B. 足三里　　C. 合谷

D. 气海　　E. 大椎

【正确答案】AD　　【易错答案】B、C、E

【答案分析】本题考查治疗脱肛的取穴。其主穴为百会、长强、大肠俞、承山，中气下陷配脾俞、气海。

32. 治疗痔疮除取足太阳经穴外，另外两穴是（　　）

A. 天枢　　B. 二白　　C. 足三里

D. 长强　　E. 会阴

【正确答案】BD　　【易错答案】A、C、E

【答案分析】本题考查治疗痔疮的取穴。其主穴为承山、次髎、长强、二白。承山、次髎均为膀胱经穴，足太阳经别又自腨至腘，别入肛中，故取二穴清泻肛肠湿热，疏导膀胱经气而消瘀滞；长强穴属督脉，位近肛门，刺之直达病所，清利湿热；二白为治疗痔疮的经验效穴。

33. 痔疮的治疗原则是（　　）

A. 养血　　B. 止痛　　C. 利湿

D. 消瘀　　E. 清热

【正确答案】BCDE　　【易错答案】A

【答案分析】本题考查痔疮的治则。痔疮的基本病机是肛部筋脉横懈，治则为清热利湿，消瘀止痛。

34. 针刺治疗风寒痹阻型颈椎病时，除主穴外还可以取（　　）

A. 大椎　　B. 风门　　C. 天柱

D. 手三里　　E. 合谷

【正确答案】AB　　【易错答案】C、D、E

【答案分析】本题考查风寒痹阻型颈椎病的取穴。颈椎病主穴取颈夹脊穴、天柱、后溪、申脉、悬钟，风寒痹阻配风门、大椎。

35. 治疗腰部正中扭伤的远端取穴可以取（　　）

A. 合谷　　B. 人中　　C. 足三里

D. 后溪　　E. 三间

【正确答案】BD　　【易错答案】A、C、E

【答案分析】本题考查腰扭伤的取穴。督脉行腰部正中，故痛在脊柱正中，病属督脉。后溪为手太阳小肠经输穴，手、足太阳同名经脉气相通，“输主体重节痛”，后溪穴又为八脉交会穴之一，通督脉，人中为督脉穴，腰部正中扭伤的远端取穴人中、后溪。

36. 针灸治疗急性腰扭伤常用的穴位有（　　）

A. 委中　　B. 后溪　　C. 腰痛点

D. 阿是穴　　E. 水沟

【正确答案】ABCDE　　【易错答案】漏选

【答案分析】本题考查治疗急性腰扭伤的取穴。其主穴取阿是穴、腰痛点、委中、后溪，脊柱处疼痛配水沟，脊旁疼痛配手三里。

37. 治疗踝关节扭伤的主要取穴是（　　）

A. 申脉　　B. 阳陵泉　　C. 养老

D. 阿是穴　　E. 丘墟

【正确答案】ACDE　　【易错答案】B

【答案分析】本题考查治疗踝关节扭伤的取穴。其主穴取申脉、丘墟、养老、阿是穴。踝关节扭伤属筋伤病，病在经筋、络脉，“在筋守筋”，故治疗时取扭伤部位穴位为主，以舒通筋络，散除局部气血壅滞，达到“通则不痛”的效果；踝关节扭伤以外踝下方为多见，病在足太阳筋络，取对侧养老穴处压痛点，属缪刺法，也是手足同名经取穴法，治疗本病常有捷效。

（四）问答题

1. 腱鞘囊肿的针刺如何操作？

【正确答案】囊肿局部常规消毒，用较粗的毫针在囊肿的正中和四周各刺入 1 针，以刺破对侧的囊壁为度，出针时尽量摇大针孔，迅速用力挤压，使囊液尽可能全部挤出，然用消毒纱布加压敷盖。

【易错答案】叙述不全面。

【答案分析】腱鞘囊肿的操作简单，关键技术难点需要掌握，即“以刺破对侧的囊壁为度”“迅速用力挤压，使囊液尽可能全部挤出”。

2. 简述痄腮的病因、病机、病位。

【正确答案】痄腮的发生常与感受风热疫毒之邪有关。少阳、阳明经脉分别循行于耳下和腮部，风热疫毒之邪从口鼻而入，阻遏少阳、阳明经脉，郁而不散，蕴结于耳下腮部而发病。少阳与厥阴相表里，足厥阴肝经绕阴器，若受邪较重，邪从少阳胆经内传厥阴肝经，则可出现少腹、睾丸红肿疼痛；若温毒炽盛，内陷厥阴，热极风动，则可发生痉厥、昏迷等变证。其基本病机是温毒之邪蕴结于少阳、阳明经。

【易错答案】叙述不全面。

【答案分析】出现的变证要注意。

3. 简述乳痈的病因、病机、病位。

【正确答案】乳痈的发生常与乳头皮肤破裂、外邪火毒入侵，或忧思恼怒、恣食厚味等因素有关。本病病位在乳房，足阳明胃经过乳房，足厥阴肝经至乳下，故本病主要与肝、胃两经关系密切。其基本病机是胃热肝郁，火毒凝结。

【易错答案】叙述不全面。

【答案分析】病因不能有遗漏。

4. 肠痈的临床特征是什么？如何选穴？

【正确答案】肠痈的临床特征是转移性右下腹疼痛，疼痛呈持续性、阵发性加剧，右下腹有局限而固定的压痛，甚则出现腹肌紧张、反跳痛。其治法宜清热通腑止痛。取大肠的募穴、下合穴为主，天枢、上巨虚、阑尾穴、阿是穴。

【易错答案】叙述不全面。

【答案分析】需要回答全面，不能有遗漏。

5. 乳痈临床分几期？如何区别？

【正确答案】乳痈临床分为郁乳期、酿脓期、溃脓期。①气滞热壅（郁乳期）：乳房结块，肿胀疼痛，常伴有恶寒发热，全身不适等症，舌红，苔薄白或薄黄，脉浮数。②火毒炽盛（酿脓期）：肿块增大，焮红灼热，痛如刀割，舌红，苔黄厚腻，脉弦数或滑数。③毒盛肉腐（溃脓期）：肿块中央触之渐软，有应指感，或见乳头有脓汁排出，溃脓后乳房胀痛减轻。如脓肿破溃后脓流不畅、肿势和疼痛不减，病灶可能波及其他经络，形成“传囊乳痈”，舌淡，苔白，脉弱无力。

【易错答案】叙述不全面。

【答案分析】三期症状不同，叙述要准确。

6. 痤疮分几型？怎样治疗？三棱针刺法治疗痤疮是如何操作的？

【正确答案】痤疮临床分为肺经风热、脾胃湿热、冲任不调3种。治以清热解毒，散郁消痤。取督脉穴及手足阳明经穴为主。主穴为大椎、合谷、曲池、内庭、阳白、四白。肺经风热配少商、风门；脾胃湿热配阴陵泉、天枢；冲任不调配血海、三阴交。三棱针刺法：取第1~12胸椎旁开0.5~3.0寸范围内的阳性反应点。用三棱针挑断皮下部分纤维组织，使之出血少许，每周1~2次。

【易错答案】叙述不全面。

【答案分析】其他刺法中的操作是容易疏忽的地方。

7. 写出针灸治疗颈椎病的主穴及配穴。

【正确答案】主穴：颈夹脊穴、天柱、后溪、申脉、悬钟。配穴：风寒痹阻配风门、大椎；劳伤血瘀配膈俞、合谷；肝肾亏虚配肝俞、肾俞；上肢疼痛配曲池、合谷；上肢或手指麻木配少海、手三里；头晕头痛配百会、风池；恶心、呕吐配中脘、内关。

【易错答案】回答不全面。

【答案分析】配穴中，不要遗漏针对症状的配穴。

（五）病案分析题

1. 患者，男，58岁。平素有胃下垂、便秘病史。自述大便时肛门坠胀，时或脱出，便后能自行回纳，近期因大便秘结致大便后肛门脱出不能自行回纳，尤以劳累咳嗽时更甚，并有面色萎黄，神疲乏力，消瘦，舌淡苔白，脉细弱。请写出本病的中医诊断、证型、治法、针灸处方、方义和操作。

【正确答案】

中医诊断：脱肛；辨证分型：中气下陷。

治法：升提固脱。取督脉穴及足太阳经穴为主。

针灸处方：百会、长强、大肠俞、承山、脾俞、气海。

方义：百会为督脉与足太阳经的交会穴，气为阳，统于督脉，故灸百会可使阳气旺盛，有升提收摄之功；长强为督脉之别络，位近肛门，可增强肛门的约束功能；大肠俞为大肠之气转输之处，可调和大肠腑气；承山为膀胱经穴，足太阳经别入肛中，故可疏调肛部气血。

操作：长强沿尾骶骨内壁进针1~1.5寸，百会可用灸法。余穴常规针刺。

【易错答案】回答不全面。

【答案分析】处方不要遗漏穴位，分清主穴和配穴。方义围绕疾病的治则进行，要回答全面。注意长强的操作。

2. 患者，男，56岁。颈项、右侧肩背和上肢等部位疼痛1个月，加重1周。患者由于工作原因经常出现上述部位不适，曾行颈椎CT检查示C5~6、C6~7椎间盘突出，后经治疗好转。近1个月来因受寒出现项强脊痛，右侧肩臂酸楚，颈部活动受限，甚则连及右手臂麻木冷痛，遇寒加重。舌淡，苔白，脉弦紧。试写出疾病诊断（中、西医）、证型、治法、针灸处方、方义、操作。

【正确答案】

中医诊断：痹证；西医诊断：颈椎病；证型：风寒痹阻。

治则：舒筋骨，通经络。取局部穴位及手足太阳经穴为主。

针灸处方：颈夹脊穴、天柱、后溪、申脉、悬钟、风门、大椎、曲池、合谷、少海、手三里。

方义：颈夹脊、天柱为局部选穴，可疏筋骨、通经络，疏导颈项部气血；后溪、申脉均为八脉交会穴，分属手足太阳经，且后溪通督脉，申脉通阳跷脉，两穴上下相配，功在疏导颈项、肩胛部气血；悬钟为髓会，有滋肾壮骨，以达治病求本之功。

操作：毫针泻法或平补平泻法，可加灸。

【易错答案】处方回答不全面。

【答案分析】处方中不要遗漏针对症状的配穴。上肢疼痛配曲池、合谷；上肢或手指麻木配少海、手三里。

第十章　五官科病证

◎ 重点 ◎

1. 目赤肿痛的病因、基本病机、主穴和放血治疗
2. 麦粒肿的病因、基本病机、主穴和放血治疗
3. 眼睑下垂的主穴
4. 眼睑瞤动的病因、基本病机和主穴
5. 近视的病因、基本病机和主穴
6. 斜视的主穴
7. 视神经萎缩的病因、基本病机和主穴
8. 耳鸣、耳聋的病因、基本病机和主穴
9. 鼻渊的基本病机和主穴
10. 咽喉肿痛的病因、基本病机和主穴
11. 牙痛的基本病机和主穴

精选习题

扫码获取
同步习题

（一）A 型题

1. 下列不属于目赤肿痛主要症状的是（　　）

A. 目赤肿痛　　B. 羞明　　C. 流泪

D. 胞睑红肿　　E. 眵多

【正确答案】D　　【易错答案】B

【答案分析】此题考查目赤肿痛的临床表现。目赤肿痛的主症可见目赤肿痛、羞明、流泪、眵多。而胞睑红肿见于麦粒肿。

2. 治疗目赤肿痛的主方是（　　）

A. 合谷、曲池、太阳、中冲　　B. 合谷、太冲、少商、三阴交

C. 合谷、太冲、风池、太阳、攒竹　　D. 合谷、中冲、曲池、太阳

E. 合谷、睛明、少商、中冲

【正确答案】C　　【易错答案】A

【答案分析】此题考查目赤肿痛的治疗。本病病位在眼，取局部穴位及足厥阴、足少阳经穴

为主。太阳穴位于眼旁，有消肿止痛明目之功；“面口合谷收”，取合谷善清头面热邪；太冲、风池分属肝胆两经，上下相应，可导肝胆之火下行；合谷、太冲相配名曰“开四关”，能疏散一身热邪。

3. 挑治法治疗麦粒肿，所挑治红色疹点的部位是（　　）

A. 第 1~7 胸椎两侧　　B. 第 1~6 胸椎两侧　　C. 第 1~5 胸椎两侧

D. 第 1~4 胸椎两侧　　E. 第 1~3 胸椎两侧

【正确答案】A　　【易错答案】B

【答案分析】此题考查麦粒肿的治疗。取肩胛区第 1~7 胸椎脊突两侧的淡红色疹点或敏感点，用三棱针挑刺或点刺出血。

4. 麦粒肿的中医称谓是（　　）

A. 风热眼　　B. 暴风客热　　C. 天行赤眼

D. 针眼　　E. 目翳

【正确答案】D　　【易错答案】A

【答案分析】此题考查麦粒肿的名称。麦粒肿是指胞睑边缘生小硬结，红肿疼痛，形似麦粒，易于溃脓的眼病，又名“针眼”“土疳”，俗称“偷针眼”。“风热眼”“天行赤眼”是指目赤肿痛。

5. 睛明穴的针刺方法错误的是（　　）

A. 医生一手将眼球推向外侧固定　　B. 另一手缓慢进针　　C. 紧靠眶缘进针

D. 大幅度捻转　　E. 不宜提插

【正确答案】D　　【易错答案】E

【答案分析】此题考查睛明穴的刺法。睛明针刺应注意固定眼球，轻柔进针，不行提插捻转手法，出针时按压针孔片刻。

6. 近视总的针灸治疗原则是（　　）

A. 清热解毒　　B. 通经活络明目　　C. 滋补肝肾

D. 补益肝脾　　E. 健脾益肾

【正确答案】B　　【易错答案】D

【答案分析】此题考查近视的治疗原则。近视的基本病机是目络瘀阻，目失所养，故治则为通经活络明目。

7. 患者视近物清晰，视远物模糊，视力减退，伴有目视疲劳，双目喜闭，面白神疲，失眠健忘，食欲不振，纳呆便溏，舌淡，苔薄白，脉细弱。其证候是（　　）。

A. 心脾两虚　　B. 心血瘀阻　　C. 肝肾亏虚

D. 肝阴不足　　E. 阴虚火旺

【正确答案】A　　【易错答案】D

【答案分析】此题考查近视的辨证。面白神疲，失眠健忘，食欲不振，纳呆便溏均为心脾两虚症状。

8. 针灸治疗实证耳鸣、耳聋，主要取（　　）

A. 少阳经穴　　B. 太阳经穴　　C. 阳明经穴

D. 少阴经穴　　E. 厥阴经穴

【正确答案】A　　【易错答案】B

【答案分析】此题考查耳鸣、耳聋的治疗。耳鸣、耳聋的病位在耳，肾开窍于耳，少阳经入于耳中，故本病与肝、胆、肾关系密切。实证多因外感风邪或肝胆郁火循经上扰清窍，故治疗以手足少阳经穴为主。

9. 对耳鸣、耳聋胆火盛者，治疗取“病在上，取之下”之意而用的穴位是（　　）

A. 行间　　B. 侠溪　　C. 阳陵泉

D. 曲泉　　E. 阴谷

【正确答案】B　　【易错答案】A

【答案分析】此题考查耳鸣、耳聋的取穴方义。治疗耳鸣、耳聋的主穴为听会、翳风、中渚、侠溪。侠溪为胆经荥穴，清泻肝胆之火。耳鸣、耳聋病变部位在耳，侠溪穴位于脚背，一上一下，取“病在上，取之下”之意。

10. 一般治疗鼻渊多取何经穴位为主（　　）

A. 手太阴、足阳明经　　B. 足太阴、足阳明经　　C. 手少阳、足厥阴经

D. 足少阳、足厥阴经　　E. 手少阴、足太阳经

【正确答案】A　　【易错答案】E

【答案分析】此题考查鼻渊的基本病机及取穴。鼻渊的发生常与外热侵袭、胆腑郁热、脾胃湿热等因素有关。本病病位在鼻，肺开窍于鼻，足阳明胃经起于鼻，“胆移热于脑，则辛頞鼻渊”（《素问·气厥论》），本病与肺、脾胃、胆关系密切故取手太阴、足阳明、足少阳经穴为主。

11. 鼻流浊涕，色黄腥秽，鼻塞不闻香臭，口苦咽干，心烦易怒，小便黄赤，舌红，苔黄，脉弦数。治疗宜选的处方是（　　）

A. 合谷、太冲、睛明、太阳　　B. 风池、听会、翳风、合谷、头维、曲池

C. 合谷、迎香、上迎香、阳陵泉、侠溪　　D. 翳风、听会、侠溪、中渚

E. 列缺、曲池、迎香、鼻通

【正确答案】C　　【易错答案】D

【答案分析】此题考查鼻渊的分型及治疗。本题为鼻渊胆腑郁热型，治疗除主穴合谷、迎香、鼻通外，加阳陵泉、侠溪泄胆经郁热。

12. 治疗咽喉肿痛的首选穴是（　　）

A. 关冲　　B. 中冲　　C. 少商

D. 商阳　　E. 涌泉

【正确答案】C　　【易错答案】D

【答案分析】此题考查咽喉肿痛的治疗。咽喉肿痛病位在咽喉，喉为肺系。少商为手太阴肺经的井穴，点刺出血，可清泄肺热，为治咽喉肿痛的要穴。商阳为手阳明大肠经的井穴，点刺出血，可疏泄阳明郁热；关冲为手少阳三焦经的井穴，点刺出血，可清泻三焦之火，消肿利咽，商阳与关冲也可治疗咽喉肿痛，而少商为首选要穴。

13. 治疗咽喉肿痛阴虚型，主要取（　　）

A. 手太阴经穴　　B. 足太阴经穴　　C. 手少阴经穴

D. 足少阴经穴　　E. 手厥阴经穴

【正确答案】D　　【易错答案】A

【答案分析】此题考查咽喉肿痛的分型治疗。咽喉肿痛病位在咽喉，咽通于胃，喉为肺系，肾经上循喉咙，结于廉泉，故本病与肺、胃、肾等脏腑关系密切。基本病机是火热或虚火上灼咽喉，故阴虚型取足少阴经穴以滋阴降火，利咽止痛。

14. 治疗上牙痛应循经取（　　）

A. 内庭　　B. 合谷　　C. 太冲

D. 后溪　　E. 前谷

【正确答案】A　　【易错答案】B

【答案分析】此题考查治疗牙痛的取穴。牙痛病位在齿，足阳明经循行入上齿，故上牙疼痛取足阳明经穴，内庭为足阳明胃经的荥穴，可清泄阳明火热。

15. 治疗下牙痛应循经取（　　）

A. 内庭　　B. 合谷　　C. 太冲

D. 后溪　　E. 前谷

【正确答案】B　　【易错答案】A

【答案分析】此题考查治疗牙痛的取穴。牙痛病位在齿，手阳明经循行入下齿，故下牙疼痛取手阳明经穴，合谷为手阳明大肠经的原穴，为四总穴之一，“面口合谷收”，为治疗牙痛的要穴。

16. 治疗牙痛虚火型的处方是（　　）

A. 合谷、颊车、内庭、太溪　　B. 合谷、下关、内庭、颊车、外关、风池

C. 合谷、颊车、内庭、下关、太溪　　D. 合谷、外关、风池、颊车、太溪、行间

E. 合谷、颊车、内庭、照海、外关、风池

【正确答案】C　　【易错答案】A

【答案分析】此题考查治疗牙痛的取穴。其主穴取颊车、下关、合谷、内庭，虚火牙痛配太溪以滋阴清热。

17. 治疗神经性耳鸣、耳聋选取头针（　　）

A. 双侧颞后线　　B. 双侧颞前线　　C. 双侧顶颞前斜线

D. 双侧顶颞后斜线　　E. 额中线

【正确答案】A　　【易错答案】B

【答案分析】此题考查神经性耳鸣、耳聋的治疗及头部头针的主治。颞后线主治耳鸣、耳聋、眩晕、偏头痛；颞前线主治偏头痛、运动性失语、周围性面瘫、牙痛等疾病。两者虽然位置临近，但主治有差别，需要区分。顶颞前斜线治疗对侧肢体中枢性运动障碍，顶颞后斜线治疗对侧肢体中枢性感觉障碍，额中线以治疗神志病、头痛、鼻病为主。

18. 治疗牙痛甚而龈肿，兼形寒身热，脉浮数者，除取合谷、颊车、下关、内庭外，还宜加（　　）

A. 翳风　　B. 内关　　C. 鱼际

D. 曲池　　E. 外关

【正确答案】A　　【易错答案】B

【答案分析】此题考查治疗风火牙痛的配穴。牙痛甚而龈肿，兼形寒身热，脉浮数者为风火牙痛。风火牙痛配翳风。

（二）B 型题

A. 鱼腰、四白　　B. 行间、侠溪　　C. 外关、少商

D. 肾俞、光明　　E. 足三里、三阴交

1. 除主穴外，治疗目赤肿痛的风热外袭型宜配用（　　）

2. 除主穴外，治疗目赤肿痛的肝胆火盛型宜配用（　　）

【正确答案】C、B　　【易错答案】A、E

【答案分析】此题考查治疗目赤肿痛的配穴。风热外袭型配外关、少商；肝胆火盛型配行间、侠溪。

A. 行间、侠溪　　B. 内庭、阴陵泉　　C. 风池、商阳

D. 肝俞、肾俞　　E. 攒竹、合谷、丝竹空、行间

3. 除主穴外，治疗脾胃湿热型麦粒肿应配用（　　）

4. 除主穴外，治疗风热外袭型麦粒肿应配用（　　）

【正确答案】B、C　　【易错答案】A、E

【答案分析】此题考查治疗麦粒肿的配穴。风热外袭型配风池、商阳；热毒炽盛型配大椎、曲池；脾胃湿热型配内庭、阴陵泉。

A. 外关、合谷　　B. 曲池、三阴交　　C. 肝俞、肾俞

D. 行间、侠溪　　E. 心俞、脾俞

5. 近视的治疗除主穴外，肝肾亏虚者配用（　　）

6. 近视的治疗除主穴外，心脾两虚者配用（　　）

【正确答案】C、E　　【易错答案】A、D

【答案分析】此题考查治疗近视的配穴。肝肾亏虚者配肝俞、肾俞；心脾两虚者配心俞、脾俞。

A. 翳风、听会、侠溪、中渚　　B. 外关、合谷、丘墟、太冲　　C. 肾俞、气海、关元

D. 太溪、听宫、肾俞、翳风　　E. 关元、肾俞、肝俞

7. 治疗耳聋耳鸣实证的主穴是（　　）

8. 治疗耳聋耳鸣虚证的主穴是（　　）

【正确答案】A、D　　【易错答案】B、E

【答案分析】此题考查治疗耳鸣的主穴。实证耳鸣，治以疏风泻火，通络开窍，取耳区局部穴及手足少阳经穴为主，主穴取听会、翳风、中渚、侠溪。虚证耳鸣，治以补肾养窍，取足少阴经穴、耳区局部穴为主，主穴取太溪、肾俞、听宫、翳风。

A. 外关、风池　　B. 内庭、二间　　C. 少商、尺泽

D. 太溪、行间　　E. 曲池、阴陵泉

9. 除主穴外，治疗鼻渊肺经风热者宜配用（　　）

10. 除主穴外，治疗鼻渊脾胃湿热者宜配用（　　）

【正确答案】C、E　　【易错答案】A、B

【答案分析】此题考查鼻渊的不同证型的配伍。肺经风热者配尺泽、少商；胆腑郁热者配阳陵泉、侠溪；脾胃湿热者配曲池、阴陵泉。

A. 偏历　　B. 翳风　　C. 太溪

D. 厉兑　　E. 太冲

11. 除主穴外，治疗风火牙痛宜配（　　）

12. 除主穴外，治疗胃火牙痛宜配（　　）

13. 除主穴外，治疗龋齿牙痛宜配（　　）

【正确答案】B、D、A　　【易错答案】A、C、E

【答案分析】此题考查治疗牙痛的配穴。风火牙痛配翳风；胃火牙痛配厉兑；龋齿牙痛配偏历。

（三）X 型题

1. 目赤肿痛的治疗主穴是（　　）

A. 四关　　B. 风池　　C. 攒竹

D. 太阳　　E. 外关

【正确答案】ABCD　　【易错答案】E

【答案分析】此题考查治疗目赤肿痛取穴。其主穴为太阳、攒竹、风池、合谷、太冲。目赤肿痛病位在眼，太阳位于眼旁，攒竹位于目上，点刺出血可宣泄眼部之郁热，有消肿止痛明目之功；“面口合谷收”，取合谷善清头面热邪；太冲、风池分属肝胆两经，上下相应，可导肝胆之火下行；合谷、太冲相配名曰“开四关”，能疏散一身热邪。

2. 治疗外感风热引起的目赤肿痛的处方中，常点刺出血，以泄热消肿的穴位是（　　）

A. 攒竹　　B. 合谷　　C. 太阳

D. 少商　　E. 太冲

【正确答案】ACD　　【易错答案】B、E

【答案分析】此题考查目赤肿痛的治法。本病病位在眼，太阳位于眼旁，攒竹位于目上，点

刺出血可宣泄眼部之郁热，有消肿止痛明目之功。合谷、太冲毫针常规刺，用泻法。

3. 目赤肿痛在古代文献中有称（　　）

A. 风热眼　　B. 针眼　　C. 眼丹

D. 睢目　　E. 天行赤眼

【正确答案】AE　　【易错答案】B、C、D

【答案分析】此题考查目赤肿痛的名称。目赤肿痛是一种常见的眼科病证。古代文献根据发病原因、症状急重和流行性，又称风热眼、天行赤眼、红眼病等。针眼、眼丹是麦粒肿。睢目是眼睑下垂。

4. 肝胆火盛所致目赤肿痛，治宜选用（　　）

A. 合谷、太冲、曲池、睛明　　B. 睛明、太阳、少商、合谷

C. 合谷、太冲、攒竹、风池　　D. 风池、丘墟　　E. 行间、侠溪

【正确答案】CE　　【易错答案】A、B

【答案分析】此题考查目赤肿痛的分型取穴。治疗肝胆火盛型取穴为主穴加行间、侠溪，以泻肝胆火。

5. 目赤肿痛的病因病机有（　　）

A. 脾胃蕴热　　B. 心火上炎　　C. 外感风热

D. 肝胆火盛　　E. 阴虚火旺

【正确答案】CD　　【易错答案】A、B、E

【答案分析】此题考查目赤肿痛的病因病机。目赤肿痛的发生常与感受时邪疫毒或素体阳盛、脏腑积热等因素有关。本病病位在眼，与肝胆两经关系密切。多因风热或疫毒之邪侵袭目窍，或肝胆火盛，循经上扰目窍而发病。基本病机是热毒蕴结目窍。

6. 治疗麦粒肿的主穴是（　　）

A. 太阳　　B. 合谷　　C. 攒竹

D. 风池　　E. 厉兑

【正确答案】ACE　　【易错答案】B、D

【答案分析】此题考查治疗麦粒肿的取穴。其主穴为攒竹、太阳、厉兑。攒竹为足太阳经穴，与太阳穴均位于眼区，长于清泄眼部郁热而散结；厉兑为足阳明经的井穴，可清泄阳明积热，消肿散结。

7. 治疗麦粒肿的耳针选穴是（　　）

A. 眼　　B. 耳尖　　C. 肺

D. 肝　　E. 脾

【正确答案】ABDE　　【易错答案】C

【答案分析】此题考查治疗麦粒肿的耳穴。穴取眼、肝、脾、耳尖。毫针刺法，亦可在耳尖、耳背小静脉刺络出血。

8. 针灸治疗近视的主穴是（ ）

A. 光明 B. 睛明 C. 承泣

D. 风池 E. 太阳

【正确答案】ABCDE 【易错答案】漏选

【答案分析】此题考查治疗近视的取穴。其主穴为睛明、承泣、四白、太阳、风池、光明。睛明、承泣、四白、太阳均位于眼周，可通经活络，益气明目，是治疗眼疾的常用穴；风池为足少阳与阳维之交会穴，内与眼络相连，光明为足少阳胆经络穴，与肝相通，两穴相配，可疏调眼络，养肝明目。

9. 关于针刺治疗近视的操作，正确的有（ ）

A. 睛明、承泣针刺应注意固定眼球，轻柔进针，不行提插捻转手法

B. 风池向上深刺

C. 光明针尖宜朝上斜刺，使针感向上传导

D. 睛明、承泣出针时应多按压针孔

E. 眼周穴位可用皮肤针叩刺

【正确答案】ACDE 【易错答案】B

【答案分析】此题考查近视的针刺方法。睛明、承泣针刺应注意固定眼球，轻柔进针，不行提插捻转手法，出针时按压针孔片刻；风池注意把握针刺的方向、角度和深度，切忌向上深刺，以免刺入枕骨大孔；光明针尖宜朝上斜刺，使针感向上传导。余穴常规针刺。

10. 针刺治疗近视的处方中，宜轻捻缓进，而不能行提插法的穴位是（ ）

A. 风池 B. 睛明 C. 翳明

D. 承泣 E. 合谷

【正确答案】BD 【易错答案】A

【答案分析】此题考查治疗近视的主穴操作。睛明、承泣针刺应注意固定眼球，轻柔进针，不行提插捻转手法，出针时按压针孔片刻。

11. 治疗实证耳聋、耳鸣的针灸方法有（ ）

A. 耳针法 B. 灸法 C. 穴位注射法

D. 毫针法 E. 头针法

【正确答案】ACDE 【易错答案】B

【答案分析】此题考查耳鸣、耳聋的治疗方法。耳鸣、耳聋的实证一般以常规刺，泻法为主，虚证加温灸或温针灸。

12. 治疗耳鸣、耳聋外感风邪者，除用主穴外，还宜取（ ）

A. 外缺 B. 外关 C. 风门

D. 太阳 E. 合谷

【正确答案】BE 【易错答案】A、C

【答案分析】此题考查耳鸣耳聋的配穴。外感风邪者配外关、合谷。

13. 治疗实证耳鸣、耳聋，主要取（　　）

A. 手少阳经穴　B. 耳区局部穴　C. 足厥阴经穴

D. 手少阴经穴　E. 足少阳经穴

【正确答案】ABE　【易错答案】C、D

【答案分析】此题考查治疗耳鸣、耳聋的取穴。实证取耳区局部穴及手足少阳经穴为主。

14. 治疗虚证耳鸣、耳聋，可取（　　）

A. 手少阳经穴　B. 足少阳经穴　C. 足少阴经穴

D. 耳区局部穴　E. 足太阴经穴

【正确答案】CD　【易错答案】A、B

【答案分析】此题考查治疗虚证耳鸣、耳聋的取穴。虚证多因肾精亏虚，耳窍失养，故以补肾养窍为治疗原则，取足少阴经穴、耳区局部穴为主。

15. 治疗耳鸣、耳聋处方中的穴位有（　　）

A. 风池　B. 翳风　C. 听会

D. 侠溪　E. 中渚

【正确答案】BCDE　【易错答案】A

【答案分析】此题考查耳鸣、耳聋的处方。实证主穴为听会、翳风、中渚、侠溪。手足少阳经脉均入耳中，故取听会、翳风疏导少阳经气；中渚泻三焦火而清耳窍；侠溪清泻肝胆之火。

16. 耳鸣、耳聋的病因病机有（　　）

A. 肝胆火盛　B. 外感风邪　C. 肾虚阴亏

D. 心脾蕴热　E. 脾胃湿热

【正确答案】ABC　【易错答案】D、E

【答案分析】此题考查耳鸣、耳聋的病因病机。耳鸣、耳聋的发生常与外感风邪、情志失畅、久病、年老体弱等因素有关。实证多因外感风邪或肝胆郁火循经上扰清窍；虚证多因肾精亏虚，耳窍失养。基本病机是邪扰耳窍或耳窍失养。

17. 针灸治疗实证耳鸣、耳聋，听会、翳风的针刺方法是（　　）

A. 针感宜向耳底　B. 针感宜向耳周传导　C. 艾灸

D. 温针灸　E. 常规针刺

【正确答案】ABE　【易错答案】C、D

【答案分析】此题考查耳鸣、耳聋实证的针刺方法。手足少阳经脉均入耳中，故取听会、翳风疏导少阳经气，听会、翳风常规针刺，针感宜向耳底或耳周传导为佳。

18. 针灸治疗鼻渊后期，鼻塞重而持续，流涕缠绵不愈，鼻涕黄浊而多，嗅觉减退，头昏闷或重胀，胸脘痞闷，纳呆食少，苔黄腻，脉滑数。除选用主穴外，还应选取（　　）

A. 少商　B. 太阳　C. 曲池
D. 阴陵泉　E. 尺泽
【正确答案】CD　【易错答案】E
【答案分析】此题考查鼻渊的辨证分型治疗。此题证型为脾胃湿热证，取穴曲池、阴陵泉。肺经风热型配尺泽、少商。注意证型的鉴别。

19. 治疗鼻渊一般取（　　）
A. 列缺　B. 迎香　C. 上迎香
D. 合谷　E. 印堂
【正确答案】ABCDE　【易错答案】漏选
【答案分析】此题考查治疗鼻渊的取穴。迎香挟于鼻旁，印堂位于鼻上，鼻通位于鼻根，均是治鼻渊要穴，近取三穴共奏疏散鼻部郁热而通鼻窍之功效；远取列缺、合谷为表里经配穴，可清泄肺热。

20. 耳针治疗鼻渊的取穴是（　　）
A. 内鼻　B. 肾上腺　C. 肺
D. 脾　E. 咽喉
【正确答案】ABCD　【易错答案】E
【答案分析】此题考查治疗鼻渊的耳针取穴。耳穴取内鼻、外鼻、肾上腺、额、肺、胆、脾、胃。每次选用 3~5 穴，毫针刺法，或埋针法、压丸法。咽喉用于咽喉部肿痛等。

21. 治疗虚火牙痛取（　　）
A. 手足阳明经穴　B. 手足太阳经穴　C. 手足少阳经穴
D. 手足厥阴经穴　E. 足少阴经穴
【正确答案】AE　【易错答案】D
【答案分析】此题考查治疗虚火牙痛的取穴。牙痛病位在齿，肾主骨，齿为骨之余，手、足阳明经分别入下齿、上齿，故本病与胃、肾关系密切，取穴以手足阳明经及足少阴经为主。

22. 针灸治疗牙痛的主穴是（　　）
A. 地仓　B. 下关　C. 合谷
D. 内庭　E. 颊车
【正确答案】BCDE　【易错答案】A
【答案分析】此题考查治疗牙痛的取穴。其主穴为颊车、下关、合谷、内庭。颊车、下关属局部取穴，可疏泄足阳明经气，消肿止痛；合谷为四总穴之一，“面口合谷收”，为治疗牙痛的要穴；内庭为足阳明胃经的荥穴，可清泄阳明火热。

23. 鼻流浊涕，色黄腥秽，鼻塞不闻香臭的治则是（　　）
A. 祛风清热　B. 消肿定痛　C. 清热宣肺
D. 通利鼻窍　E. 清热泻火

【正确答案】CD　　　　　　【易错答案】A、B、E

【答案分析】此题考查鼻渊的治则。基本病机是邪壅鼻窍，治则为通利鼻窍，肺经风热治以清热宣肺。

24. 牙痛的病因病机有（　　）

A. 胃火亢盛　　B. 风热外袭　　C. 心火上炎

D. 肾阴不足　　E. 口齿不洁

【正确答案】ABDE　　　　　　【易错答案】C

【答案分析】此题考查牙痛的病因病机。牙痛的发生常与外感风火邪毒、过食膏粱厚味、体弱过劳等因素有关，基本病机是风火、胃火或虚火上炎所致。

25. 治疗上牙痛循经可取的穴位是（　　）

A. 颊车　　B. 合谷　　C. 内庭

D. 下关　　E. 曲池

【正确答案】ACD　　　　　　【易错答案】B、E

【答案分析】此题考查治疗牙痛的取穴。上牙疼痛取足阳明胃经穴，颊车、内庭、下关均为足阳明经穴，合谷、曲池为手阳明经穴。

26. 牙痛一般分为（　　）

A. 风火牙痛型　　B. 肝胆火盛型　　C. 虚火牙痛型

D. 心火上炎型　　E. 胃火牙痛型

【正确答案】ACE　　　　　　【易错答案】B

【答案分析】此题考查牙痛的辨证分型。牙痛可分为风火牙痛、胃火牙痛、虚火牙痛。

27. 治疗实热型咽喉肿痛的针灸取穴是（　　）

A. 少商　　B. 合谷　　C. 关冲

D. 内庭　　E. 商阳

【正确答案】ABCDE　　　　　　【易错答案】漏选

【答案分析】此题考查治疗咽喉肿痛实证的取穴。少商为手太阴肺经的井穴，点刺出血，可清泄肺热，为治咽喉肿痛的要穴；商阳为手阳明大肠经的井穴，点刺出血，可疏泄阳明郁热；关冲为手少阳三焦经的井穴，点刺出血，可清泻三焦之火，消肿利咽；内庭为足阳明胃经荥穴，“荥主身热”，善清胃经之火。

28. 治疗可选用在耳尖、耳背小静脉刺络出血的病症是（　　）

A. 目赤肿痛　　B. 眼睑下垂　　C. 麦粒肿

D. 咽喉肿痛　　E. 高热

【正确答案】ACDE　　　　　　【易错答案】B

【答案分析】此题考查耳尖、耳背放血的治疗作用。耳尖、耳背放血可清热泻火明目，用于治疗眼部疾病、咽喉肿痛及高热。

29. 眼睑下垂的治疗原则是（　　）

A. 健脾益气　　B. 养血荣筋　　C. 养血息风

D. 补益肝肾，养血明目　　E. 升阳举陷，通经活络

【正确答案】AB　　【易错答案】D

【答案分析】此题考查眼睑下垂的治疗原则。眼睑下垂病位在胞睑筋肉，基本病机是气虚不能上提，血虚不能养筋，故治疗原则为健脾益气，养血荣筋。D选项与眼睑下垂的病位、病机不符。

30. 治疗眼睑瞤动所取经穴主要是（　　）

A. 眼区局部穴　　B. 足厥阴经穴　　C. 足太阴经穴

D. 足阳明经穴　　E. 手少阳经穴

【正确答案】ABC　　【易错答案】D、E

【答案分析】此题考查治疗眼睑瞤动的取穴。眼睑瞤动是因气血不和而致眼睑不自主牵拽跳动的病证。基本病机是肝脾血虚，虚风内动。本病病在筋肉，“在筋守筋”，故以眼区局部穴及足厥阴经穴、足太阴经穴为主。根据病机病位可排除D、E选项。

31. 针灸治疗斜视的主穴有（　　）

A. 风池　　B. 光明　　C. 合谷

D. 太冲　　E. 太溪

【正确答案】ABCDE　　【易错答案】漏选

【答案分析】此题考查治疗斜视的主穴。风池以通经络，调目系；肝开窍于目，故取肝经原穴太冲，胆经络穴光明，为原络配穴法，以平肝息风，通络明目；太冲与合谷相配为四关穴，善于祛风通络，调和气血；太溪为肾经原穴，可滋水涵木，以治其本。

32. 视神经萎缩属中医学哪些病的范畴（　　）

A. 青盲　　B. 视瞻昏渺　　C. 风牵偏视

D. 能近怯远症　　E. 睑废

【正确答案】AB　　【易错答案】C、D、E

【答案分析】此题考查视神经萎缩的中医学范畴。视神经萎缩属中医学“青盲”“视瞻昏渺”范畴。风牵偏视为斜视，能近怯远症是近视，睑废是眼睑下垂。需了解各眼病的中医名称。

（四）问答题

1. 如何使用挑治法治疗急性结膜炎？

【正确答案】取两肩胛之间丘疹样反应点、大椎及其旁开0.5寸处、太阳、印堂、上眼睑等，选点挑刺。本法适用于急性结膜炎。

【易错答案】挑治的位置不正确。

【答案分析】挑治的阳性反应点要选对，治疗才能有疗效，否则徒增患者痛苦。

2. 治疗目赤肿痛的主穴有哪些？对风热外袭和肝胆火盛证如何配穴？

【正确答案】主穴：太阳、攒竹、风池、合谷、太冲。风热外袭者配外关、少商；肝胆火盛者配行间、侠溪。

【易错答案】回答不全面。

【答案分析】本病病位在眼，太阳位于眼旁，攒竹位于目上，点刺出血可宣泄眼部之郁热，有消肿止痛明目之功；“面口合谷收”，取合谷善清头面热邪；太冲、风池分属肝胆两经，上下相应，可导肝胆之火下行；合谷、太冲相配名曰“开四关”，能疏散一身热邪。

3. 如何应用点刺放血疗法治疗麦粒肿？

【正确答案】①取大椎，三棱针散刺出血后拔罐。②可在耳尖、耳背小静脉刺络出血。

【易错答案】回答不全面。

【答案分析】此题容易遗漏大椎散刺出血。

4. 说明耳鸣、耳聋的治法及处方。

【正确答案】

（1）实证

治法：疏风泻火，通络开窍。取耳区局部穴及手足少阳经穴为主。

主穴：听会、翳风、中渚、侠溪。

配穴：外感风邪配外关、合谷；肝胆火盛配太冲、丘墟。

（2）虚证

治法：补肾养窍。取足少阴经穴、耳区局部穴为主。

主穴：太溪、肾俞、听宫、翳风。

【易错答案】回答不全面。

【答案分析】注意耳鸣、耳聋有实证和虚证的不同，治法和主穴也不同。

5. 咽喉肿痛的临床上分几型？各有何特点？

【正确答案】咽喉肿痛的辨证分型包括外感风热、肺胃热盛、阴虚火旺。①外感风热：咽部红肿疼痛，吞咽不适，伴发热，汗出，头痛，咳嗽，小便黄，舌质红，苔薄白或微黄，脉浮数。②肺胃热盛：咽部红肿，灼热疼痛，吞咽困难，高热，口渴喜饮，口气臭秽，大便秘结，小便黄赤，舌红，苔黄，脉数有力。③阴虚火旺：咽干微肿，疼痛，午后或入夜尤甚，或咽部异物感，干咳痰少而稠，手足心热，舌红，少苔，脉细数。

【易错答案】回答不全面。

【答案分析】注意不同证型的辨证要点不一样。

6. 牙痛辨证分型有几类？怎样区别？分别如何治疗？

【正确答案】牙痛分3类，分别是风火牙痛、胃火牙痛、虚火牙痛。①风火牙痛：发作急骤，牙痛剧烈，牙龈红肿，喜凉恶热，伴发热，舌红，苔薄黄，脉浮数。②胃火牙痛：牙痛剧烈，牙龈红肿甚至出血，遇热加剧，伴口渴，口臭，便秘，尿赤，舌红，苔黄，脉洪数。③虚火牙痛：

牙齿隐隐作痛，时作时止，午后或夜晚加重，日久不愈，可见齿龈萎缩，甚则牙齿浮动，伴腰膝酸软，手足心热，头晕眼花，舌红，少苔或无苔，脉细数。

治法：祛风泻火，通络止痛。取手足阳明经穴为主。

主穴：颊车、下关、合谷、内庭。

配穴：风火牙痛配翳风；胃火牙痛配厉兑；虚火牙痛配太溪；龋齿牙痛配偏历。

【易错答案】回答不全面。

【答案分析】注意不同证型的辨证要点不一样。不同证型病因病机不同，配穴有差异。

（五）病案分析题

患者，男，56岁，2016年1月26日初诊。咽喉部疼痛，并伴有咽干，下午及晚上疼痛加重，干咳少痰，手足心热。舌红苔少，脉细数。请写出中医诊断、证型、治法、针灸处方、方义。

【正确答案】

中医诊断：咽喉肿痛；辨证分型：阴虚火旺。

治法：滋阴降火，利咽止痛。取足少阴经穴为主。

针灸处方：太溪、照海、列缺、鱼际。

方义：太溪为肾之原穴，有滋阴降火作用；照海属足少阴肾经，通阴跷脉，列缺属手太阴肺经，通任脉，二穴相配，为八脉交会组穴，专治咽喉疾患；鱼际为手太阴经的荥穴，可清肺热、利咽喉。

【易错答案】回答不全面。

【答案分析】方义分析中注意列缺、照海，八脉交会穴上下配伍。

第十一章 急症

◎ 重点 ◎

1. 内脏绞痛（心绞痛、胆绞痛、肾绞痛）的病因、基本病机和主穴

2. 出血证（鼻衄、咯血、吐血、便血、尿血）的病因、基本病机和主穴

精选习题

扫码获取
同步习题

（一）A 型题

1. 晕厥的治法是（　　）

A. 回阳救逆　　B. 苏厥醒神　　C. 回阳固脱

D. 清营凉血　　E. 补益气血

【正确答案】B　　【易错答案】A

【答案分析】此题考查晕厥的治法。晕厥是以突发而短暂的意识丧失，四肢厥冷为主症的病证。故治法是苏厥醒神，以恢复意识为主。回阳救逆是虚脱的治法。

2. 治疗晕厥的处方是（　　）

A. 水沟、百会、中冲、涌泉　　B. 素髎、少商、合谷、丰隆

C. 风池、大椎、神门、中冲　　D. 内关、印堂、风池、太冲

E. 劳宫、外关、内关、水沟

【正确答案】A　　【易错答案】E

【答案分析】此题考查晕厥的治疗处方。治疗晕厥的主穴取水沟、百会、中冲、涌泉。脑为元神之府，督脉入脑，水沟、百会为督脉穴，为醒脑苏厥开窍之要穴；心主神明，手厥阴心包经、足少阴肾经皆络于心，取两经之井穴中冲、涌泉，醒神开窍以救急。

3. 虚脱相当于西医学的（　　）

A. 脑梗死　　B. 脑出血　　C. 急性心肌梗死

D. 休克　　E. 慢性冠状动脉供血不足型心脏病

【正确答案】D　　【易错答案】A

【答案分析】此题考查虚脱的概念。虚脱以突然面色苍白，大汗淋漓，四肢逆冷，表情淡漠，或烦躁不安，甚则昏迷，二便失禁，血压下降，脉微欲绝为主要特征。西医学中，虚脱多见于各种原因引起的休克。脑梗死以猝然昏倒、半身不遂、言语智力障碍为主。

4. 虚脱的治法是（　　）

A. 醒脑开窍，回阳救逆　B. 回阳固脱，苏厥救逆　C. 滋补肝肾，益气养血

D. 开窍醒神，苏厥救逆　E. 清热解毒，养心安神

【正确答案】B　【易错答案】A

【答案分析】此题考查虚脱的治法。虚脱的基本病机是阴不敛阳，阳不固阴，阴阳欲离欲绝，治法为回阳固脱，苏厥救逆。晕厥的基本病机是气机逆乱，神窍受扰，或气血不足，脑窍失养，治法为醒脑开窍，回阳救逆。注意二者的鉴别。

5. 高热的治法是（　　）

A. 清热泻火，凉血解毒　B. 表里双解　C. 养阴清肺

D. 调和营卫　E. 清泻心火

【正确答案】A　【易错答案】E

【答案分析】此题考查高热的基本病机及治法。高热的基本病机是正邪相争，或体内阳热之气过盛，治法以清热泻火，凉血解毒。清泻心火用于心火亢盛。

6. 以下穴位一般不用于治疗高热的是（　　）

A. 十宣　B. 十二井　C. 曲池

D. 足三里　E. 大椎

【正确答案】D　【易错答案】C

【答案分析】此题考查高热的治法。大椎、十二井点刺放血既能清热泻火解表，又能凉血解毒调神。大椎为督脉经穴，与手足三阳交会，能宣散全身阳热之气；曲池、合谷分别为手阳明经的合穴、原穴，能清泻阳明和气血分的热证。足三里作用以补为主，不用于高热。

7. 治疗高热时的针刺手法一般为（　　）

A. 补法　B. 泻法　C. 平补平泻

D. 先补后泻　E. 导气法

【正确答案】B　【易错答案】C

【答案分析】此题考查高热的针刺手法。高热的基本病机是正邪相争，或体内阳热之气过盛，为实证，实则泻之，针刺手法为泻法。平补平泻指得气后均匀地提插、捻转的针刺补泻操作方法，有补有泻。

8. 高热兼见神昏谵语，辨证为（　　）

A. 风热表证　B. 肺热证　C. 热在气分

D. 热在卫分　E. 热入营血

【正确答案】E　【易错答案】C

【答案分析】此题考查高热的辨证。高热热入营血症见高热夜甚，心烦，口渴少饮，或斑疹隐隐，或衄血、尿血、便血，甚者出现神昏谵语，抽搐，舌红绛而干，脉细数；气分热盛症见高热汗出，烦渴引饮，小便黄赤，大便秘结，舌红，苔黄，脉洪数。二者均有高热、烦渴，

热入营血有神昏谵语、抽搐或出血症状，二者可鉴别。

9. 心绞痛的治法是（　　）

A. 行气通阳，活血止痛　　B. 活血化瘀，通络止痛　　C. 滋阴潜阳，通络止痛

D. 通经化痰，通络止痛　　E. 滋阴潜阳，通络止痛

【正确答案】A　　【易错答案】B

【答案分析】此题考查心绞痛的基本病机、治法。心绞痛的基本病机是心脉失养，或心络不畅，治法为行气通阳，活血止痛。

10. 治疗胆绞痛的治法为（　　）

A. 平肝潜阳，行气止痛　　B. 疏肝利胆，行气止痛　　C. 清热退黄，行气止痛

D. 清热利湿，行气止痛　　E. 平肝潜阳，行气止痛

【正确答案】B　　【易错答案】E

【答案分析】此题考查胆绞痛的基本病机、治法。胆绞痛的基本病机是胆腑气机不畅。治法为疏肝利胆，行气止痛。

11. 便血如果血色暗红则提示（　　）

A. 上消化道出血　　B. 痔疮　　C. 脱肛

D. 肛裂　　E. 直肠息肉

【正确答案】A　　【易错答案】C

【答案分析】此题考查便血的辨证。脾不统血者可见先便后血，血色暗红或黑，或血与便相混杂，为上消化道出血。大肠湿热者可见先血后便，血色鲜红，肛门灼热疼痛，为下消化道出血。

12. 便血的原因为（　　）

A. 肺热、阴虚火旺　　B. 胃火、肝火　　C. 肺热、胃火、肝火

D. 心火、阴虚火旺　　E. 大肠热

【正确答案】E　　【易错答案】B

【答案分析】此题考查便血病因病机。便血的发生常与外感六淫、饮食不节、内伤七情、劳倦太过等因素有关，病位在大肠，与脾、胃关系密切。基本病机是湿热下注，灼伤血络，或脾不统血。掌握了便血的病因病位，即可与胃火、肝火相鉴别。

13. 治疗咯血的经验穴是（　　）

A. 列缺　　B. 尺泽　　C. 孔最

D. 膈俞　　E. 血海

【正确答案】C　　【易错答案】D

【答案分析】此题考查郄穴的作用、咯血的取穴。郄穴在临床上一般多用来治疗本经循行部位及所属脏腑的急性病证，尤其在治疗急症方面有独特的疗效。阴经的郄穴常用来治疗血证，孔最是肺经郄穴，善治咯血、衄血，是治疗咯血的经验效穴。膈俞是八会穴之血会，可治疗全身的血病。

14. 治疗胆道蛔虫症的经验穴是（　　）

A. 鸠尾透日月　　B. 迎香透四白　　C. 中脘透天枢
D. 足三里透丰隆　　E. 阳陵泉透胆囊穴

【正确答案】B　　【易错答案】E

【答案分析】此题考查胆道蛔虫所致胆绞痛的治疗。蛔虫妄动可致右上腹及剑突下呈钻顶样剧痛，拒按，恶心呕吐或吐蛔，蛔虫妄动配迎香透四白，为经验取穴。胆囊穴为经外奇穴，是治疗胆囊病的经验效穴；阳陵泉为胆之下合穴，“合治内腑”，可调理胆腑气机，二穴均为治疗胆绞痛的主穴。

（二）B 型题

A. 风池、外关　　B. 厉兑、鱼际　　C. 足三里、关元
D. 合谷、太冲　　E. 三阴交、复溜

1. 晕厥的实证，治疗除主穴外加用（　　）
2. 晕厥的虚证，治疗除主穴外加用（　　）

【正确答案】D、C　　【易错答案】A、E

【答案分析】此题考查治疗晕厥实证与虚证的取穴。实证多因暴怒引起，兼见面赤唇紫，口噤息粗，肢痉握拳，脉伏或沉弦，配合谷、太冲有镇肝息风、醒脑开窍的作用；虚证兼见面白唇淡，目陷口张，息微汗出，舌质淡，脉沉微，配足三里、关元有培元固本、健脾益气的作用。

A. 外关、鱼际　　B. 丰隆　　C. 支沟、内庭
D. 太冲　　E. 尺泽

3. 治疗高热热在肺卫证加（　　）
4. 治疗高热气分热盛证加（　　）

【正确答案】A、C　　【易错答案】D、E

【答案分析】此题考查高热的辨证分型取穴。热在肺卫配外关、鱼际以解表清热；气分热盛配支沟、内庭通腑泄热。

A. 大椎、曲池　　B. 外关、手三里　　C. 血海、足三里
D. 涌泉、十宣　　E. 丰隆、阳陵泉

5. 治疗抽搐伴热极生风者，加（　　）
6. 治疗抽搐伴虚风内动者，加（　　）
7. 治疗抽搐伴神昏不醒者，加（　　）

【正确答案】A、C、D　　【易错答案】B、C、E

【答案分析】此题考查抽搐的辨证分型取穴。热极生风配大椎、曲池；虚风内动配血海、足三里；神昏不醒配十宣、涌泉。

A. 手太阴经穴　　B. 手阳明经穴　　C. 手厥阴经穴
D. 足阳明经穴　　E. 足太阳经与足少阴经穴

8. 治疗咯血一般取（　　）

9. 治疗尿血一般取（　　）

【正确答案】A、E　　【易错答案】顺序颠倒

【答案分析】此题考查咯血与尿血的定义、病变部位。咯血是指气管、支气管、肺组织出血，随咳嗽咯出，病位在肺，与肝关系密切，故治疗取手太阴经穴位为主。尿血是指尿液中混有血液或血块，病位在膀胱与肾，故治疗取足太阳经及足少阴经穴为主。

A. 大椎、少商　　B. 行间、太溪　　C. 行间、内庭

D. 关元、气海　　E. 膈俞、隐白

10. 治疗咯血肺热伤络者，加（　　）

11. 治疗咯血肝火伤络者，加（　　）

【正确答案】A、B　　【易错答案】C、D

【答案分析】此题考查肺热的辨证分型取穴。肺热伤络配大椎、少商。大椎清热解表，少商为肺经之井穴，善清肺泻火凉血；肝火伤络配行间、太溪，行间为肝经荥穴，清肝泄热凉血，太溪为肾经原穴，以滋阴清热。

A. 行间　　B. 关元　　C. 足三里

D. 尺泽、鱼际　　E. 内庭

12. 治疗胃火炽盛之衄血，除主穴外加（　　）

13. 治疗肺经郁热之衄血，除主穴外加（　　）

14. 治疗肝火上炎之衄血，除主穴外加（　　）

【正确答案】E、D、A　　【易错答案】E、A、D

【答案分析】此题考查衄血的辨证分型治疗。肺经郁热配尺泽、鱼际，尺泽为肺经合穴，可泄肺热，鱼际为肺经荥穴；胃火炽盛配内庭，内庭为胃经荥穴；肝火上炎配行间，行间为肝经荥穴，荥穴可泄本经热邪。

A. 太冲、血海　　B. 神阙、至阳　　C. 丰隆、中脘

D. 心俞、至阳　　E. 内关、膻中

15. 治疗心绞痛七情诱发，胸闷及心区压榨性疼痛，烦躁不宁，脉弦紧。配穴为（　　）

16. 治疗心绞痛遇寒诱发，面色晦暗，唇甲青紫，心痛如刺，痛有定处，心痛彻背，舌质紫暗或有瘀斑，脉涩。配穴（　　）

17. 治疗心绞痛胸中痞闷而痛，痛彻肩背，喘不得卧，喉中痰鸣，形体肥胖，口黏乏味，舌胖，苔腻，脉滑。配穴为（　　）

18. 治疗心绞痛面色苍白或表情淡漠，甚至心痛彻背，大汗淋漓，气促息微，四肢厥冷，唇甲青紫或淡白，舌淡，苔薄白，脉沉细微。配穴为（　　）

【正确答案】A、B、C、D　　【易错答案】B、A、D、C

【答案分析】此题考查心绞痛的配穴。心绞痛七情诱发，胸闷及心区压榨性疼痛，烦躁不宁，

脉弦紧，为气滞血瘀型，配太冲、血海。心绞痛遇寒诱发，面色晦暗，唇甲青紫，心痛如刺，痛有定处，心痛彻背，舌质紫暗或有瘀斑，脉涩，为寒邪凝滞型，配神阙、至阳。心绞痛胸中痞闷而痛，痛彻肩背，喘不得卧，喉中痰鸣，形体肥胖，口黏乏味，舌胖，苔腻，脉滑，为痰浊阻络型，配丰隆、中脘。心绞痛面色苍白或表情淡漠，甚至心痛彻背，大汗淋漓，气促息微，四肢厥冷，唇甲青紫或淡白，舌淡，苔薄白，脉沉细微，为阳气虚衰型，配心俞、至阳。E 项为治疗心绞痛的主穴。心绞痛分 4 种证型，根据症状正确辨别证型并取相应配穴。

（三）X 型题

1. 晕厥的针灸治疗主穴是（　　）

A. 水沟　　B. 百会　　C. 曲泉

D. 中冲　　E. 涌泉

【正确答案】ABDE　　【易错答案】C

【答案分析】此题考查晕厥的治疗。脑为元神之府，督脉入脑，水沟、百会为督脉穴，为醒脑苏厥开窍之要穴；心主神明，手厥阴心包经、足少阴肾经皆络于心，“病在脏者取之井”，故取两经之井穴中冲、涌泉，醒神开窍以救急。

2. 急性高热的针灸处方中，主穴为（　　）

A. 大椎　　B. 十二井　　C. 十宣

D. 合谷　　E. 曲池

【正确答案】ABCDE　　【易错答案】漏选

【答案分析】此题考查高热的治疗。大椎为督脉经穴，宣散全身阳热之气；曲池、合谷分别为手阳明经的合穴、原穴，能清泻阳明和气血分的热证；十二井或十宣位于四肢末端，能清热泻火解表，又能凉血解毒调神。

3. 治疗便血的常用穴位是（　　）

A. 大肠俞　　B. 上巨虚　　C. 长强

D. 承山　　E. 委中

【正确答案】ABCD　　【易错答案】E

【答案分析】此题考查便血的治疗。便血的病位在大肠，故取背俞穴大肠俞，下合穴上巨虚，以调肠止血；督脉过后阴，长强属督脉，为局部取穴，是治疗肠风下血之经验效穴；承山是足太阳膀胱经穴，其经别入肛中，可疏导肠道气机，清热利湿，化瘀止血。

4. 治疗抽搐的主穴是（　　）

A. 水沟　　B. 内关　　C. 合谷

D. 太冲　　E. 曲池

【正确答案】ABCD　　【易错答案】E

【答案分析】此题考查抽搐的治疗。督脉入络脑，水沟为督脉穴，故刺之可醒脑开窍，息风止痉；内关、合谷位于上肢，阳陵泉、太冲位于下肢，且阳陵泉为筋之会，合谷、太冲为四关穴，内关为手厥阴心包经之络穴，诸穴共用，可息风止痉，宁心安神。热极生风配大椎、曲池。

5. 抽搐的耳针治疗，选取的穴位有（　　）

A. 皮质下　　B. 心　　C. 肾

D. 脑干　　E. 肾

【正确答案】ABCDE　　【易错答案】漏选

【答案分析】此题考查抽搐的耳针治疗。抽搐病位在脑，而累及于肝，基本病机是热极生风或虚风内动，致筋脉失养，根据病因病位辨证选取耳穴皮质下、脑干、肝、心、肾，毫针刺法或埋针法。

6. 治疗心绞痛的主穴有（　　）

A. 内关　　B. 阴郄　　C. 膻中

D. 郄门　　E. 神门

【正确答案】ABCD　　【易错答案】E

【答案分析】此题考查心绞痛的治疗。内关是手厥阴心包经之络穴，又是八脉交会穴，与阴维脉相通，"阴维为病苦心痛"，是治疗胸痹心痛之要穴；阴郄是手少阴心经的郄穴，郄门是手厥阴心包经的郄穴，二穴合用，善治心脏急症；膻中是心包之募穴，又是气会，可化瘀止痛。

7. 治疗尿血常用的穴位有（　　）

A. 肾俞、膀胱俞　　B. 中极　　C. 血海

D. 三阴交　　E. 阴陵泉

【正确答案】ABCDE　　【易错答案】漏选

【答案分析】此题考查尿血的治疗。尿血的病位在膀胱与肾，故取膀胱之募穴中极，膀胱之背俞穴膀胱俞，肾之背俞穴肾俞，以疏利膀胱气机，通调水道；阴陵泉、三阴交清热利湿，血海凉血止血。

8. 治疗肾绞痛的针灸处方中的主穴为（　　）

A. 肾的背俞穴　　B. 肾的募穴　　C. 膀胱的背俞穴

D. 膀胱的募穴　　E. 肾经原穴

【正确答案】ABCD　　【易错答案】E

【答案分析】此题考查肾绞痛的治疗。京门、肾俞、中极、膀胱俞分别是肾与膀胱的俞募穴，为俞募配穴法，可清利下焦湿热，助膀胱气化，通调肾与膀胱气机，行气止痛；三阴交穴通脾、肝、肾三经，可疏肝行气，健脾化湿，益肾利尿，化瘀通滞。故取穴以肾和膀胱的背俞穴、募穴为主。

9. 晕厥是指（　　）

A. 骤起而短暂的意识和行动的丧失　　B. 亡阴和亡阳

C. 昏厥时间较长，但苏醒后无明显后遗症　　D. 阴阳离绝状态

E. 四肢肌肉不自主抽动

【正确答案】AC　　【易错答案】E

【答案分析】此题考查晕厥的临床表现。晕厥症见突然昏仆，不省人事，四肢厥冷。轻者昏厥时间较短，数秒至数分钟后恢复清醒；重者昏厥时间较长，但苏醒后无明显后遗症。B、D 为虚脱的表现，E 为抽搐的症状。

10. 抽搐患者多见于（　　）

A. 小儿惊厥　　B. 破伤风　　C. 癫痫

D. 颅脑外伤　　E. 癔症

【正确答案】ABCDE　　【易错答案】漏选

【答案分析】此题考查抽搐的疾病。抽搐多见于小儿高热惊厥、颅内感染、高血压脑病、妊娠痫证、癫痫、癔症、颅脑外伤、破伤风、颅内占位性病变等疾病中。

11. 虚脱出现肢冷脉微时，除针刺水沟、素髎、内关外，还可以重灸神阙、百会及（　　）

A. 中冲　　B. 关元　　C. 涌泉

D. 神阙　　E. 百会

【正确答案】BE　　【易错答案】C

【答案分析】此题考查虚脱的治疗。脐下为元气所聚之处，任脉为阴脉之海，神阙、关元为任脉穴，神阙位于脐部，关元位于脐下，百会为督脉穴，重灸可大补元气、敛阴固脱、回阳救逆。

12. 心绞痛的耳针治疗，选取的穴位有（　　）

A. 心　　B. 神门　　C. 交感

D. 皮质下　　E. 内分泌

【正确答案】ABCDE　　【易错答案】漏选

【答案分析】此题考查心绞痛的耳针治疗。取心、神门、交感、皮质下、内分泌。每次选用 3~4 穴，毫针刺法，或压丸法。

13. 胆绞痛的主要临床症状是（　　）

A. 突发性右上腹剧痛　　B. 呈持续性绞痛，阵发性加剧

C. 疼痛可放射至右肩背部　　D. 疼痛部位拒按

E. 右下腹部间断性胀痛

【正确答案】ABCD　　【易错答案】E

【答案分析】此题考查胆绞痛的临床表现。胆绞痛以突发性右上腹剧痛，呈持续性绞痛，阵发性加剧，疼痛部位拒按，疼痛可放射至右肩背部为主要症状。右下腹部间断性胀痛一般为阑尾炎的疼痛部位，二者可鉴别。

14. 治疗胆绞痛的主穴有（　　）

A. 胆囊穴　　B. 胆俞　　C. 阳陵泉

D. 日月　　E. 行间

【正确答案】ABCD　　【易错答案】E

【答案分析】此题考查治疗胆绞痛的取穴。其主穴取胆的背俞穴、募穴、下合穴为主。胆囊

穴为经外奇穴，是治疗胆囊病的经验效穴；胆俞、日月合用是俞募配穴法，可利胆止痛；阳陵泉为胆之下合穴，“合治内腑”，可调理胆腑气机。行间为胆绞痛肝胆湿热型的配穴，以清肝利胆。注意主穴与配穴的应用。

15. 治疗肾绞痛的针灸处方有（　　）

A. 京门　　B. 肾俞　　C. 中极

D. 膀胱俞　　E. 三阴交

【正确答案】ABCDE　　【易错答案】漏选

【答案分析】此题考查治疗肾绞痛的取穴。京门、肾俞、中极、膀胱俞分别是肾与膀胱的俞募穴，为俞募配穴法，可清利下焦湿热，助膀胱气化，通调肾与膀胱气机，行气止痛；三阴交穴通脾、肝、肾三经，可疏肝行气，健脾化湿，益肾利尿，化瘀通滞。处方取肾和膀胱的背俞穴、募穴为主，注意不要漏选。

（四）问答题

1. 何谓尿血？尿血与血淋有何区别？

【正确答案】尿血是指尿液中混有血液或血块，又称“血尿”“溺血”“溲血”。少量血尿需显微镜检查才能发现，严重者肉眼即可发现尿中混血，更甚者即为全血尿。淋证是以小便频数短涩，滴沥刺痛，欲出未尽，小腹拘急，或痛引腰腹为主要特征的病证。根据症状和病因病机，一般分为热淋、石淋、血淋、气淋、膏淋、劳淋。血淋，小便热涩刺痛，尿色深红或夹有血块，疼痛满急加剧。故一般以痛为血淋，不痛为尿血。

【易错答案】回答不全面。

【答案分析】首先必须明确尿血和血淋的概念。

2. 合谷、上星、迎香、印堂、孔最多用于治疗哪种出血证？为什么？

【正确答案】合谷、上星、迎香、印堂、孔最多用于治疗鼻衄，为治疗鼻衄的主穴。迎香、印堂为局部取穴，可调和气血，为治鼻病之要穴；上星属督脉，督脉下行鼻柱，可泄诸阳经之热，清鼻窍之火；孔最为手太阴肺经的郄穴，可肃肺清热，凉血止血；合谷为手阳明大肠经原穴，可清头面之热而止鼻衄。

【易错答案】回答错误。

【答案分析】常用的出题方式是题干为疾病，选项为穴位。而此题把穴位作为题干，问题为用于什么疾病的治疗，容易出错。

3. 虚脱的临床表现是什么？怎样治疗？

【正确答案】虚脱以突然面色苍白，大汗淋漓，四肢逆冷，表情淡漠，或烦躁不安，甚则昏迷，二便失禁，血压下降，脉微欲绝为主要特征。亡阳兼见呼吸微弱，面色晦暗，体温不升，口唇绀紫，尿少或失禁，舌质胖，苔薄，脉细无力或芤大。亡阴兼见口渴喜饮，心悸，多汗，唇舌干红，烦躁不安，舌绛干瘦，脉数无力，脉细数。

治宜回阳固脱，苏厥救逆。取督脉、任脉穴为主。主穴：素髎、百会、神阙、关元、内关。

亡阳配气海、足三里；亡阴配太溪、涌泉。神昏配水沟、涌泉。操作：素髎用毫针强刺激，泻法；内关用补法；神阙、关元、百会重灸。

【易错答案】回答不全面。

【答案分析】虚脱包括亡阴亡阳，症状不同，配穴不同，操作不同。

（五）病案分析题

1. 患者，女，38岁。因家中琐事与丈夫争吵，突然昏厥在地，神志不清，呼之不应，口唇青紫，牙关紧闭，手足厥冷，手足阵阵抽搐，脉微。请写出中医诊断、分型、治法、针灸处方、方义。

【正确答案】

中医诊断：晕厥；辨证分型：实证。

治法：苏厥醒神。取督脉穴为主。

针灸处方：水沟、百会、中冲、涌泉、合谷、太冲。

方义：脑为元神之府，督脉入脑，水沟、百会为督脉穴，为醒脑苏厥开窍之要穴；心主神明，手厥阴心包经、足少阴肾经皆络于心，“病在脏者取之井”，故取两经之井穴中冲、涌泉，醒神开窍以救急。

【易错答案】回答不全面。

【答案分析】依据题干提供的辨证要点，准确辨证。

2. 患者，男，55岁。主诉午饭后右上腹疼痛难忍，呈阵发性绞痛，持续加重，放射至右肩背，伴恶心呕吐，痛甚汗出，四肢不温，不思饮食，无发热、黄疸。查：右上腹及剑突下有压痛，右侧背部有沉重感，肝脾未及，墨菲征（+），肠鸣音稍活跃，既往有慢性胆囊炎、胆石症病史。舌红，苔黄腻，脉滑数。请写出诊断、治法、针灸处方、方义。

【正确答案】

诊断：胆绞痛。

治法：疏肝利胆，行气止痛。取胆的背俞穴、募穴、下合穴为主。

针灸处方：胆囊穴、胆俞、日月、阳陵泉、行间、阴陵泉。

方义：胆囊穴为经外奇穴，是治疗胆囊病的经验效穴；胆俞、日月合用是俞募配穴法，可利胆止痛；阳陵泉为胆之下合穴，“合治内腑”，可调理胆腑气机。

【易错答案】回答不全面。

【答案分析】依据题干提供的辨证要点，准确辨证。依据题干，证型为肝胆湿热，故处方中配伍行间、阴陵泉清利湿热。

第十二章　其他病证

◎ **重点** ◎

1. 慢性疲劳综合征的病因、基本病机、主穴和耳针治疗

2. 戒断综合征的主穴和耳针治疗

3. 肥胖症的主穴和耳针治疗

4. 肿瘤的主穴和耳针治疗

◎ **难点** ◎

1. 与慢性疲劳综合征关系密切的脏腑

2. 戒烟综合征、戒酒综合征、戒毒综合征的病因及与其关系密切的脏腑

精选习题

扫码获取
同步习题

（一）A 型题

1. 慢性疲劳综合征的治疗以何穴为主（　　）

A. 俞穴　　B. 募穴　　C. 原穴

D. 络穴　　E. 下合穴

【正确答案】A　　【易错答案】E

【答案分析】此题考查慢性疲劳综合征的治疗。慢性疲劳综合征的治疗以相应背俞穴为主，主穴脾俞、肝俞、肾俞为脾、肝、肾的背俞穴，可通调脏腑气机，善治本脏虚证。

2. 甜美穴的位置是（　　）

A. 合谷与三间之间　　B. 列缺与阳溪之间　　C. 通里与神门之间

D. 前谷与后溪之间　　E. 外关与支沟之间

【正确答案】B　　【易错答案】A

【答案分析】此题考查甜美穴的定位。甜美穴为戒烟的经验效穴，定位为列缺、阳溪连线的中点。

3. 肥胖是指体重超过正常的（　　）

A. 10%　　B. 15%　　C. 20%

D. 25%　　E. 30%

【正确答案】C　　　　【易错答案】E

【答案分析】此题考查肥胖症的诊断标准。肥胖症是指人体脂肪积聚过多，体重超过标准体重的 20% 以上为诊断肥胖的界值点。超过 20%~29% 为轻度肥胖，30%~49% 为中度肥胖，超过 50% 为重度肥胖。

4. 衰老的基本治疗方法是（　　）

A. 祛痰化湿，通经活络　　B. 疏通经络，调和气血　　C. 补益气血，调理经气

D. 调理气血，补益脏腑　　E. 活血化瘀

【正确答案】D　　　　【易错答案】C

【答案分析】此题考查衰老的基本病机及治疗方法。衰老主要与肾、胃、脾、肝、肺、心等脏腑关系密切。基本病机是肾精不足，脾胃虚弱，五脏失养。随着肾气的衰退及脾胃虚弱，不能化生气血，五脏六腑、经络气血的功能日渐衰退而衰老至。故根据病机治法以调理气血、补益脏腑为主。

（二）B 型题

A. 神门、照海　　B. 印堂、水沟　　C. 中脘、章门

D. 太冲、膻中　　E. 丰隆、天枢

1. 治疗慢性疲劳综合征脾气虚弱者，加（　　）

2. 治疗慢性疲劳综合征肝气郁结者，加（　　）

【正确答案】C、D　　　　【易错答案】B、A

【答案分析】此题考查治疗慢性疲劳综合征的配穴。中脘为胃之募穴，八会穴之腑会，章门为脾之募穴，八会穴之脏会，二穴具有健脾和胃的功用，故脾气虚弱配中脘、章门。太冲穴为足厥阴肝经之输穴、原穴，膻中为心包之募穴，八会穴之气会，二穴有疏肝理气的作用，故肝气郁结配太冲、膻中。

A. 合谷　　B. 太冲　　C. 天枢

D. 上巨虚　　E. 阳陵泉

3. 治疗戒毒综合征毒瘾发作初期，除主穴外配（　　）

4. 治疗戒毒综合征肌肉抽搐，除主穴外配（　　）

【正确答案】B、E　　　　【易错答案】A、B

【答案分析】此题考查戒毒的配穴。毒瘾发作初期配太冲；肌肉抽搐配阳陵泉。腹痛腹泻、便秘配天枢、上巨虚。合谷为手阳明经原穴，可通行气血，镇惊止痛，为戒毒的主穴。

A. 上巨虚、内庭　　B. 曲池、天枢　　C. 阴陵泉、丰隆

D. 脾俞、足三里　　E. 大横

5. 治疗肥胖伴有胃肠积热，除主穴外配穴加（　　）

6. 治疗肥胖伴有脾胃虚弱，除主穴外配穴加（　　）

【正确答案】A、D　　　　【易错答案】B、C

【答案分析】此题考查治疗肥胖症的配穴。上巨虚为大肠之下合穴，内庭为足阳明胃经荥穴，二穴可清胃肠积热。脾俞为脾之背俞穴，足三里为胃之下合穴，二穴可健运脾胃，补益气血。曲池、天枢、大横、阴陵泉、丰隆为治疗肥胖症的主穴。

（三）X 型题

1. 除背俞穴外，慢性疲劳综合征治疗时可以加（　　）

A. 百会　　B. 阳陵泉　　C. 三阴交

D. 关元　　E. 足三里

【正确答案】ACDE　　【易错答案】B

【答案分析】此题考查慢性疲劳综合征的治疗。背俞穴可通调脏腑气机，善治本脏虚证；百会为督脉经穴，位于颠顶，为诸阳之会，清利头目，健脑益神；关元为任脉、足三阴经交会穴，乃大补元气之保健要穴；足三里为胃之下合穴，三阴交为足三阴经交会穴，两穴相配，益气养血，健运脾胃。

2. 耳针治疗戒烟的穴位是（　　）

A. 肺　　B. 口　　C. 肾

D. 神门　　E. 交感

【正确答案】ABDE　　【易错答案】C

【答案分析】此题考查戒烟的耳针治疗。耳针选穴取肺、口、内鼻、交感、皮质下、神门，在有吸烟欲望时按压，能起到抑制吸烟欲望的作用。

3. 耳针治疗肥胖症的穴位有（　　）

A. 肾上腺　　B. 内分泌　　C. 三焦

D. 脾　　E. 胃

【正确答案】BCDE　　【易错答案】A

【答案分析】此题考查肥胖症的耳针治疗。肥胖症的耳针治疗取口、胃、脾、肺、三焦、内分泌、皮质下。每次选用 3~5 穴，毫针刺法，或埋针法、压丸法，其间嘱患者餐前或有饥饿感时，自行按压穴位 2~3 分钟，以增强刺激。

4. 雀斑的治法以何种经穴为主（　　）

A. 局部穴位　　B. 手阳明经穴　　C. 足阳明经穴

D. 手少阳经穴　　E. 背俞穴

【正确答案】ABC　　【易错答案】D、E

【答案分析】此题考查雀斑的治法。雀斑的治法取局部穴位及手足阳明经穴为主。主穴印堂、颧髎位于面颊部，可疏通局部经络之气，活血祛斑；合谷为手阳明经的原穴，善治面部诸疾，可清泻阳明风火，凉血化斑；足三里为胃的下合穴，“合治内腑”，可调和胃肠，通络化瘀。

5. 针灸治疗肿瘤，说法正确的是（　　）

A. 镇痛　B. 改善临床症状改善，延长生存期

C. 减轻放化疗反应　D. 宜在化疗前进行针刺治疗

E. 针灸可全面用于肿瘤的治疗

【正确答案】ABCD　【易错答案】E

【答案分析】此题考查肿瘤的针灸治疗。A、B、C 为针灸治疗的作用，D 为针灸治疗的时机，在放化疗前进行针灸治疗，可更有效减轻放化疗反应。针灸治疗肿瘤的研究尚处于探索阶段，需进一步深入研究才能找出其治疗规律、方法及机制，还未全面用于肿瘤的治疗，故 E 错误。

6. 针灸治疗肿瘤的主穴是（　　）

A. 关元　B. 足三里　C. 三阴交

D. 太冲　E. 合谷

【正确答案】ABCDE　【易错答案】漏选

【答案分析】此题考查治疗肿瘤的取穴。关元、足三里、三阴交以扶正固本，合谷、太冲以行气活血止痛，均为治疗肿瘤的主穴。

（四）问答题

1. 慢性疲劳综合征的概念、取穴及方义。

【正确答案】慢性疲劳综合征是一种病因不明，以持续半年以上的慢性、反复发作性极度疲劳为主要特征的综合征。

主穴：脾俞、肝俞、肾俞、百会、关元、足三里、三阴交。

方义：脾俞、肝俞、肾俞为脾、肝、肾的背俞穴，可通调脏腑气机，善治本脏虚证；百会为督脉经穴，位于颠顶，为诸阳之会，清利头目，健脑益神；关元为任脉、足三阴经交会穴，乃大补元气之保健要穴；足三里为胃之下合穴，三阴交为足三阴经交会穴，两穴相配，益气养血，健运脾胃。

【易错答案】方义分析不全面。

【答案分析】方义分析时，作用相同的穴位一起分析，分析要紧扣治则治法。

2. 曲池、天枢、阴陵泉、丰隆、大横五穴相配合，在人类医疗保健中多用于哪一方面？为什么？

【正确答案】多用于减肥。肥胖症，多责之脾胃肠腑。曲池为手阳明大肠经的合穴，天枢为大肠的募穴，两穴相配，可通利肠腑，降浊消脂；大横为局部取穴，可健脾助运；阴陵泉为足太阴脾经之合穴，丰隆乃足阳明胃经之络穴，为治痰要穴，两穴合用，可分利水湿，蠲化痰浊。

【易错答案】方义分析不全面。

【答案分析】常用的出题方式是题干为疾病，选项或者回答为穴位。而此题把穴位作为题干，问题为用于什么疾病的治疗，容易出错。

模拟试卷

A卷

扫码获取
同步习题

一、选择题（每题1分，共30分）

（一）A1型题（每题下面有A、B、C、D、E 5个备选答案。请从中选择1个最佳答案，并按顺序写在答题纸的相应位置）

1. 临床治疗五脏疾病，除了背俞穴、募穴，还要配伍（　）

A. 原穴　B. 络穴
C. 交会穴　D. 下合穴
E. 八会穴

2. 根据五输穴“子母补泻法”中的本经取穴法，手太阴肺经虚证，治疗应取（　）

A. 少商　B. 鱼际
C. 尺泽　D. 太渊
E. 足三里

3. 针灸治疗痹证，在局部取穴的基础上配用膈俞、血海可以治疗（　）

A. 行痹　B. 痛痹
C. 着痹　D. 热痹
E. 以上皆可

4. 采用针灸治疗呃逆的经验穴是（　）

A. 内关　B. 足三里
C. 中脘　D. 膈俞
E. 上巨虚

5.《难经·六十八难》中用于治疗喘咳寒热的五输穴是（　）

A. 井穴　B. 荥穴
C. 输穴　D. 经穴
E. 合穴

6. 下列腧穴中，可称为“血郄”的是（　）

A. 膈俞　B. 曲泽
C. 血海　D. 三阴交
E. 委中

7. 临床治疗六腑疾病，除了背俞穴、募穴，还要配伍（　）

A. 原穴　B. 络穴
C. 交会穴　D. 下合穴
E. 八会穴

8. 临床上，针灸治疗面瘫选用牵正穴，这属于（　）

A. 远部选穴原则　B. 近部选穴原则
C. 辨证选穴原则　D. 经验选穴原则
E. 脏腑选穴原则

9. 下列为络穴的腧穴是（　）。

A. 大都　B. 大钟
C. 大陵　D. 大杼
E. 大敦

10. 下列不属于原络配穴的是（　）

A. 列缺、合谷　B. 内关、阳池
C. 大陵、外关　D. 太白、公孙
E. 丘墟、蠡沟

（二）A2型题（每题是以一个小案例出现的，其下面都有A、B、C、D、E 5个备选答案。请从中选择1个最佳答案，并按顺序写在答题纸的相应位置）

11. 患者咳嗽痰多，质黏腻或稠厚成块，晨起或食后则咳甚痰多，胸闷脘痞，呕恶纳

呆。舌淡，苔白腻，脉濡滑。其证候是（　）

A. 风热犯肺　B. 风寒束肺

C. 痰湿蕴肺　D. 肝火犯肺

E. 以上都不是

12. 患者颠顶部疼痛5年，时有连于目系。按照经络辨证属于（　）

A. 阳明头痛　B. 少阴头痛

C. 太阳头痛　D. 厥阴头痛

E. 少阳头痛

13. 患者失眠10年，兼见心悸健忘，头晕目眩，神疲乏力，面色不华，纳呆便溏。舌淡，苔白，脉细弱。其证候是（　）

A. 肝火扰心　B. 气虚络瘀

C. 心脾两虚　D. 阴虚风动

E. 心肾不交

14. 患者自觉心中悸动、惊惕不安，甚则不能自主。兼见胸闷不舒，胸痛时作，唇甲青紫，舌紫暗有瘀斑，脉结代。其证候是（　）

A. 水气凌心　B. 心血瘀阻

C. 心阳不振　D. 心虚胆怯

E. 阴虚火旺

15. 患者患带状疱疹5日。现疱疹色淡红，起黄白水疱或渗水糜烂，身重腹胀，脘痞便溏。舌红，苔黄腻，脉濡数。其证候是（　）

A. 脾经湿热　B. 瘀血阻络

C. 肝肾亏虚　D. 肝经郁热

E. 阴虚火旺

（三）B1型题（以下提供若干组考题，每组考题共用考题前列出的A、B、C、D、E5个备选答案。请从中选择1个与问题关系最密切的答案，并按顺序写在答题纸的相应位置）

（试题16～17共用题干）

A. 疏通经络　B. 调和气血

C. 调和阴阳　D. 清热温寒

E. 急则治其标

16. 针灸最基本的作用是（　）

17. 针灸的最终目的是（　）

（试题18～21共用题干）

A. 关元、中极、膀胱俞、三阴交

B. 中极、膀胱俞、委阳、三阴交、阴陵泉

C. 中极、膀胱俞、肾俞、京门、三阴交

D. 中极、膀胱俞、三阴交、阴陵泉

E. 关元、中极、三阴交、归来

18. 治疗肾绞痛应首选的主穴是（　）

19. 治疗癃闭应首选的主穴是（　）

20. 治疗淋证应首选的主穴是（　）

21. 治疗小儿遗尿应首选的主穴是（　）

（四）A3型题（以下提供若干个案例，每个案例下设若干道考题。请根据试题所提供的信息，在每一道考题下面的A、B、C、D、E 5个备选答案中选择1个最佳答案，并按顺序写在答题纸的相应位置）

（22～24题共用题干）

患者，男，67岁。因素有腹泻加重1周前来就诊。自述因与他人发生口角后胸胁胀闷，出现嗳气食少，泄泻，腹痛攻窜作痛，矢气频作。舌红，苔薄白，脉弦。

22. 其证候是（　）

A. 肝气犯胃　B. 寒湿内盛

C. 肝气乘脾　D. 肾阳不足

E. 脾胃虚弱

23. 其主穴是（　）

A. 足三里、天枢、上巨虚、三阴交、神阙

B. 大肠俞、天枢、上巨虚、三阴交、神阙

C. 关元、天枢、上巨虚、三阴交、大肠俞

D．期门、天枢、上巨虚、三阴交、大肠俞

E．大肠俞、天枢、上巨虚、三阴交、阴陵泉

24．其配穴是（　）

A．行间、太冲　　B．丰隆、劳宫

C．期门、太冲　　D．脾俞、肾俞

E．脾俞、太冲

（五）X型题（在以下每题中，请从备选答案中选出2个或2个以上正确答案，错选、多选、少选或不选均不得分）

25．针灸治疗牙痛的主穴是（　）

A．地仓　　B．下关

C．合谷　　D．内庭

E．颊车

26．针灸治疗急性腰扭伤常用的穴位有（　）

A．委中　　B．后溪

C．腰痛点　　D．阿是穴

E．水沟

27．治疗热证的常用穴位是（　）

A．大椎　　B．曲池

C．外关　　D．合谷

E．委中

28．下列病证中，可以用三棱针在病变局部刺入治疗的有（　）

A．腱鞘囊肿　　B．丹毒

C．胃痛　　D．乳癖

E．挫伤瘀肿

29．治疗痛经的基本处方是（　）

A．中极　　B．三阴交

C．次髎　　D．地机

E．十七椎

30．可选用在耳尖、耳背小静脉刺络出血的病证是（　）

A．目赤肿痛　　B．眼睑下垂

C．麦粒肿　　D．咽喉肿痛

E．高热

二、名词解释题（每题2分，共10分）

31．原络配穴

32．陷下则灸之

33．俞募配穴法

34．颈椎病

35．面瘫

三、填空题（每空1分，共10分）

36．“八脉交会穴”中________、________相配用于治疗耳、目内眦、头项、腰背病证。

37．针灸治疗肘劳的主穴为________、______、________、________。

38．《难经·六十八难》中关于“五输穴”的主治病证：________主体重节痛。

39．________穴为足少阳、带脉二经交会穴，是带脉经气所过之处，可协调冲任，有理下焦、调经血、止带下的功效。

40．可以使用运动针法治疗的疾病有______、________。

四、判断题（每题1分，共10分，对者在题干后打“√”错者打“×”）

41．治疗难产时应补合谷、泻三阴交。（　）

42．针灸治疗哮喘的主穴是肺俞、中府、太渊、定喘、膻中。（　）

43．艾灸治疗脱肛，应先灸长强，后灸百会。（　）

44．曲池穴既能治疗肘劳，又可以降血压。（　）

45．补申脉泻照海可以治疗不寐。（　）

46．针灸治疗饮食伤胃之胃痛应配下脘、三阴交。（　）

47．针灸治疗麦粒肿初期及酿脓期间，不可用手挤压局部，以免感染。（　）

48．乳痈是外科常见病，治疗方法是清热解毒、散结消痈，应取足阳明、足厥阴经穴为主。（　）

49．针灸治疗小儿脑性瘫痪常用的主穴是百会、风府、四神聪、悬钟、足三里。（　）

50．针灸治疗眩晕，不论虚实皆可以取百会、风池。（　）

五、简答题（每题5分，共20分）

51．写出针灸的配穴方法。

52．写出针灸治疗带状疱疹的主穴及操作。

53．简要举例说明针灸的选穴原则。

54．写出治疗漏肩风的主穴与配穴。

六、病案分析题（每题10分，共20分）

55．患者，男，43岁。平素身体健康，半个月前由于加班劳累不慎摔倒，腰部时时疼痛，由于工作繁忙至今未就诊。近几日腰部症状不减，刺痛，痛处固定不移，劳累后加重，在腰部第4腰椎触及痛点，舌质暗，有瘀斑，脉涩。请写出：中医诊断、辨证分型、针灸治法、处方和方义。

56．患者，女，45岁。自述胃脘部胀痛不舒4月余。胃脘部胀痛，连及两胁，嗳气泛酸，喜叹息，情绪不佳则痛作或痛甚，脉弦。请写出：中医诊断、证型、针灸治则、处方和方义。

A卷答案解析

一、选择题

1．A。**解析：**此题重点考查五脏病的取穴规律。选项D是把五脏病和六腑病的取穴规律混淆。五脏病可以取背俞穴、募穴和原穴治疗。六腑病可以取背俞穴、募穴和下合穴治疗。

2．D。**解析：**此题考查五输穴的本经补母泻子法。肺经的虚证应“补其母”，肺在五行中属“金”，而“土”为“金”之母，故选本经五输穴中属“土”的穴位，即输穴太渊。选项C为肺经实证时本经取穴可以选用的穴位。

3．A。**解析：**此题考查痹证的配穴。选用膈俞、血海体现了“治风先治血、血行风自灭”的思想，故用来治疗行痹，也叫风痹。

4．D。**解析：**此题考查呃逆的主穴。本病病位在膈，故不论何种呃逆，均可用膈俞利膈止呃。

5．D。**解析：**此题考查五腧穴的临床运用。《难经·六十八难》曰：“井主心下满，荥主身热，输主体重节痛，经主喘咳寒热，合主逆气而泄。”

6．E。**解析：**此题考查穴位的别称。委中被称为“血郄”。

7．D。**解析：**此题重点考查六腑病的取穴规律。选项A是把五脏病和六腑病的取穴规律混淆。五脏病可以取背俞穴、募穴和原穴治疗。六腑病可以取背俞穴、募穴和下合穴治疗。

8．D。**解析：**此题考查对对症选穴的理解。对症选穴是根据疾病的特殊症状而选取穴位的原则，是腧穴特殊治疗作用及临床经验在针灸处方中的具体应用，也称经验选穴。

9. B。**解析：**此题考查经脉的络穴。大都为足太阴脾经的荥穴，大陵为手厥阴心包经的荥穴，大杼为八会穴中的骨会，大敦为足厥阴肝经的井穴。

10. D。**解析：**此题考查对原络配穴的理解。病变脏腑的原穴与相表里经脉的络穴相配，称为原络配穴法或主客原络配穴法，是表里经配穴法的典型应用。太白和公孙均为脾经腧穴，一个原穴，一个络穴，不是表里经的穴位，故不属于原络配穴法。

11. C。**解析：**此题考查咳嗽的脏腑辨证。依据辨证要点来判断。此题辨证要点明确，不容易出错。

12. D。**解析：**此题考查病位辨经的内容。对于有明确和固定部位的病症，可以根据患病部位有哪条经络通过而辨其与何经相关。正头痛的病变部位在前额部，为足阳明经的循行之处。后头痛的病变部位在后枕部，为足太阳膀胱经的循行之处，故属于太阳头痛。颠顶痛的病变部位在头顶部，为足厥阴肝经的循行之处，故属于厥阴头痛。偏头痛的病变部位在侧头部，为手足少阳经循的行之处，故属于少阳头痛。此题须明确十二经脉的循行路径。

13. C。**解析：**此题考查不寐的辨证分型。依据辨证要点来判断。

14. B。**解析：**此题考查心悸的辨证分型。依据辨证要点来判断，如唇甲青紫、舌紫暗有瘀斑、脉结代。

15. A。**解析：**本题考查带状疱疹即蛇串疮的证型。从疱疹的颜色淡红及伴随症状身重腹胀、脘痞便溏，可辨证为脾经湿热型。肝经郁热型表现为疱疹色鲜红，灼热刺痛，口苦，心烦易怒，舌红，脉弦数。二者可鉴别。

16. A。17. C。**解析：**此题考查针灸治疗作用的意义。疏通经络是针灸最基本和最直接的治疗作用。调和气血，扶正祛邪是针灸治病的根本法则和手段。调和阴阳是针灸治病的最终目的。

18. C。19. B。20. D。21. A。**解析：**此题对比考查肾绞痛、癃闭、淋证、小儿遗尿的主穴。癃闭和淋证主穴的区别为委阳。三焦水道的通利与否，不仅影响水液运行的速度，而且也必然影响有关脏腑对水液的输布与排泄功能。故癃闭主穴中的下合穴为手少阳三焦经的委阳。肾绞痛病位在肾、膀胱。京门、肾俞、中极、膀胱俞分别是肾与膀胱的俞募穴，为俞募配穴法。小儿遗尿局部选穴加关元穴，可培补元气，益肾固本。

22. C。**解析：**此题考查泄泻的辨证分型。依据辨证要点进行脏腑辨证。依据患者主诉，可诊断为肝气乘脾型泄泻。

23. B。**解析：**此题考查泄泻的治疗。病变在腑，选用背俞穴、募穴、下合穴治疗疾病。

24. C。**解析：**此题考查泄泻辨证分型的配穴。依据穴位主治特点选用相应的配穴。

25. BCDE。**解析：**此题考查牙痛的取穴。主穴为颊车、下关、合谷、内庭。颊车、下关属局部取穴，可疏泄足阳明经气，消肿止痛；合谷为四总穴之一，“面口合谷收”，为治疗牙痛的要穴；内庭为足阳明胃经的荥穴，可清泻阳明火热。

26. ABCDE。**解析：**本题考查急性腰扭伤的取穴。主穴取阿是穴、腰痛点、委中、后溪。脊柱疼痛配水沟；脊旁疼痛配手三里。

27. ABCDE。**解析：**此题重点考查热证的取穴。主穴取大椎、曲池、合谷、十二井或十宣。热在肺卫配外关、鱼际；气分热盛配支沟、内庭；热入营血配曲泽、委中。因此，选项中的穴位均可以应用。

28. ABE。**解析：**此题重点考查可以应用三棱针在局部点刺治疗的疾病。胃痛、乳癖不用三棱针局部点刺。

29. ABCDE。**解析：**此题考查痛经治疗的主穴，即中极、三阴交、地机、十七椎、次髎。

30. ACDE。**解析：**此题考查耳尖、耳背放血的治疗作用。耳尖、耳背放血可清热泻火明目，用于治疗眼部疾病、咽喉肿痛及高热。

二、名词解释题

31. 原络配穴：针灸临床上，病变脏腑（0.5 分）的原穴（0.5 分）与相表里经脉（0.5 分）的络穴（0.5 分）相配。

解析：注意病变脏腑与相表里经脉需要答对。

32. 陷下则灸之："陷下"的本意主要有两个方面：一是指脉象，二是指穴位（1 分）。"陷下则灸之"本意是说对脉象沉伏不起，或穴位处有凹陷者皆宜用灸法（1 分）。

解析：注意对陷下的解释。

33. 俞募配穴法：针灸临床上，同一脏腑的背俞穴和募穴常常配合使用，称"俞募配穴法"，属"前后配穴法"范畴（1 分）。如胃痛前取募穴中脘，后取背俞穴胃俞（1 分）。

解析：注意"同一脏腑"。注意举例说明。

34. 颈椎病：是因颈椎骨质增生、颈项韧带钙化、颈椎间盘萎缩退化等改变，刺激或压迫颈部神经、脊髓、血管而产生的一系列症状和体征的综合征，简称颈椎病（1 分）。西医将颈椎病分为 6 型，即颈型、神经根型、脊髓型、椎动脉型、交感型和混合型（1 分）。

解析：注意定义回答全面，不要遗漏西医分型。

35. 面瘫：是以口、眼向一侧歪斜为主症的病证（1 分），又称"口眼㖞斜"（1 分）。

解析：注意回答"又称'口眼㖞斜'"。

三、填空题

36. 后溪　申脉。**解析：**注意八脉交会穴的上下配合应用。

37. 曲池　肘髎　阿是穴　阳陵泉。**解析：**注意肘劳的主穴，以局部穴位为主。

38. 输。**解析：**《难经・六十八难》中关于五输穴的主治要牢记。

39. 带脉。**解析：**此题考查交会穴。

40. 落枕　急性腰扭伤。**解析：**此题考查哪些疾病治疗时可以配合运动针法。回答两种疾病即可得分，如落枕、急性腰扭伤、漏肩风等。

四、判断题

41. √。**解析：**此题考查补合谷泻三阴交的作用。补合谷以助气行，泻三阴交以助血行，气行血行则能行滞化瘀以催产。

42. √。**解析：**此题考查哮喘的主穴。

43. √。**解析：**灸法的施灸顺序，一般情况是先上后下，但是脱肛正好相反，先灸局部长强，再灸百会。

44. √。**解析：**此题考查肘劳和高血压的取穴。

45. ×。**解析：**此题考查不寐的主穴申脉、照海的操作。依据病机，不寐需要补阴跷、泻阳跷，即补照海、泻申脉。

46. ×。**解析：**此题考查胃痛的配穴。饮食伤胃的胃痛应该配伍下脘、梁门。

47. √。**解析：**此题考查麦粒肿的治疗。

48. √。**解析：**此题考查乳痈的治法。

49. √。**解析：**此题考查小儿脑瘫的主穴。

50. √。**解析：**此题考查眩晕的治疗。

五、简答题

51. 按部配穴（1分）：包括上下（0.5分）、前后（0.5分）、左右配穴（0.5分）。按经配穴（1分）：包括本经配穴（0.5分）、表里经配穴（0.5分）、同名经配穴（0.5分），还有子母经和交会经配穴。

解析：不要遗漏子母经和交会经配穴。

52. 主穴：阿是穴、夹脊（2分）。

操作：毫针刺，用泻法（1分）。皮损局部阿是穴用围针法，即在疱疹带的头、尾各刺一针，两旁则根据疱疹带的大小选取1～3点，向疱疹带中央沿皮平刺，也可在阿是穴散刺出血后加拔火罐（2分）。

解析：操作容易回答不全面。

53. （1）近部选穴：是指选取病痛的所在部位或邻近部位的腧穴（0.5分）。如眼病取睛明（0.5分）。

（2）远部选穴：是指选取距离病痛较远处部位的腧穴（0.5分）。如胃痛取足三里（0.5分）。

（3）辨证选穴：是指根据疾病的证候特点，分析病因病机而辨证选取穴位的方法（1分）。如失眠心肾不交者，归心、肾两经，应在心、肾两经选穴，可取神门、太溪（1分）。

（4）对症选穴：是指根据疾病的特殊症状而选取穴位的原则，是腧穴特殊治疗作用及临床经验在针灸处方中的具体应用，也称经验选穴（0.5分）。如哮喘选定喘穴（0.5分）。

解析：注意每种选穴原则的定义，容易遗漏。

54. 主穴：肩髃、肩髎、肩贞、肩前、阿是穴、阳陵泉、条口透承山（全部正确得3分，答对6个得2.5分，答对5个得2分，答对4个得1.5分，答对3个得1分，答对2个得0.5分，答对1个不得分）。

配穴：手阳明经型配三间（0.5分）；手少阳经型配中渚（0.5分）；手太阳经型配后溪（0.5分）；手太阴经型配列缺（0.5分）。

解析：不同分经辨证应用的配穴要牢记。

六、病案分析题

55.（1）中医诊断：腰痛（2 分）。

（2）证型：瘀血腰痛（2 分）。

（3）针灸治则：通经止痛；取局部及足太阳经穴为主（2 分）。

（4）处方：肾俞、大肠俞、阿是穴、委中、膈俞（全部正确得 2 分，答对 5 个得 1.5 分，答对 4 个得 1 分，答对 3 个得 0.5 分，答对 2 个不得分）。

（5）方义：腰为肾之府，取肾俞可壮腰益肾，祛除寒湿（0.5 分）。膀胱之脉，夹脊抵腰络肾，循经远取委中，以通调足太阳经气，即“腰背委中求”之意（0.5 分）；阿是穴属局部选穴，与大肠俞同用可以疏导局部经筋络脉之气血（0.5 分）。膈俞活血化瘀止痛（0.5 分）。

解析：处方包括主穴和辨证分型对应的配穴，不要遗漏。方义要回答全面。

56.（1）中医诊断：胃痛（2 分）。

（2）证型：肝气犯胃（2 分）。

（3）针灸治则：和胃止痛。取胃的募穴、下合穴为主（2 分）。

（4）处方：中脘、内关、公孙、足三里、期门、太冲（全部正确得 2 分，答对 5 个得 1.5 分，答对 4 个得 1 分，答对 3 个得 0.5 分，答对 2 个不得分）。

（5）方义：本病病位在胃，中脘为胃之募、腑之会，穴居胃脘部，故可健运中州，调理胃气（0.5 分）；足三里为胃的下合穴，可通调胃气，两穴远近相配，可通调腑气，和胃止痛，凡胃脘疼痛，不论寒热虚实，均可使用（0.5 分）。内关为手厥阴心包经络穴，又为八脉交会穴，通于阴维脉，“阴维为病苦心痛”，可畅达三焦气机，理气降逆，和胃止痛（0.5 分）；公孙为足太阴脾经的络穴，也为八脉交会穴，通于冲脉，“冲脉为病，逆气里急”，可调理脾胃，平逆止痛，两穴相配，专治心、胸、胃的病证（0.5 分）。

解析：处方包括主穴和辨证分型对应的配穴，不要遗漏。方义要回答全面。

扫码获取同步习题

B卷

一、选择题（每题1分，共30分）

（一）A1型题（每题下面有A、B、C、D、E 5个备选答案。请从中选择1个最佳答案，并按顺序写在答题纸的相应位置）

1. 临床治疗牙痛，选穴以手阳明和（　）经穴为主

A. 足少阳　B. 手太阳　C. 手少阳　D. 足太阳　E. 足阳明

2. 针灸治疗肺经实证，用子母补泻法当取本经的（　）

A. 井穴　B. 荥穴　C. 输穴　D. 经穴　E. 合穴

3. 八会穴中髓会是（　）

A. 绝骨　B. 阳陵泉　C. 大杼　D. 章门　E. 膈俞

4. 风疹取曲池、血海属于（　）

A. 原络配穴法　B. 表里配穴法　C. 上下配穴法　D. 左右配穴法　E. 以上都不是

5. 治疗痛痹除用主穴外，还可加用（　）

A. 脾俞、胃俞　B. 大椎　C. 曲池、内庭　D. 膈俞、血海　E. 关元、肾俞

6. 下列各组中不属于俞募配穴法的是（　）

A. 胆俞、日月　B. 胃俞、中脘　C. 大肠俞、天枢　D. 小肠俞、关元　E. 膀胱俞、水道

7. 肝、脾、肾三经交会可健脾摄血、补肝益肾，为治疗妇科疾病的要穴是（　）

A. 三阴交　B. 关元　C. 期门　D. 曲池　E. 太溪

8. 治疗行痹除取主穴外，宜加用（　）

A. 大椎、曲池　B. 膈俞、血海　C. 肾俞、三阴交　D. 曲池、阳陵泉　E. 风池、风门

9. 位于肘膝关节以上的郄穴是（　）

A. 外丘　B. 梁丘　C. 手三里　D. 丘墟　E. 天井

10. 下列不属于前后配穴的是（　）

A. 膻中、肺俞　B. 中脘、膈俞　C. 期门、外关　D. 天枢、肾俞　E. 中极、次髎

（二）A2型题（每题是以一个小案例出现的，其下面都有A、B、C、D、E 5个备选答案。请从中选择1个最佳答案，并按顺序写在答题纸的相应位置）

11. 患者肢体关节疼痛较剧，痛有定处，遇寒痛增，得热痛减，局部皮色不红，触之不热。舌淡，苔薄白，脉弦紧。其证候是（　）

A. 行痹　B. 痛痹　C. 着痹　D. 热痹　E. 以上都不是

12. 患者头痛10年，疼痛部位在前额，时有目胀。按照经络辨证属于（　）

A．阳明头痛　　B．少阴头痛
C．太阳头痛　　D．厥阴头痛
E．少阳头痛

13．患者半身不遂，舌强语謇，口角㖞斜而无意识障碍，兼见面红目赤，眩晕头痛，心烦易怒，口苦咽干，尿黄，便秘。舌红或绛，苔黄或燥，脉弦有力。其证候是（　）

A．风痰阻络　　B．气虚络瘀
C．肝阳暴亢　　D．阴虚风动
E．痰热腑实

14．患者忧郁不畅，伴有心神不宁，失眠，多疑易惊，悲忧善哭，喜怒无常。舌淡苔薄，脉弦细。其证候是（　）。

A．心脾两虚　　B．心肾阴虚
C．心神失养　　D．心虚胆怯
E．阴虚火旺

15．患者视近物清晰，视远物模糊，视力减退。伴有目视疲劳，双目喜闭，面白神疲，失眠健忘，食欲不振，纳呆便溏。舌淡，苔薄白，脉细弱。其证候是（　）

A．心脾两虚　　B．心血瘀阻
C．肝肾亏虚　　D．肝阴不足
E．阴虚火旺

（三）B1 型题（以下提供若干组考题，每组考题共用考题前列出的A、B、C、D、E5个备选答案。请从中选择1个与问题关系最密切的答案，并按顺序写在答题纸的相应位置）

（试题16～18共用题干）

A．中脘、足三里、内关、公孙
B．中脘、足三里、下脘
C．中脘、足三里、内关
D．中脘、足三里、内关、膻中、膈俞
E．中脘、足三里、天枢、膻中

16．治疗胃痛应首选的主穴是（　）
17．治疗呕吐应首选的主穴是（　）
18．治疗呃逆应首选的主穴是（　）

（试题19～21共用题干）

A．水沟、印堂、合谷、太冲
B．水沟、百会、内关、太冲、后溪、涌泉
C．水沟、内关、合谷、太冲、阳陵泉
D．百会、四神聪、风池、合谷、太冲、阳陵泉
E．百会、四神聪、风府、太溪、悬钟、足三里

19．治疗痫证应首选的主穴是（　）
20．治疗震颤麻痹应首选的主穴是（　）
21．治疗小儿惊风应首选的主穴是（　）

（四）A3型题（以下提供若干个案例，每个案例下设若干道考题。请根据试题所提供的信息，在每一道考题下面的A、B、C、D、E 5 个备选答案中选择1 个最佳答案，并按顺序写在答题纸的相应位置）

（22～24题共用题干）

患者，女，67岁。近6年入睡困难且寐而易醒，醒后不寐，平素服用安定勉强维持正常睡眠。近期因劳累症状加重，现患者兼见心悸健忘，头晕目眩，神疲乏力，面色不华，纳呆便溏。舌淡，苔白，脉细弱。

22．其证候是（　）

A．肝火扰心　　B．痰热扰心
C．心脾两虚　　D．心肾不交
E．心胆气虚

23．其主穴是（　）

A．太溪、涌泉、神门、三阴交、安眠、四神聪

B. 照海、申脉、神门、三阴交、安眠、四神聪

C. 照海、申脉、神门、三阴交、太溪、大椎

D. 照海、申脉、神门、三阴交、太冲、内庭

E. 照海、申脉、神门、三阴交、足三里、阴陵泉

24. 其配穴是( )

A. 行间　　B. 丰隆、劳宫

C. 心俞、脾俞　　D. 心俞、肾俞

E. 心俞、胆俞

(五) X型题(在以下每题中，请从备选答案中选出2个或2个以上正确答案，错选、多选、少选或不选均不得分)

25. 下列病证中，不可以用三棱针在病变局部刺入治疗的有( )

A. 腱鞘囊肿　　B. 丹毒

C. 胃痛　　D. 乳癖

E. 挫伤瘀肿

26. 治疗膝部扭伤应选取( )

A. 血海　　B. 膝眼

C. 膝阳关　　D. 梁丘

E. 阳陵泉

27. 按经配穴包括( )

A. 本经配穴　　B. 表里经配穴

C. 子母经配穴　　D. 同名经配穴

E. 交会经配穴

28. 治疗痛经的常用腧穴有( )

A. 中极　　B. 三阴交

C. 次髎　　D. 地机

E. 十七椎

29. 下列属于治疗高热主穴的是( )

A. 大椎　　B. 曲池

C. 十二井或十宣　　D. 合谷

E. 委中

30. 采用耳穴压豆治疗失眠，常用的耳穴有( )

A. 神门　　B. 心

C. 脾　　D. 皮质下

E. 交感

二、名词解释题(每题2分，共10分)

31. 不盛不虚以经取之

32. 上下配穴法

33. 本经配穴法

34. 解结

35. 中风

三、填空题(每空1分，共10分)

36. “八脉交会穴”中__________、__________相配用于胸膈、肺部、咽喉疾病。

37. 合谷、太冲治疗小儿惊风的方义是__________。

38. 脱肛的治法为__________，百会穴用__________法。

39. 后溪治疗落枕的理由是__________。

40. 针刺治疗腱鞘囊肿常取__________穴，进行__________操作。

41. 十二井穴中，常用于治疗咽喉肿痛的穴位有__________、__________。

四、判断题(每题1分，共10分，对者在题干后打“√”错者打“×”)

42. 三叉神经痛在针刺时宜先取近端腧穴。面部诸穴均宜深刺、透刺，但刺激强度不宜大，应柔和、适中。( )

43. 临床针刺面瘫患者时宜先取远端腧穴。面部诸穴均宜深刺、透刺，但刺激强度不宜大，应柔和、适中。( )

44. 三棱针既可以治疗实证，也可以治疗虚证。(　)

45. 曲池为手阳明大肠经合穴，能清泻阳明，理气降压。(　)

46. 针灸治疗生殖系统疾病，不论何种疾病都可以使用三阴交。(　)

47. 列缺和合谷配伍为原络配穴法。(　)

48. 针灸治疗急性腰扭伤可用委中放静脉血。(　)

49. 针灸治疗落枕、急性踝关节扭伤、漏肩风都可以使用运动针法。(　)

50. 针灸用于美容，治疗雀斑、黄褐斑取穴多以手阳明经和足太阴经为主。(　)

51. 急性踝关节扭伤是外科常见病，治疗方法是舒筋活络、消肿止痛，应取足太阴、足厥阴经穴为主。(　)

五、简答题(每题5分，共20分)

52. 写出针灸治疗颈椎病的治法、主穴及配穴。

53. 简述中风病-中经络的针灸操作要领。

54. 请简述“守气”。

55. 试述针灸治疗膝骨性关节炎的治法、主穴。

六、病案分析题(每题10分，共20分)

56. 患者，男，39岁。患者2天前因受凉后出现口眼㖞斜。检查右侧额纹消失，眼裂变大，闭目露睛，鼻唇沟变浅，右侧面颊吃饭易出现夹饭，舌淡、苔薄白，脉浮紧。请写出：中医诊断、辨证分型、针灸治则、处方和方义。

57. 患者，男，28岁。近3天来咳嗽声重，咽喉作痒，咳痰色白、稀薄，头痛发热，鼻塞流涕，无汗出，苔薄白，脉浮紧。请写出：中医诊断、辨证分型、针灸治则、处方和方义。

B卷答案解析

一、选择题

1. E。**解析：**此题重点考查牙痛的治法。取手足阳明经穴为主。

2. E。**解析：**此题考查五输穴的本经补母泻子法。在具体运用时，如肺经的实证应该“泻其子”，肺在五行中属“金”，而“水”为“金”之子，故选本经五输穴中属“水”的穴位，即合穴。荥穴虽然也用来治疗肺经实证，但不是依据子母补泻法选用。

3. A。**解析：**此题考查八会穴的应用。髓会绝骨。

4. C。**解析：**此题考查对上下配穴法的理解。上下配穴法是指将腰部以上或上肢腧穴和腰部以下或下肢腧穴配合应用的方法。

5. E。**解析：**此题考查痹证的配穴。痛痹也称为寒痹，肾俞、关元配伍有温肾祛寒的作用，故治疗寒痹。

6. E。**解析：**此题考查俞募配穴法。同一脏腑的背俞穴和募穴常常配合使用，称“俞募配穴法”。选项E中，膀胱俞为膀胱的背俞穴穴，水道为足阳明胃经的腧穴。

7. A。**解析：**此题重点考查交会穴的内容。三阴交为肝、脾、肾三经交会。关元为任脉与足三阴经的交会穴。

8．B。**解析：**此题考查痹证的配穴。行痹的致病因素为风邪，配伍选用B选项膈俞、血海而没有选用E选项风池、风门，原因是选用膈俞、血海，体现了“治风先治血、血行风自灭”的思想，故用来治疗行痹。

9．B。**解析：**此题重点考查郄穴的内容以及郄穴定位。郄穴除足阳明胃经的梁丘穴位于膝关节以上外，其余郄穴均位于肘膝关节以下。

10．C。**解析：**此题考查对前后配穴法的理解。前后配穴法又称“腹背阴阳配穴法”，是指将人体前部或后部的腧穴配合应用的方法，主要指将胸腹部和背腰部的腧穴配合应用。

11．B。**解析：**此题考查痹证的辨证分型。依据题干的辨证要点“痛有定处，遇寒痛增，得热痛减，局部皮色不红，触之不热”，可以判定为寒邪为患，故为寒痹，也叫痛痹。

12．A。**解析：**此题考查头痛的经络辨证。前额部为阳明经经脉循行经过。

13．C。**解析：**此题考查中风肝阳暴亢证的症状。注意与痰热腑实证的区别。

14．C。**解析：**此题考查郁证心神失养的症状。心虚胆怯并不是郁证的辨证分型。

15．A。**解析：**此题考查近视的辨证。面白神疲，失眠健忘，食欲不振，纳呆便溏均为心脾两虚症状。

16．A。17．C。18．D。**解析：**此题考查胃痛、呕吐、呃逆的主穴。胃痛的病位在胃，与肝、脾关系密切。呕吐的病位在胃，与肝、脾关系密切。呃逆的病位在膈，关键病变脏腑在胃，与肝、脾、肺、肾等脏腑相关。主穴有差异。

19．B。20．D。21．A。**解析：**此题重点考查痫证、震颤麻痹、小儿惊风的主穴。三种疾病病变部位均与脑有关，但因为病机不同，治法不同，主穴有差异。

22．C。**解析：**此题考查不寐的辨证分型。题干的脏腑辨证需要根据辨证要点辨证准确。此题依据兼症心悸健忘，头晕目眩，神疲乏力，面色不华，纳呆便溏，舌淡，苔白，脉细弱，可辨证为心脾两虚。

23．B。**解析：**此题考查不寐的治疗。主穴为照海、申脉、神门、三阴交、安眠、四神聪。安眠为治疗不寐的经验效穴，照海、申脉可以调节阴、阳跷脉以安神。

24．C。**解析：**此题考查不寐心脾两虚的配穴。相应的配穴需要补益心脾，故选用背俞穴脾俞、心俞。

25．CD。**解析：**此题重点考查可以应用三棱针在局部点刺治疗的疾病。腱鞘囊肿、丹毒、挫伤瘀肿可以用三棱针局部点刺。

26．ABCDE。**解析：**本题考查扭伤的取穴。扭伤取局部穴位为主。血海、膝眼、膝阳关、梁丘、阳陵泉均位于膝关节局部。

27．ABCDE。**解析：**此题考查按经配穴的方法。临床上常用的有本经配穴法、表里经配穴法、同名经配穴法。此外，按经选穴还有子母经配穴法和交会经配穴法等。

28．ABCDE。**解析：**此题重点考查痛经的治疗。治疗痛经的主穴为中极、三阴交、地机、十七椎、次髎。

29. ABCD。**解析：**此题重点考查高热的主穴。委中为热入营血证的配穴，不是主穴。

30. ABCDE。**解析：**此题考查不寐的耳针治疗。本病病位在心，与肾、肝、脾、胆密切相关。

二、名词解释题

31. 不盛不虚以经取之：并非病证本身无虚实可言，而是脏腑、经络的虚实表现不甚明显或虚实兼有之（0.5 分，或者答：主要是由于病变脏腑、经脉本身一时性的气血紊乱，而不涉及其他脏腑、经脉），属本经自病（0.5 分），治疗时应按本经循经取穴（0.5 分），以原穴和五输穴（0.5 分）最为适宜。

解析：不要根据字面意思解释为病证本身无虚实。

32. 上下配穴法：是指将腰以上或上肢和腰以下或下肢腧穴配合应用的方法（1 分）。如风火牙痛，上取合谷，下取内庭（1 分）。

解析：注意举例说明。

33. 本经配穴法：是指某一脏腑、经脉发生病变时，即选某一脏腑经脉的腧穴，配成处方（1 分）。如肺病咳嗽，可取局部腧穴肺募中府，同时远取本经之尺泽、太渊（1 分）。

解析：注意举例说明。

34. 解结：《灵枢·刺节真邪》曰："一经上实下虚而不通者，此必有横络盛加于大经，令之不通，视而泻之，此所谓解结也。"（1 分）。解结就是疏通经络的意思（1 分）。

解析：最好能用《灵枢·刺节真邪》原文描述。

35. 中风：是以突然昏倒、不省人事，伴口角㖞斜、语言不利、半身不遂（1 分），或不经昏仆仅以口㖞、半身不遂为主要表现的病证（1 分）。

解析：中经络、中脏腑的症状均需要在定义中体现。

三、填空题

36. 列缺　照海。**解析：**注意八脉交会穴的上下配合应用。

37. 息风镇惊。**解析：**此题考查合谷、太冲治疗小儿惊风的方义。

38. 升提固脱　灸法。**解析：**此题考查脱肛的治法和百会穴的操作。百会穴治疗脏器下垂疾病，多应用灸法。

39. 后溪通督脉。**解析：**此题考查落枕选用后溪的原因。

40. 阿是穴　局部围刺。**解析：**此题考查腱鞘囊肿的治疗。

41. 少商　商阳。**解析：**此题考查咽喉肿痛的治疗。

四、判断题

42. ×。**解析：**三叉神经痛即面痛，针刺应先取远端穴位，用重刺激手法，面部局部穴位深刺、久留针。

43. ×。**解析：**面瘫患者急性期面部穴位手法不宜过重。

44. ×。**解析：**三棱针操作以实证为主。

45. √。**解析：**此题考查曲池穴的应用。

46. ×。**解析：**三阴交为月经病的常用穴，而不是所有生殖系统疾病均可应用。

47. √。**解析：**此题考查原络配穴法。

48. √。**解析：**此题考查急性腰扭伤的治疗。

49. √。**解析：**此题考查可以应用运动针法治疗的疾病。

50. √。**解析：**此题考查针灸内容的取穴。

51. ×。**解析：**此题考查急性踝关节扭伤的治疗，以局部穴位为主。

五、简答题

52. 治法：舒筋骨、通经络（1分）。取局部穴位及手足太阳经穴为主（1分）。

主穴：颈夹脊穴、天柱、后溪、申脉、悬钟（4～5个穴位3分，2个穴位2分，1个穴位1分）。

解析：注意主穴不要遗漏。

53. 水沟用雀啄法，以眼球湿润为度（1分）；内关用捻转泻法（1分）；极泉在原穴位置下1寸心经上取穴，避开腋毛，直刺进针，用提插泻法，以患者上肢有麻胀感和抽动为度（1分）；尺泽、委中直刺，提插泻法，使肢体抽动（1分）；三阴交用提插补法。可用电针（1分）。

解析：每个穴位的操作要准确描述。

54. 气，主要指经气（0.5分）。守气，意即守住所得之气（0.5分）。主要包括两方面：一是要求医者仔细体察针下感应，并根据患者的变化及时施以手法，主要体现在行针过程中要专心致志，做到“神在秋毫，意属病者”，一旦针下气至，就要“密意守气”，做到“如临深渊，手如握虎”（2分）；二是要求患者专心体会针刺感应，配合医者治疗，促使气至病所，达到治疗目的（2分）。

解析：分患者和医生两个方面描述。

55. 治法：通经活络，壮骨止痛（1分）。局部取穴为主（1分）。

主穴：膝眼、梁丘、阳陵泉、血海、阿是穴、大杼（6个穴位3分，5个穴位2.5分，4个穴位2分，3个穴位1.5分，2个穴位1分，1个穴0.5分）。

解析：主穴不要遗漏。

六、病案分析题

56.（1）中医诊断：面瘫（2分）。

（2）辨证分型：风寒外袭（1分）。

（3）针灸治则：祛风通络（0.5分），疏调经筋（0.5分）。针灸并用，平补平泻（0.5分）。

（4）处方：阳白、四白、颧髎、颊车、地仓、翳风、牵正、太阳、合谷、风池、风府（答对6个以上得3分，答对4～5个得2.5分，答对3个得2分，答对2个得1分，答对1个得0.5分）。

（5）方义：面部腧穴可疏调局部经筋气血，活血通络（1分）；合谷为循经选穴（1分），面口合谷收，与近部腧穴翳风相配，祛风通络（0.5 分）。

解析：面瘫的取穴以局部穴位和远端穴位为主，局部穴位容易遗漏，额部、上颌部、下颌部均有穴位应用。

57.（1）中医诊断：咳嗽（2 分）。

（2）辨证分型：风寒束肺（2 分）。

（3）针灸治则：理肺止咳（2 分）。

（4）处方：肺俞、列缺、合谷、外关、风门（全答对得 3 分，答对 4 个得 1.5 分，答对 2 个得 0.5 分）。

（5）方义：咳嗽病位主要在肺，肺俞为肺气所注之处，位邻肺脏，可调理肺脏气机，使其清肃有权，该穴泻之宣肺、补之益肺，无论虚实及外感内伤的咳嗽均可使用（0.5 分）；列缺为手太阴经络穴，合谷为手阳明经原穴，两穴原络相配，表里相应，可疏风祛邪，宣肺止咳（0.5 分）。

解析：中医诊断要正确，易误诊为感冒。方义要描述全面。

扫码获取
同步习题

C卷

一、选择题（每题1分，共30分）

（一）A1型题（每题下面有A、B、C、D、E 5个备选答案。请从中选择1个最佳答案，并按顺序写在答题纸的相应位置）

1. 下列各组中，属于俞募配穴法的是（　）
A. 期门、日月　B. 胃俞、天枢
C. 大肠俞、关元　D. 厥阴俞、膻中
E. 脾俞、京门

2. 阳经经脉五输穴中，输穴的五行属性为（　）。
A. 木　B. 水
C. 水　D. 金
E. 土

3. 井穴不适于（　）
A. 心下满　B. 泄热开窍
C. 镇痉宁神　D. 肢端麻木
E. 益气养血

4. 采用针灸来戒烟的经验效穴是（　）
A. 肺俞　B. 列缺
C. 丰隆　D. 甜美穴
E. 尺泽

5. 下列不属于前后配穴的是（　）
A. 膻中、厥阴俞　B. 中脘、脾俞
C. 内关、外关　D. 天枢、胃俞
E. 关元、次髎

6. 眩晕的病位在（　）
A. 脾肾　B. 脑
C. 心　D. 头
E. 肝

7. 治疗月经先期的主穴是（　）
A. 关元、三阴交、肾俞、脾俞
B. 关元、三阴交、血海、行间
C. 关元、三阴交、交信、足三里
D. 关元、三阴交、血海
E. 关元、三阴交、血海、足三里

8. 临床上，针灸治疗喘证选用定喘穴，这属于（　）
A. 近部选穴原则　B. 远部选穴原则
C. 辨证选穴原则　D. 对症选穴原则
E. 脏腑选穴原则

9. 针灸治疗语言不利，除了哑门、廉泉还可以取（　）
A. 内关　B. 百会
C. 太冲　D. 通里
E. 太溪

10. 临床治疗坐骨神经痛，选穴主要为（　）
A. 手阳明、足少阳经穴
B. 手太阳、足少阳经穴
C. 手、足少阳经穴
D. 手、足太阳经穴
E. 足太阳、足少阳经穴

（二）A2型题（每题是以一个小案例出现的，其下面都有A、B、C、D、E 5个备选答案。请从中选择1个最佳答案，并按顺序写在答题纸的相应位置）

11. 患者肢体关节重着疼痛，或有肿胀，肌肤麻木不仁，阴雨天加重。舌淡胖，苔白腻，脉濡缓。其证候是（　）
A. 行痹　B. 痛痹

C．着痹　　D．热痹
E．以上都不是

12．患者头痛10年，疼痛部位在后枕部，或下连于项。按照经络辨证属于（　）
A．阳明头痛　　B．少阴头痛
C．太阳头痛　　D．厥阴头痛
E．少阳头痛

13．患者半身不遂，舌强语謇，口角㖞斜而无意识障碍，兼见肢体软弱，偏身麻木，手足肿胀，面色淡白，气短乏力，心悸自汗。舌暗，苔白腻，脉细涩。其证候是（　）
A．风痰阻络　　B．气虚血瘀
C．肝阳暴亢　　D．阴虚风动
E．痰热腑实

14．下列不是治疗便秘主穴的是（　）
A．天枢　　B．大肠俞
C．支沟　　D．大巨
E．照海

15．患者视近物清晰，视远物模糊，视力减退。伴有双目干涩，头晕耳鸣，夜寐多梦，腰膝酸软。舌淡，少苔，脉细尺弱。其证候是（　）
A．心脾两虚　　B．心血瘀阻
C．肝肾亏虚　　D．肝阴不足
E．阴虚火旺

（三）B1型题（以下提供若干组考题，每组考题共用考题前列出的A、B、C、D、E5个备选答案。请从中选择1个与问题关系最密切的答案，并按顺序写在答题纸的相应位置）

（试题16～18共用题干）
A．太阳、攒竹、风池、合谷、太冲
B．攒竹、太阳、厉兑
C．攒竹、丝竹空、阳白、脾俞、肾俞、三阴交
D．翳风、攒竹、风池、风府、合谷、太冲
E．四白、攒竹、丝竹空、合谷、太冲、三阴交、足三里

16．治疗眼睑瞤动应首选的主穴是（　）
17．治疗麦粒肿应首选的主穴是（　）
18．治疗目赤肿痛应首选的主穴是（　）

（试题19～21共用题干）
A．大肠俞、天枢、上巨虚、三阴交、神阙
B．天枢、大肠俞、上巨虚、支沟、照海
C．天枢、大肠俞、上巨虚、足三里
D．中脘、天枢、关元、足三里
E．天枢、上巨虚、合谷、三阴交

19．治疗肠易激综合征应首选的主穴是（　）
20．治疗泄泻应首选的主穴是（　）
21．治疗便秘应首选的主穴是（　）

（四）A3型题（以下提供若干个案例，每个案例下设若干道考题。请根据试题所提供的信息，在每一道考题下面的A、B、C、D、E 5个备选答案中选择1个最佳答案，并按顺序写在答题纸的相应位置）

（22～24题共用题干）
患者，男，47岁。近2年反复出现大便干结，腹痛腹胀，每遇情志不舒时加重，善太息，嗳气频作。舌淡苔白，脉弦。

22．其证候是（　）
A．热秘　　B．气秘
C．冷秘　　D．虚秘
E．以上均不是

23．其主穴是（　）
A．天枢、大肠俞、上巨虚、支沟、照海

B. 天枢、大肠俞、上巨虚、脾俞、章门
C. 天枢、大肠俞、上巨虚、合谷、曲池
D. 天枢、大肠俞、上巨虚、太冲、公孙
E. 天枢、大肠俞、上巨虚、内庭、曲池

24. 其配穴是（　）
A. 中脘、太冲　B. 合谷、腹结
C. 关元、神阙　D. 关元、肾俞
E. 关元、脾俞

（五）X型题（在以下每题中，请从备选答案中选出2个或2个以上正确答案，错选、多选、少选或不选均不得分）

25. 针灸治疗急性腰扭伤的主穴是（　）
A. 委中　B. 后溪
C. 腰痛点　D. 阿是穴
E. 水沟

26. 哮喘的主症为（　）
A. 汗出肢冷　B. 鼻翼扇动
C. 喉中哮鸣　D. 张口抬肩
E. 呼吸急促

27. 针灸治疗痢疾主穴宜选大肠的（　）
A. 郄穴　B. 络穴
C. 俞穴　D. 募穴
E. 下合穴

28. 腰部有劳伤或陈伤史，劳累、晨起、久坐加重，腰部两侧肌肉触之有僵硬感，痛处固定不移，宜选（　）
A. 阿是穴　B. 膈俞
C. 大肠俞　D. 腰阳关
E. 委中

29. 治疗带状疱疹的基本处方是（　）
A. 支沟　B. 阴陵泉
C. 行间　D. 相应夹脊穴
E. 皮损局部

30. 戒烟可选用的耳穴是（　）
A. 肺　B. 口
C. 交感　D. 皮质下
E. 神门

二、名词解释题（每题2分，共10分）

31. 因人制宜
32. 天地人三才配穴法
33. 同名经配穴法
34. 首尾配穴法
35. 小儿脑性瘫痪

三、填空题（每空1分，共10分）

36. “八脉交会穴”中________、________相配用于治疗胃、心、胸的病证。

37. 带下病的治法是__________。

38.《难经·六十八难》中关于“五输穴”的主治病证：__________主体重节痛。

39. 针灸治疗缺乳的主穴有__________、__________、__________。

40. 坐骨神经痛按经络辨证分为__________经型和__________经型。

41. __________为治疗阴挺的经验效穴。

四、判断题（每题1分，共10分，对者在题干后打“√”错者打“×”）

42. 泄泻涉及的脏腑有脾、胃、肝、肾、大肠。（　）
43. 面瘫在针刺时宜先取近端腧穴。急性期面部诸穴均宜深刺、透刺，但刺激强度不宜大，应柔和、适中。（　）
44. 施灸治疗脱肛必须遵照的顺序是先上后下，即先灸百会，后灸长强。（　）
45. 三阴交是治疗月经病的要穴。（　）

46. 针灸治疗嗜睡应补申脉、泻照海。(　)
47. 针灸治疗胆石症，取穴以肝的募穴、俞穴为主。(　)
48. 针灸治疗麦粒肿初期及酿脓期间，可配合用手挤压局部。(　)
49. 针灸疏通经络作用就是可使瘀阻的经络通畅而发挥其正常生理功能，是针灸最基本和最直接的治疗作用。(　)
50. 针灸治疗肱骨外上髁炎常用的主穴是阿是穴、曲池、肘髎、阳陵泉。(　)
51. 针灸治疗癃闭，中极穴可直刺1～1.5寸。(　)

五、简答题(每题5分，共20分)

52. 简述面瘫的针灸操作要领。
53. 写出针灸治疗眩晕虚证的治法、主穴及配穴。
54. 简要说明五腧穴的临床应用特点并举例说明。
55. 简述“热则疾之”的操作。

六、病案分析题(每题10分，共20分)

56. 患者，男，46岁。经常感觉心慌，失眠，多梦易醒，有时易惊恐，坐卧不安，头晕，失眠健忘，面色苍白，时感头晕，舌淡，苔薄白，脉细弱。请写出：中医诊断、辨证分型、针灸治则、处方和方义。
57. 患者，女，32岁。患者因与家人生气导致月经期出现小腹疼痛，经血伴有血块，色暗。现患者小腹部胀痛，用手按压有明显刺痛感，伴胸胁、乳房胀痛。舌有瘀点，脉涩。请写出：中医诊断、辨证分型、针灸治则、处方和方义。

C卷答案解析

一、选择题

1．D。**解析：**此题考查俞募配穴法。同一脏腑的背俞穴和募穴常配合使用，称为“俞募配穴法”。选项D中，分别为心包的背俞穴和募穴。

2．A。**解析：**此题考查五输穴的五行属性。按照“阴井木”“阳井金”的规律，阴经的输穴属土，阳经的输穴属木。

3．E。**解析：**此题考查井穴的应用。《难经·六十八难》曰：“井主心下满。”近代对五输穴的应用，井穴多用于各种急救，如点刺十二井穴可以抢救昏迷。益气养血不属于井穴的主治范围。

4．D。**解析：**此题考查戒烟的经验效穴。甜美穴为戒烟的经验效穴，定位为列缺、阳溪连线的中点。

5．C。**解析：**此题考查对前后配穴法的理解。前后配穴法又称“腹背阴阳配穴法”，是指将人体前部或后部的腧穴配合应用的方法，主要指将胸腹部和背腰部的腧穴配合应用。

6．B。**解析：**此题考查眩晕的病位。本病病位在脑。

7．D。**解析：**此题考查月经先期的主穴，即关元、三阴交、血海。其他干扰选项不单纯是主穴。

8. D。**解析：**此题重点考查对症选穴。对症选穴是根据疾病的特殊症状而选取穴位的原则，是腧穴特殊治疗作用及临床经验在针灸处方中的具体应用。如哮喘取定喘穴。

9. D。**解析：**此题重点考查针灸治疗言语不利的取穴。参考中风中经络中语言謇涩的配穴。

10. E。**解析：**此题重点考查坐骨神经痛的取穴。坐骨神经痛的经络辨证为足太阳经证和足少阳经证，故取这两条经脉的穴位治疗。

11. C。**解析：**此题考查痹证的辨证。本题题干为着痹的症状。

12. C。**解析：**此题考查病位辨经的内容。对于有明确和固定部位的病症，可以根据患病部位有哪条经络通过而辨其与何经相关。后头痛的病变部位在后枕部，为足太阳膀胱经的循行之处，故属于太阳头痛。此题须明确十二经脉的循行路径。

13. B。**解析：**此题考查中风气虚络瘀的症状。

14. D。**解析：**此题考查便秘的主穴，即天枢、大肠俞、上巨虚、支沟、照海。

15. C。**解析：**此题考查近视的辨证。双目干涩、头晕耳鸣、夜寐多梦、腰膝酸软均为肝肾亏虚的症状。肝阴不足型不是近视的辨证分型。

16. E。17. B。18. A。**解析：**此题重点考查眼睑瞤动、麦粒肿、目赤肿痛的主穴。三者病变部位不同，病机不同，主穴有差异。相同系统疾病可以放在一起横向记忆，找出差别，这样记忆更深刻。

19. C。20. A。21. B。**解析：**此题重点考查肠易激综合征、泄泻、便秘的主穴。三种疾病的病变部位均在大肠，治疗以大肠的背俞穴、募穴、下合穴为主，但是病机不同，主穴有差异。

22. B。**解析：**此题重点考查便秘的辨证分型。根据腹痛腹胀，每遇情志不舒时加重，善太息，嗳气频作，舌淡苔白，脉弦，可明确诊断。

23. A。**解析：**此题重点考查便秘的主穴。除大肠的背俞穴、募穴、下合穴外，支沟、照海为治疗便秘的经验效穴。

24. A。**解析：**此题重点考查便秘的配穴。根据症状结合腧穴的主治特点选用。

25. ABCD。**解析：**此题重点考查急性腰扭伤的主穴，注意审查题干。

26. BCDE。**解析：**此题考查哮喘的主症，即呼吸急促，喉中哮鸣，甚则张口抬肩，鼻翼扇动，不能平卧。汗出肢冷为虚证哮喘的症状。

27. DE。**解析：**此题考查痢疾的治法，即通肠导滞，调气和血，取大肠的募穴、下合穴为主。

28. ABCE。**解析：**此题重点考查瘀血腰痛的取穴。容易忽略中医辨证。

29. DE。**解析：**此题重点考查带状疱疹的主穴，即以阿是穴和夹脊穴为主治疗。皮损局部即为阿是穴。

30. ABCDE。**解析：**此题重点考查戒烟的耳穴治疗。

二、名词解释题

31. 因人制宜：根据患者的性别、年龄、体质等不同特点而制定适宜的治疗方法（1分），是确定治疗方案的决定性因素（1分）。

32. 天地人三才配穴法：临床上有在病变的局部、邻近和远端同时取穴，古称“天、人、地三才”配穴法（1分）。如眼病，可以取局部的睛明、邻近的风池和远端的光明相配伍（1分）。

33. 同名经配穴法：是在同名经（0.5分）“同气相通（求）”（0.5分）的理论指导下，以手足同名经（0.5分）腧穴相配（0.5分）。

34. 首尾配穴法：运用某条经的起止穴配穴治疗本经病证，称首尾配穴法（1分），也属于本经配穴法的范畴（0.5分）。如睛明、至阴治疗坐骨神经痛（0.5分）。

35. 小儿脑性瘫痪：以小儿大脑发育不全（0.5分）、智力低下（0.5分）、四肢运动障碍（0.5分）为主要症状的一种疾病，简称小儿脑瘫（0.5分）。

三、填空题

36. 公孙　内关。**解析：**注意八脉交会穴的上下配合应用。

37. 利湿化浊，固摄止带。**解析：**注意回答全面。

38. 输。**解析：**此题考查《难经·六十八难》中五输穴的主治。

39. 膻中　乳根　少泽。**解析：**此题考查缺乳的主穴。

40. 足太阳　足少阳。**解析：**此题考查坐骨神经痛的分经辨证。

41. 子宫穴。**解析：**此题考查阴挺的经验效穴，注意不是百会穴。

四、判断题

42. √。**解析：**本病病位在肠，与脾、胃、肝、肾等脏腑密切相关。

43. ×。**解析：**面瘫急性期面部诸穴不宜深刺、透刺。

44. ×。**解析：**脱肛施灸应先灸长强，再灸百会。

45. √。**解析：**三阴交是治疗月经病的要穴。

46. √。**解析：**针灸治疗嗜睡和不寐，申脉、照海的补泻不要混淆。

47. ×。**解析：**胆石症为胆腑病证，取穴以胆的募穴、俞穴为主。

48. ×。**解析：**针灸治疗麦粒肿初期及酿脓期间，不能挤压局部。

49. √。**解析：**此题考查针灸的治疗作用。

50. √。**解析：**此题考查针灸治疗肱骨外上髁炎的主穴。

51. ×。**解析：**针灸治疗癃闭，中极穴要斜刺或平刺。

五、简答题

52. 面部腧穴均行平补平泻法（1分），翳风宜灸（1分）。恢复期主穴多加灸法（1分）；在急性期面部腧穴手法不宜过重，肢体远端的腧穴行泻法且手法宜重（1分）；恢复期合谷行平补平泻法，足三里行补法（1分）。

解析：注意分清急性期和恢复期。

53. 治法：补益气血，益精填髓（1分）。取督脉及肝肾的背俞穴为主（1分）。

主穴：百会、风池、肝俞、肾俞、足三里（4～5个穴位3分，2个穴位2分，1个穴位1分）。

解析：注意审题，虚证眩晕。

54. ①按五腧穴主病特点选用，如井穴用于各种急救，荥穴多用于各种热病（胃火牙痛取内庭）等（2分）。②按五行生克关系选用，如肺经的实证应泻其子，取本经五腧穴中属水的穴位，即合穴尺泽（2分）。③按时选用，如春刺井，夏刺荥，季夏刺输，秋刺经，冬刺合。另外子午流注针法也是按时取穴（1分）。

解析：注意不要遗漏。

55. 浅刺疾出（1分）或点刺出血（1分），手法宜轻而快（1分），少留针或不留针（1分），针用泻法（1分）。适用于各种热证的治疗。

解析：注意不要遗漏。

六、病案分析题

56.（1）中医诊断：心悸（2分）。

（2）辨证分型：心血不足（2分）。

（3）针灸治则：宁心定悸。取心、心包的背俞穴、募穴为主（1分）。

（4）处方：心俞、厥阴俞、巨阙、膻中、神门、内关、脾俞、足三里（答对6个以上得3分，答对4～5个得2.5分，答对3个得2分，答对2个得1分，答对1个得0.5分）。

（5）方义：心俞、厥阴俞、巨阙、膻中分别为心经和心包经的背俞穴、募穴，属俞募配穴法，可调心气以定悸（0.5分），不论何种心悸皆可用之（0.5分）；神门为心之原穴，可宁心定悸（0.5分）；内关为心包经的络穴，功在宁心通络，安神定悸（0.5分）。

解析：依据题干，"心慌"为主要症状，根据辨证要点"头晕，失眠健忘，面色苍白，时感头晕，舌淡，苔薄白，脉细弱"，可诊断为心悸之心血不足型。

57.（1）中医诊断：痛经（2分）。

（2）辨证分型：气滞血瘀（1分）。

（3）针灸治则：调理冲任（0.5分），温经止痛（0.5分）。取任脉及足太阴经穴为主（0.5分）。

（4）处方：中极、三阴交、地机、十七椎、次髎、太冲、血海（答对6个以上得3分，答对4～5个得2.5分，答对3个得2分，答对2个得1分，答对1个得0.5分）。

（5）方义：中极为任脉经穴，与足三阴经交会，可活血化瘀、通络止痛；三阴交为足三阴经的交会穴，可调理肝、脾、肾；地机为足太阴脾经郄穴，足太阴经循于少腹部，阴经郄穴治血证，可调血通经止痛（1分）；十七椎、次髎是治疗痛经的经验效穴，单用即效（1分）。太冲与血海配合则可疏肝理气活血（0.5分）。

解析：方义分析要全面。